So isst Mann sein Fett weg!
Clever genießen und abnehmen

HEIKE LEMBERGER

SO ISST MANN SEIN FETT WEG!
CLEVER GENIESSEN UND ABNEHMEN

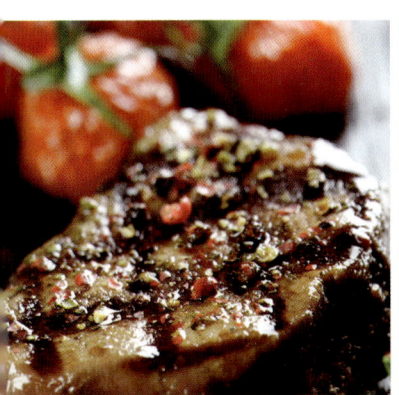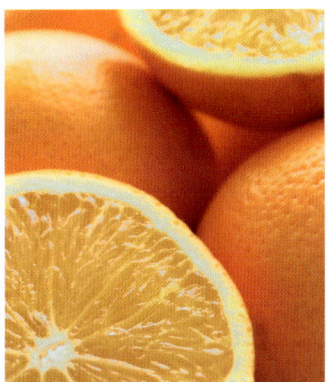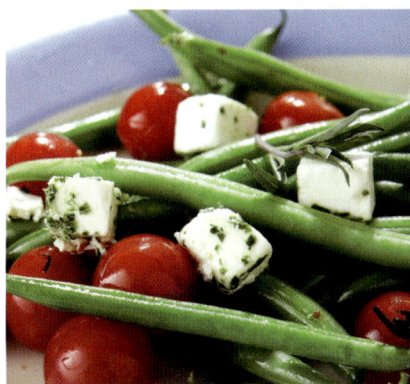

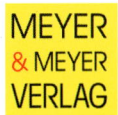
MEYER & MEYER VERLAG

Men'sHealth

So isst Mann sein Fett weg!

Bibliografische Information der Deutschen Nationalbibliothek
Die Deutsche Nationalbibliothek verzeichnet diese Publikation in der Deutschen
Nationalbibliografie; detaillierte bibliografische Details sind im Internet über
<http://dnb.d-nb.de> abrufbar.

© 2010 by Meyer & Meyer Verlag, Aachen
Adelaide, Auckland, Budapest, Cape Town, Graz, Indianapolis,
Maidenhead, Olten (CH), Singapore, Toronto
Member of the World
Sport Publishers' Association (WSPA)
Druck und Bindung: B.O.S.S Druck und Medien GmbH
ISBN 978-3-89899-506-1
www.dersportverlag.de
E-Mail: verlag@m-m-sports.com

SO ISST MANN SEIN FETT WEG

VORWORT

Vor ca. 10 Jahren besuchte ich einen Vortrag, in dem geschildert wurde, welche körperlichen Veränderungen ab dem 30. Lebensjahr vermehrt auftreten. Auffallend hoch waren die Angaben zur Gewichtszunahme. Zwischen dem 30. und 40. Lebensjahr wächst der Bauch des Mannes besonders schnell. Die Gründe lagen auf der Hand, so der Referent: Beendigung der Ausbildung, Eintritt ins Berufsleben, Familiengründung, gemeinschaftliches Genießen der abendlichen Sofakultur mit der Konsequenz, keine Zeit mehr für sportliche Aktivitäten zu haben. Ich war damals gerade 30 Jahre alt geworden und dachte mir: „Mit mir aber nicht!"

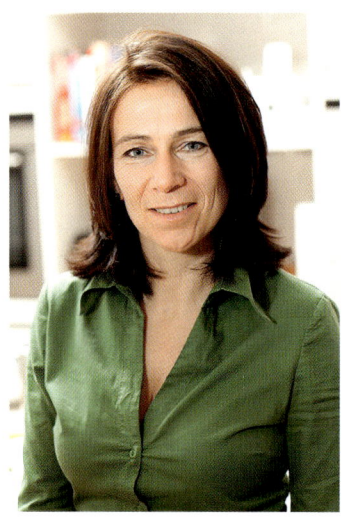

Schon aus beruflichen Gründen kann ich mir das auch nicht leisten. Da ich außerdem leidenschaftlich gerne laufe und das regelmäßig, egal bei welchen Wetter oder wo ich gerade bin, sah ich auch keine ernsthafte Gefahr, dass es mir wie den vielen anderen gehen könnte.

Nun, in meinem Bekanntenkreis sah es tatsächlich anders aus. Ich konnte das, was der Referent schilderte, jahrelang beobachten. Insbesondere scheinen die Männer hierbei betroffen zu sein. Die Frauen besitzen die Eitelkeit, ihr Gewicht zu halten, aber der Mann, wenn er erst mal seine Beute ins Revier gezogen hat, lässt sich gerne mal gehen und begründet seine Wampenexplosion mit Argumenten wie viel Stress auf der Arbeit, die Frau, die so gut kocht oder er sei gezwungen, mit den Kindern abends zu essen. Alles irgendwie nachvollziehbar … Das würde bedeuten, dass nun fast alle Männer dick werden müssten. Allerdings gibt es aber auch männliche Exemplare, die schlank bleiben trotz Arbeit und Familie. Was machen diese Prachtkerle richtig?

Seit über einem Jahrzehnt arbeite ich mittlerweile in der Ernährungsberatung im Institut für Sport- und Bewegungsmedizin an der Universität Hamburg. Das Institut betreut neben Leistungssportlern auch Freizeitsportler sowie Personen, die ihren Gesundheitszustand überprüfen lassen wollen. Das Klientel im Institut besteht hauptsächlich aus männlichen Führungskräften, deren Gesundheitszustand untersucht wird.

Darüber hinaus bin ich freiberuflich hauptsächlich im Bereich betrieblicher Gesundheitsförderung tätig. Auch an diesen Seminaren nehmen hauptsächlich Männer teil, die oft kaum Sport treiben. Entsprechend besteht ihr Anliegen im Beratungsgespräch meistens darin, schnell abnehmen zu wollen. Die meisten von ihnen haben nach ihrer Ansicht bereits alles versucht. Typische Aussagen lauten: „Ich esse fettarm und nehme trotzdem nicht ab", oder: „Ich esse doch nur ganz wenig!" Ich weiß nicht, wie oft ich diese und ähnliche Sätze schon gehört habe. Warum nehmen diese Männer nicht ab? Essen sie vielleicht doch zu viel, unterschätzen sie die

Kalorienaufnahme oder passt ihre Ernährungsweise nicht zu ihrer Lebensweise? Während einer Recherche für einen Artikel in Men's Health lernte ich Dr. Nicolai Worm kennen. Er referierte über Fett und Herzgesundheit. Durch seinen unterhaltsamen und sehr anschaulichen Vortrag wurde mein ganzes fachliches „Fettwissen" um 180 Grad gedreht.

Über die Zeit wurden seine Aussagen durch immer mehr wissenschaftliche Studien bestätigt. Im Jahr 2000 las ich sein Buch „Syndrom X oder ein Mammut auf den Teller", in dem er - im Gegensatz zu etablierten Ernährungsgesellschaften - einen ganz anderen Ernährungsansatz darstellt. Seine Grundthese lautet: „Kohlenhydrate fördern Übergewicht, Eiweiß macht schlank!"

Diesen Ansatz übernahm ich versuchshalber in mein Beratungskonzept für übergewichtige Personen. Statt Fettvermeidung lautete das Prinzip in der darauf folgenden Zeit nunmehr Zuckervermeidung, das heißt insbesondere auch weniger Beilagen, wie Nudeln, Reis und Kartoffeln, dafür mehr Gemüse, Salat, Fleisch, Eier, Fisch sowie Hülsenfrüchte. Einige Ratsuchende waren zu Beginn nicht gerade begeistert. Aber der Erfolg gab uns recht. Besonders bei den Männern war die Gewichtsabnahme schnell zu sehen und auch messbar. Nicht nur, dass viele Männer deutlich abnahmen, auch ihre Blutwerte verbesserten sich und ihr Wohlbefinden stieg an. „Ich bin über Stunden satt", „Ich habe nachmittags kein Müdigkeitsloch mehr", „Ich muss keine Tabletten gegen erhöhten Blutdruck mehr nehmen", solche und ähnliche Aussagen meiner Klienten sprachen für sich.

FLEISCH FÜR DEN MANN, BEILAGEN FÜR DIE FRAU!

„Sag du mir, was du isst, und ich sage dir, welches Geschlecht du hast!" Ein Blick auf die Teller, und die Unterschiede zwischen Mann und Frau im Hinblick auf ihre jeweilige Ernährungsweise sind offensichtlich. Männer lieben Fleisch und Wurst und am liebsten ein Bier zum Feierabend. Frauen dagegen mögen's lieber gesundheitsbewusst. Sie essen regelmäßig Obst, Gemüse, Salat und Beilagengerichte. Warum ist das so?

Der evolutionären Theorie folgend, ist die Erklärung ganz einfach. Der frühzeitliche Mann als Jäger war immer auf der Suche nach Fleisch, während das Steinzeitweibchen seine Zeit vorwiegend mit dem Sammeln von Beeren, Pilzen, Samen und Früchten verbracht hat. Logischer geht es nicht!

Eine andere These geht jedoch davon aus, dass diese Vorlieben hauptsächlich damit zusammenhängen, dass Frauen mehr auf ihr Gewicht achten als Männer. Die dritte Erklärung weist auf das erlernte Ernährungsverhalten, das durch Kultur und Erziehung geprägt ist, hin.

Frage ich bei meinen Klienten nach, sagen die meisten, es sei eine reine Geschmackssache. Einige Männer haben jedoch ein schlechtes Gewissen, gerne

SO ISST MANN SEIN FETT WEG

Fleisch zu essen, während Frauen glauben, dass Fleischprodukte zu viele Kalorien hätten und darüber hinaus zumeist ungesund seien.

In den folgenden Kapiteln werde ich Ihnen die Vorteile einer eiweißreichen Ernährung als erfolgreiche Strategie, um den dicken Bauch für immer zu verlieren, vermitteln.

So viel schon mal vorweg: Meine lieben Herren, wer Fleisch isst, darf das Gemüse oder den Salat nicht vergessen!

Mit diesem Buch möchte ich Sie motivieren, Ihre Ernährungsweise dauerhaft zu verändern. Sie werden sehen, dass es Ihnen schmeckt! Vor allem können Sie viel essen und Ihr Bauch schrumpft. Wenn das mal keine Perspektive ist!

Ihre Heike Lemberger

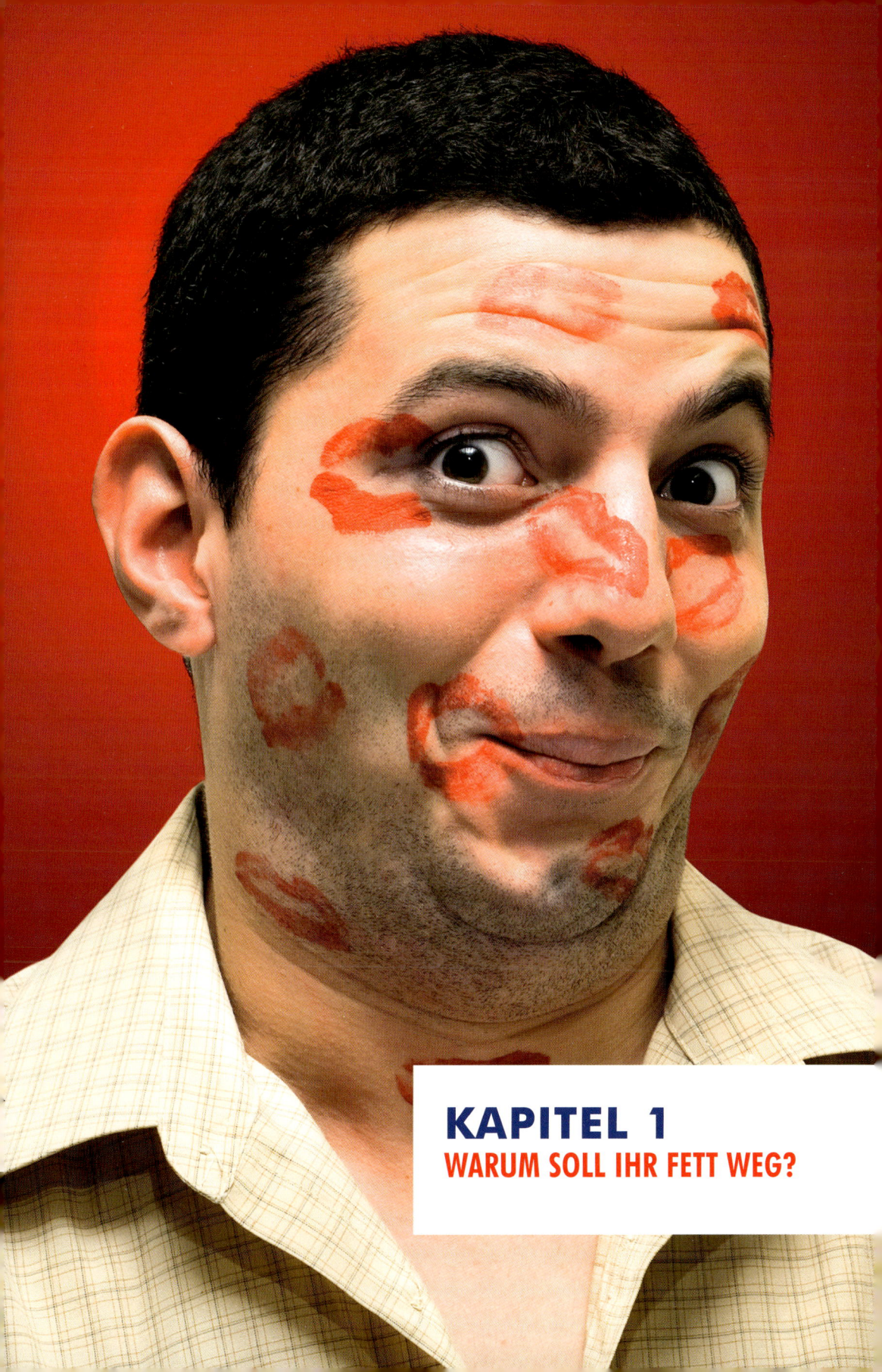

KAPITEL 1
WARUM SOLL IHR FETT WEG?

SO ISST MANN SEIN FETT WEG

WARUM SOLL IHR FETT WEG?

Die Medien werden es nicht müde, uns einzureden, die Frauenwelt würde den Daniel Craigs und den Brad Pitts den Vorzug vor den Übergrößen, etwa den „Bullen von Tölz", geben. Und das zu Recht: Denn damit sprechen die Medien ein in den Genen verankertes Selektionskriterium an: Nur wer gesund, schlank und muskulös ist, kann die Brut ernähren, und deshalb wird nur Ihnen die Chance eingeräumt, sich zu vermehren. Der übergewichtige Neandertaler, der weit hinter seinen Kollegen herläuft, völlig verschwitzt und ganz aus der Puste ist, der wird sehr wahrscheinlich selbst zur fetten Beute.

In jungen Jahren haben auch wir einen vorzeigbaren Body – zumindest einen, der auf Ausdauer- und Kraftsport wenigstens positiv reagiert. Diese sorglose Zeit geht nur leider allzu schnell vorbei. Was den meisten von uns bleibt, ist eine wachsende Fettschicht um die Mitte herum, die sich von Sport und Diäten nur schwer beeindrucken lässt. Die Apfelform lässt grüßen,... Und fast zeitgleich beginnen unsere Chancen beim anderen Geschlecht zu sinken. Denn unser genetisch vorgegebenes Fettverteilungsmuster hat einen eigenen Sinn für Humor. Und in konsequenter Boshaftigkeit wartet es genau dann mit seinen sadistischen Gags auf, wenn Sie besonders gut aussehen wollen,... Sie wollen sich gerade in Schale werfen, eine bestechende Kombination aus Jackett und Hose anziehen, ein taufrisches Hemd, die Accessoires stimmen ebenso wie der dezente, edle Rasierwasserduft. Nur – Sie passen nicht in die Klamotten, bestenfalls sehen Sie etwas um die Mitte gepresst aus.

Ob Sie einen guten Eindruck auf die Frau Ihres Lebens oder bei Ihrem zukünftigen Brötchengeber machen wollen – Ihre Figur macht Ihnen gnadenlos einen Strich durch die Rechnung.

Als Haupthindernis fürs Abnehmen nennen einige Männer gerne fehlendes Wissen. Diese Ausrede zieht jetzt nicht mehr.

Im Umkehrschluss bedeutet das, dass ein schlanker Bauch zu mehr Attraktivität führt. Neben dem attraktiven Gesamteindruck eines athletischen, wohlproportionierten Körpers kommt es auch zu Verbesserungen in der Detailansicht: Weniger Gewicht am Rumpf entlastet auch die Wirbelsäule; sie wird nicht mehr gestaucht, und das unschöne Tannenbaumphänomen kann sich zurückbilden. Außerdem kann sich der bei beleibten Männern häufig niedrige Testosteronwert wieder normalisieren. Und was das bedeutet, ahnen Sie bereits: mehr Lebensfreude und mehr Sex. Und solcherart beflügelt, wird auch mehr Erfolg im Beruf nicht lange auf sich warten lassen.

MEHR GESUNDHEIT

Haben sich bei Ihnen schon einige Röllchen um den Bauch angesammelt? Seien Sie beruhigt. Das gefährliche Fett am Bauch (viszerales Fett), das bevorzugt Männer befällt, lässt sich wesentlich leichter wegschmelzen als das Fett an Frauenhüften!

Was Männer von Frauen unterscheidet:

1. Höherer Energiebedarf: Männer specken schneller und deutlicher ab als Frauen. Sie verfügen über mehr Muskelmasse als Frauen und verbrennen daher mehr Energie – auch in Ruhe.

2. Das Fett sitzt am Bauch: Dies bedingt ein unterschiedliches Risiko für ernährungsabhängige Erkrankungen, die gerade in den letzten Jahrzehnten deutlich zugenommen haben.

3. Ess- bzw. Diätverhalten: Nur etwa zehn Prozent der Männer wiegen sich und viele haben noch nie in ihrem Leben eine Diät gemacht. Deshalb haben Männer auch nur selten eine „Jo-Jo-Karriere" hinter sich. Zum Glück. Denn weniger Frust bedeutet, dass die Erfolgschancen steigen.

Schon bei einer beginnenden Wampe ist eine Gewichtsreduktion notwendig. Selbst wenn der Bauch Sie ästhetisch (noch) nicht stört, so senkt das Abspecken zum Beispiel die Blutfette und den Blutdruck und verringert Rücken- und Gelenkbeschwerden. Das bei beleibten Männern häufig erniedrigte Testosteron kann sich wieder normalisieren. Auch Depressionen, Stress und Ängste bessern sich.

Bereits eine Gewichtsabnahme von fünf bis zehn Prozent führt zu einer Verminderung Ihres Bauchumfangs und in Verbindung damit zu einer Reduktion des inneren Bauchfetts um etwa 30 Prozent. Sie beeinflussen damit nicht nur Ihr äußeres Erscheinungsbild positiv, sondern Sie senken damit Ihr persönliches Risiko einer Gefäßverengung und in weiterer Folge Ihr Risiko, einen Herzinfarkt oder einen Schlaganfall zu erleiden.

ÜBERGEWICHT: EIN ÜBEL BLEIBT SELTEN ALLEIN
Je mehr überschüssiges Gewicht Sie haben, desto größer ist Ihr Risiko, folgende Erkrankungen zu entwickeln:

• **Bluthochdruck**
Das Gewicht, das Sie zunehmen, rührt hauptsächlich von neuem Fettgewebe her. Wie andere Körpergewebe auch, benötigt auch das Fettgewebe Sauerstoff und Nährstoffe aus dem Blut, um am Leben zu bleiben. Mit steigendem Bedarf an Sauerstoff und Nährstoffen steigt auch das Blutvolumen, das durch Ihren Körper strömt. Und mehr Blut in den Gefäßen bedeutet einen höheren Druck auf die Wände Ihrer Schlagadern (Arterien). Eine Gewichtszunahme bewirkt auch einen Anstieg an Insulin im Blut, ein Hormon, das den Blutzuckerwert kontrolliert. Dieser Insulinanstieg geht aber mit einer Zurückhaltung von Salz und Wasser im Körper einher, was zu einer weiteren Erhöhung des Blutdrucks führt.

SO ISST MANN SEIN FETT WEG

- **Blutzuckerkrankheit**

Man spricht bei einem Erwachsenen vom sogenannten **Typ-2-Diabetes**. Übermäßiges Körperfett macht den Körper unempfindlich (resistent) gegen Insulin, sodass im Blutkreislauf ständig ein ungünstig erhöhter Zuckerspiegel vorherrscht.

- **Kritische Blutfettwerte**

Übergewicht ist auch mit niedrigen Werten an „gutem" Cholesterin (HDL-Cholesterin, englisch high-density lipoprotein) und hohen Werten an Blutfettwerten (Triglyzeriden) verbunden. Triglyzeride kleistern Ihnen die Arterien zu, was Ihr Risiko für eine Verengung Ihrer Herzkranzgefäße und für Schlaganfälle erhöht.

- **Verengung der Herzkranzgefäße**

Dies ist eine Form von Herzgefäßerkrankung, die durch die Fetteinlagerung in die das Herz ernährenden Gefäße entsteht. Mit der Zeit verengen sich diese Gefäße und der Herzmuskel selbst wird nicht mehr ausreichend ernährt. Diese Minderdurchblutung des Herzens kann in Brustenge (Angina pectoris) und Herzinfarkt münden.

- **Schlaganfall**

Was die Herzkranzgefäße verengt, verengt auch die Gehirngefäße. Die Bildung eines Blutgerinnsels, das bei Übergewichtigen häufiger vorkommt, kann nun die Blutzufuhr zur jeweiligen Gehirnregion gänzlich stoppen. Die Folge: ein Schlaganfall.

- **Arthrose**

Arthrose, auch Gelenkverschleiß genannt, ist ein Gelenkschaden, der mit einem Abbau des Gelenkknorpels bis hin zu seiner Zerstörung einhergeht. In schweren Fällen kommt es sogar zu Umbauprozessen im benachbarten Knochen. Schmerzen und steife Gelenke mit Bewegungseinschränkungen sind die Folge. Die Gelenke können sich verformen und schließlich ganz verknöchern.

Eine Reduktion des Körpergewichts um fünf bis zehn Prozent kann Ihre Gesundheit begünstigen.

- **Krebs**

Schätzungen zufolge gehen in Westeuropa rund elf Prozent aller Dickdarmkarzinome, knapp unter 40 Prozent aller Speiseröhrenkarzinome sowie jeweils rund ein Viertel aller Nierenkarzinome und Gallenblasenkarzinome auf das Konto von Übergewicht. Bei Männern scheint dieser Zusammenhang besonders ausgeprägt zu sein.

- **Fettleber**

Bei Übergewicht sammelt sich Fett in den Leberzellen an, und so entsteht die Fettleber. Das führt zu einer entzündlichen Reaktion mit folgendem narbigen Umbau der Leber bis hin zu einer lebensgefährlichen Leberzirrhose, obwohl kein übermäßiger Alkoholkonsum mit im Spiel war.

- **Früher Tod**

Eine üppige Mitte kann das Risiko, früher zu versterben, fast verdoppeln. Das ergab eine aufwendige Studie mit über 360.000 Teilnehmern, die über 10 Jahre beobachtet wurden. Diese Gefahr bestand entgegen den Erwartungen, nicht nur für Übergewichtige mit Wampe, sondern auch für schlanke bis normalgewichtige Personen, die einen verhältnismäßig dicken Bauch vor sich hertragen.

MEHR LEBENSFREUDE, MEHR SEX

- Sitzt, passt, wackelt und hat Luft

Fett am Bauch bedeutet auch Fett im Bauch, denn Fetteinlagerungen beengen auch die inneren Organe. Nehmen Sie ab, dann können Sie wieder bequem atmen und sitzen, und die Klamotten zwicken nicht mehr.

- Durchatmen im Schlaf

Wiederholter Atemstillstand im Schlaf und Schnarchen, das nervt nicht nur die Liebste, sondern verkürzt auch die Lebenserwartung. Acht von 10 der Betroffenen des sogenannten *Schlafapnoesyndroms* sind übergewichtig. Nehmen Sie ab und schlafen Sie besser durch. Das wird Ihnen Ihre Frau danken. Ihr Schlaf wird auch für Sie selbst viel erholsamer, denn ohne die Atemstillstände steigt der Sauerstoffgehalt im Blut. Ihr ganzer Körper profitiert davon.

- Zeugungsfähiger

Hohes Körpergewicht wird von Fachleuten auch mit einer geringeren Chance zur Fortpflanzung in Verbindung gebracht. Schlank sein steigert Ihre Zeugungskraft.

MEHR ERFOLG IM BERUF

Schlanke – und damit „attraktivere" Menschen sind erfolgreicher im Beruf, weil ihnen mehr Fähigkeiten zugetraut werden, insbesondere mehr Willenskraft und Durchsetzungsvermögen. Sie werden für ehrgeiziger und disziplinierter gehalten. Deshalb bekommen sie die besseren Jobs und die besseren Gehälter. Das ist zwar ungerechtfertigte Benachteiligung von Übergewichtigen, aber eben auch die Realität. Wer abnimmt, der steigert nicht nur seine Gesundheit und Lebenserwartung, sondern auch seine Chancen beim anderen Geschlecht und auf dem Arbeitsmarkt.

DIE GUTE NACHRICHT

Hier erfahren Sie, wie Sie spielend Ihr Wohlfühlgewicht erreichen. Sie werden lernen, sich guten Gewissens satt zu essen und zuzusehen, wie Ihre Wampe schrumpft.

Zaubermittel gegen niedrigeres Einkommen und soziale Ausgrenzung: Speck weg!

Der Staat verbietet die Diskriminierung von Rasse, Geschlecht, sexueller Orientierung und Religion. Dicke dagegen werden nicht gesetzlich vor Diskriminierung geschützt. Und das, obwohl die Vorurteile gegenüber Übergewichtigen in den Bereichen Arbeit, Ausbildung, auf der zwischenmenschlichen Ebene und sogar durch medizinisches Personal längst bewiesen sind. So bestehen nach einer in der Juli-Ausgabe 2008 des *International Journal of Obesity* veröffentlichten Studie die stärksten Vorurteile und Vorbehalte gegenüber Übergewichtigen, vor homosexuellen Personen und Muslimen.

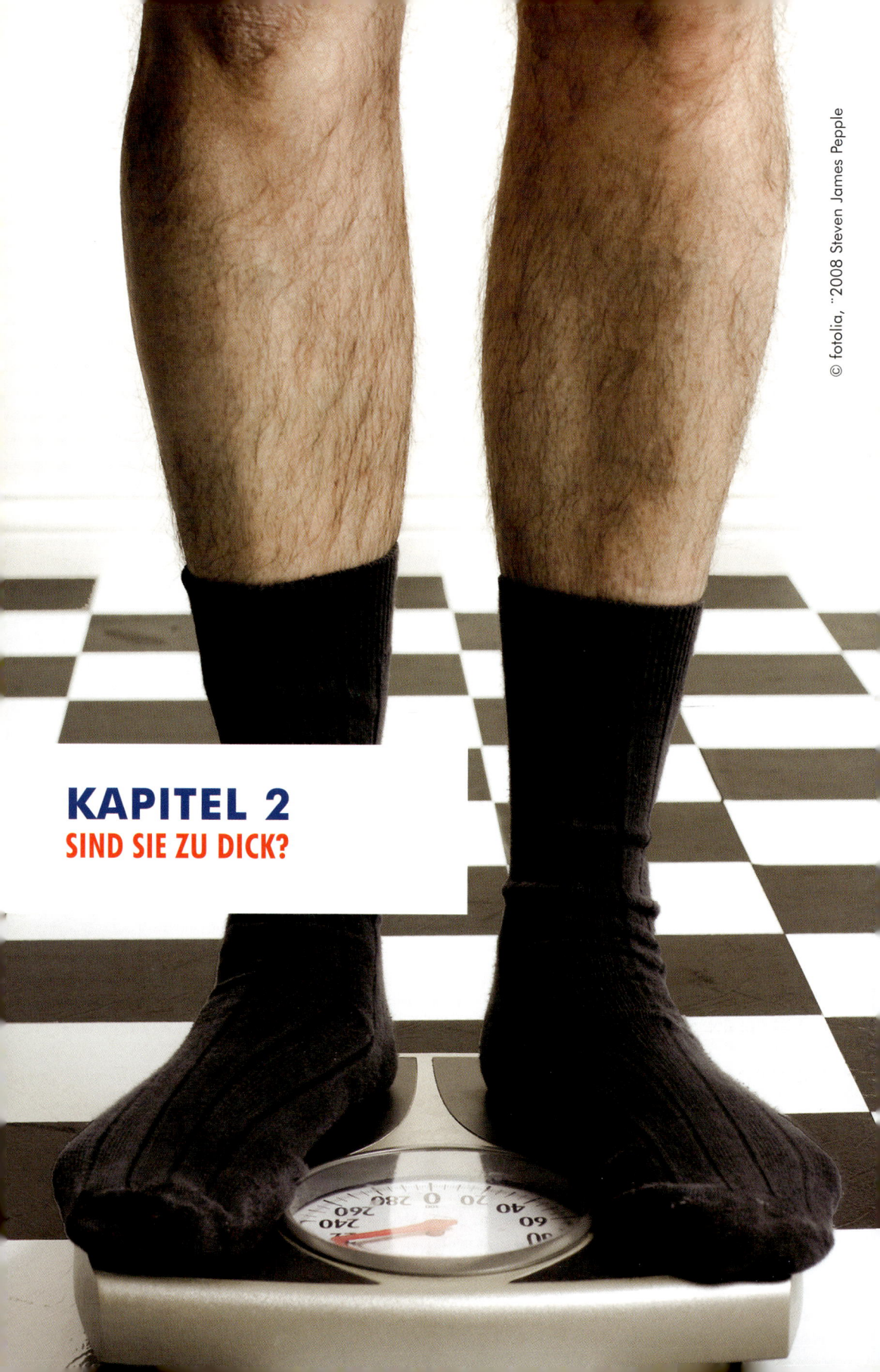

KAPITEL 2
SIND SIE ZU DICK?

2

Sind Sie zu dick?

Wiegen Sie erheblich mehr, als Sie sollten? Wenn ja, dann geht es Ihnen wie 65 Prozent der Männer in Deutschland. Fettgewebe ist unter anderem wichtig als Energiespeicher und es wirkt als Isolationsschicht für den Körper. Deshalb kann der Körper auch mit etwas überschüssigem Fettgewebe gut umgehen, aber eben nur, solange ein gewisses Maß nicht überschritten wird. Ab einer bestimmten Grenze fängt dieses Übermaß an Fett an, die Gesundheit zu beeinträchtigen. Deshalb ist Übergewicht nicht nur ein ästhetisches Problem. Vielmehr erhöht es das Risiko, Bluthochdruck, die Blutzuckerkrankheit und eine ganze Reihe anderer ernsthafter Erkrankungen zu erleiden.

Drei Kriterien geben Aufschluss darüber, ob Sie abnehmen sollten. Dazu gehört die Waage, der sogenannte **Body-Mass-Index (BMI)** und der **Bauchumfang**.

WAAGE – NUR DIE HALBE WAHRHEIT

Woher weiß man, ob man aus gesundheitlichen oder ästhetischen Gründen abnehmen sollte? Auf der Waage erfährt man nur, wie viel man insgesamt wiegt, das heißt einschließlich Knochen, Muskeln und Wasser, aber nicht, wie viel Fettmasse man mit sich herumträgt. Die Waage verrät Ihnen auch nicht, wo dieses Fett bei Ihnen sitzt. Wenn es um Gesundheitsrisiken geht, sind diese beiden Faktoren allerdings viel aussagekräftiger als Ihr Gesamtgewicht. Auch weitere Besonderheiten, etwa eine bereits bestehende Blutzuckererkrankung, spielen eine Rolle bei der Frage, ob mit dem Körperfett bestimmte Gesundheitsgefahren verbunden sind.

DER BODY-MASS-INDEX (BMI) – SIND SIE ZU DÜNN ODER ZU DICK?

Der BMI gibt hierzu einen groben Richtwert. Er ist eine Formel, die mithilfe von Ihrem Gewicht und Ihrer Körpergröße eine Aussage trifft, ob Sie zu dick, zu dünn oder normalgewichtig sind.

SO STELLEN SIE IHREN BMI-WERT FEST
Dividieren Sie Ihr Körpergewicht in Kilogramm (kg) durch Ihre Körpergröße in Meter (m) zum Quadrat.

Die Formel: $BMI\ (kg/m^2) = \dfrac{\text{Körpergewicht (kg)}}{\text{Körpergröße x Körpergröße}}$

- Liegt er unter 18,5, ist man untergewichtig.
- Mit einem BMI von 18,5 bis 24,9 befindet man sich im Bereich eines gesunden, der eigenen Körpergröße entsprechenden Körpergewichts.

SO ISST MANN SEIN FETT WEG

- Liegt der BMI zwischen 25 und 29,9, gilt man als übergewichtig.
- Und ist die Zahl 30 oder sogar größer, sprechen Fachleute von einer krankhaften Fettsucht (Adipositas).

Risiko für Begleiterkrankungen – Beurteilung anhand des BMI		
Untergewicht	unter 18,5	zu niedrig
Normalgewicht	18,5-24,9	normal
Übergewicht	25-29,9	gering erhöht
Adipositas Grad I	30-34,9	erhöht
Adipositas Grad II	35-39,9	hoch
Adipositas Grad III	> 40	sehr hoch

DER BMI GILT NICHT FÜR JEDEN!

Der BMI ist nicht bei Kindern und Sportlern einzusetzen. Ein sportlich aktiver Mensch mit einer Größe von 1,80 Meter wiegt 85 Kilo. Sein BMI liegt bei 26, also im Bereich von Übergewicht. Der Sportler ist aber gertenschlank und durchtrainiert. Da Muskulatur mehr wiegt als Fett, hat der BMI bei sportlich aktiven Menschen keine Aussagekraft. Umgekehrt kann auch ein normaler BMI von einer bauchbetonten Fettverteilung begleitet sein.

Fazit: Allein der BMI-Wert reicht also nicht aus, das individuelle Gesundheitsrisiko einzuschätzen.

Nicht die Kilos zählen, sondern der Bauchumfang. Denn: Auch bei erfolgreichem Abspecken führt etwaiger gleichzeitiger Aufbau von Muskelmasse zu einer Gewichtszunahme.

DER BAUCHUMFANG: DIE WAMPE MUSS WEG!

Einen größeren Aussagewert besitzt die Fettverteilung. Meist kann schon ein Blick in den Spiegel Auskunft darüber geben, ob man einen ungünstig großen Bauchumfang hat. Während Arme und Beine verhältnismäßig schlank sind, ist der Rumpf im Bauchbereich fassförmig ausgebildet. Die Betroffenen haben eine sogenannte Apfelform: Wenn Sie also den größten Teil Ihres Körperfetts um Ihren Bauch herum haben, dann gehören Sie zu dieser Gruppe. Sollten Sie jedoch das meiste Fett auf Hüften und Oberschenkeln haben, dann wird man Sie als birnenförmig einstufen.

Was besser aussieht, ist Geschmackssache. Wenn es jedoch um die Gesundheit geht, haben es die birnenförmigen Personen erheblich besser.

Denn als gefährliches Fett gilt das Fettgewebe, das im Bauchbereich angesiedelt ist. Deshalb ist die Messung des Bauchumfangs für die Abschätzung von Risiken für Herz-Kreislauf-Erkrankungen oder Beeinträchtigungen des Hormonhaushalts besonders wichtig. Die sogenannte bauchbetonte Fettverteilung, die von Fachleuten auch als androide (männliche), abdominelle oder viszerale Fettverteilung bezeichnet wird, steht in unmittelbarem Zusammenhang mit einer größeren Gefahr für Herzgefäßkrankheiten, der Blutzuckerkrankheit vom Erwachsenentyp und sogar einer erhöhten Sterblichkeit.

BMI-WERTE FÜR JUNGE ERWACHSENE

Größe in m → / Gewicht in kg ↓	1,50	1,52	1,54	1,56	1,58	1,60	1,62	1,64	1,66	1,68	1,70	1,72	1,74	1,76	1,78	1,80	1,82	1,84	1,86	1,88	1,90	1,92	1,94	1,96	1,98	2,00
160	71	69	68	66	64	63	61	60	58	57	55	54	53	52	51	49	49	47	46	45	44	43	43	42	41	40
158	70	68	47	65	63	62	60	59	57	56	55	53	52	51	50	49	48	47	46	45	44	43	42	41	40	40
156	69	68	66	64	62	61	60	58	57	55	54	53	52	50	49	48	47	46	46	44	43	42	42	41	40	39
154	68	67	65	63	62	60	59	57	56	55	53	52	51	50	49	48	47	45	45	44	43	42	41	40	39	39
152	68	66	64	63	61	59	58	57	55	54	53	51	50	49	48	47	46	45	44	43	42	41	40	40	39	38
150	67	65	63	62	60	59	57	56	54	54	53	52	51	50	48	47	46	45	44	43	42	41	40	39	38	38
148	66	64	63	61	59	58	57	55	54	53	51	50	49	48	47	46	46	44	44	42	41	40	39	39	38	37
146	65	63	62	60	58	57	56	54	53	52	51	49	48	47	46	45	44	43	42	41	40	40	39	38	37	37
144	64	62	61	59	58	56	55	54	52	51	50	49	48	47	45	44	44	43	42	41	40	39	38	38	37	36
142	63	62	60	58	57	56	54	53	52	50	49	48	47	46	45	44	43	42	41	40	39	39	38	37	36	36
140	62	61	59	58	58	56	53	52	51	50	48	47	45	45	44	43	42	41	40	40	39	38	37	37	36	35
138	61	60	58	57	55	54	53	51	50	49	48	47	46	45	44	43	42	41	40	39	38	37	37	36	35	35
136	60	59	57	56	54	53	52	51	59	48	47	46	45	44	43	42	41	40	39	39	38	37	36	35	35	34
134	60	58	57	55	54	52	51	50	49	48	46	45	44	43	42	41	41	40	39	38	37	36	36	35	34	34
132	59	57	56	54	53	52	60	49	48	47	46	45	44	43	42	41	41	40	39	39	38	37	36	35	34	34
130	58	56	55	54	52	51	50	48	47	46	45	44	43	42	41	40	39	38	38	37	36	35	35	34	33	33
128	57	55	54	53	51	50	49	48	46	45	44	43	42	41	40	40	39	38	37	36	36	35	34	33	33	32
126	56	55	53	52	50	48	48	47	46	45	44	43	42	41	40	39	38	37	36	35	34	34	33	32	32	31
124	55	54	52	51	50	48	47	46	45	44	43	42	41	40	39	38	38	37	36	35	35	34	33	33	32	31
122	54	53	52	50	49	48	47	45	44	43	42	41	40	39	38	38	37	36	35	35	34	33	33	32	31	31
120	53	52	51	49	48	47	46	45	44	43	42	41	40	39	38	37	36	35	35	34	33	33	32	31	31	30
118	52	51	50	49	47	46	45	44	43	42	41	40	39	38	37	36	36	35	34	33	33	32	31	31	30	30
116	52	50	59	48	46	45	44	43	42	41	40	39	38	37	37	36	35	34	34	33	32	31	31	30	30	29
114	51	49	48	47	46	45	44	43	42	41	40	39	38	37	36	35	34	34	33	32	31	31	30	30	29	29
112	50	49	47	46	45	44	43	42	41	40	39	38	37	36	35	35	34	33	32	32	31	30	30	29	29	28
110	49	48	46	45	44	43	42	41	40	39	38	37	36	36	35	34	33	33	32	31	30	30	29	29	28	28
108	48	47	46	44	43	42	41	40	39	38	37	36	36	35	34	33	33	32	31	31	30	29	29	28	28	27
106	47	46	45	44	42	41	40	39	38	38	37	36	35	34	34	33	33	32	31	31	30	29	29	28	27	27
104	46	45	44	43	42	41	40	39	38	37	36	35	34	34	33	32	31	31	30	29	29	28	28	27	27	26
102	45	44	43	42	41	40	39	38	37	36	35	34	34	33	32	31	31	30	29	29	28	28	27	27	26	26
100	44	43	42	41	40	39	38	37	36	35	35	34	33	32	32	31	30	30	29	28	28	27	27	26	26	25
98	44	42	41	40	39	38	37	36	36	35	34	33	33	32	31	30	30	29	28	28	27	27	26	26	25	25
96	43	42	40	39	36	37	37	36	35	34	33	32	32	31	30	30	29	28	28	27	27	26	26	25	24	24
94	42	41	40	39	38	37	36	35	34	33	33	32	31	30	30	29	28	28	27	27	26	25	25	24	24	24
92	41	40	39	38	37	36	35	34	33	33	32	31	30	30	29	28	28	27	27	26	25	25	24	24	23	23
90	40	39	38	37	36	35	34	34	33	32	31	30	30	29	28	28	27	27	26	25	25	24	24	23	23	23
88	39	38	37	36	35	34	34	33	32	31	30	30	29	28	28	27	26	25	25	24	24	23	23	22	22	22
86	38	37	36	35	34	34	33	32	31	30	30	29	28	28	27	27	26	25	25	24	24	23	23	22	22	22
84	37	36	35	35	34	33	32	31	30	30	29	28	28	27	27	26	25	25	24	24	23	23	22	22	21	21
82	36	35	35	34	33	32	31	31	30	29	28	28	27	26	26	25	25	24	24	23	23	22	22	21	21	21
80	36	35	34	33	32	31	30	30	29	28	28	27	26	26	25	25	24	24	23	23	22	22	21	21	20	20
78	35	34	33	32	313	30	30	29	28	28	27	26	26	25	25	24	24	23	23	22	22	21	21	20	20	20
76	34	33	32	31	30	30	29	28	28	27	26	26	25	25	24	23	23	22	22	22	21	21	20	20	19	19
74	33	32	31	30	30	29	28	28	27	26	26	25	24	24	23	23	22	22	21	21	20	20	20	19	19	19
72	32	31	30	30	29	28	28	27	26	26	25	24	24	23	23	22	22	21	21	20	20	20	19	19	18	18
70	31	30	30	29	28	27	27	26	25	25	24	24	23	23	22	22	21	21	20	20	19	19	19	18	18	18
68	30	29	29	28	27	27	26	25	25	24	24	23	22	22	21	21	20	20	19	19	18	18	18	17	17	17
66	29	29	28	27	26	26	25	25	24	23	23	22	22	21	21	20	20	19	19	19	18	18	18	17	17	17
64	28	28	27	26	26	25	24	24	23	23	22	22	21	21	20	20	19	19	18	18	18	17	17	16	16	16
62	28	27	26	25	25	24	24	23	22	22	21	21	20	20	20	19	19	18	18	17	17	16	16	16	16	15
60	27	26	25	25	24	23	23	22	22	21	21	20	20	19	19	19	18	18	17	17	17	16	16	16	15	15
58	26	25	24	24	23	23	22	22	21	21	20	20	19	19	18	18	18	17	17	16	16	16	15	15	15	15
56	25	24	24	23	22	22	21	21	20	20	19	19	18	18	17	17	17	16	16	16	15	15	14	14	14	14
54	24	23	23	22	22	21	21	20	20	19	19	18	18	18	17	17	17	16	16	16	15	15	14	14	14	14

Quelle: Hauner und Hauner Leichter durchs Leben, modifiziert in Biesalskie u. a. Ernährungsmedizin. Einteilung der Gewichtsklassen nach International Obesity Task Force, 1998

SO ISST MANN SEIN FETT WEG

Die meisten Männer neigen zum Apfeltyp. Das ist genetisch bedingt. In der Steinzeit mussten sie mal dem Mammut hinterherjagen und mal aus Todesangst vor dem Säbelzahntiger davonlaufen. Mit üppigen Hüften und dicken Beinen wären sie nicht weit gekommen. Entweder wären sie verhungert oder als Futtermittel geendet. Schlanke, schnelle Beine waren beim Jagen und Gejagtwerden ein eindeutiger Überlebensvorteil. Es hat sich eine Menge seitdem geändert, nicht aber die Neigung zu schlanken Beinen bei Männern. Und da das überschüssige Fett irgendwo bleiben muss, wird es halt am Bauch deponiert.

BAUCHUMFANG – MASSSTAB MIT MASSBAND – SO MESSEN SIE IHREN BAUCHUMFANG RICHTIG

Sie sollten die Messung Ihres Bauchumfangs – genau wie jede andere Messung auch – immer unter denselben Bedingungen durchführen, damit Sie Ihre Fortschritte besser erkennen können. Messen Sie Ihren Bauchumfang am besten morgens mit freiem Oberkörper und vor dem Frühstück.

Nehmen Sie ein Meterband (hat Ihre Liebste bestimmt im Nähkästchen) und stellen Sie sich für die Messung hin, am besten vor einen Spiegel. Ziehen Sie immer die gleiche Stelle als Messpunkt heran.

Atmen Sie tief ein, aber normal aus. Sie sollten noch Luft in den Lungen haben, also in entspannter Ausatmung sein.

Legen Sie das Maßband an der Stelle um Ihren Bauch, an der er am dicksten ist. Diese Stelle ist meist auf Höhe des Bauchnabels, bei

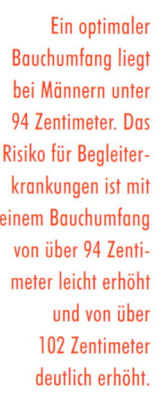

Ein optimaler Bauchumfang liegt bei Männern unter 94 Zentimeter. Das Risiko für Begleiterkrankungen ist mit einem Bauchumfang von über 94 Zentimeter leicht erhöht und von über 102 Zentimeter deutlich erhöht.

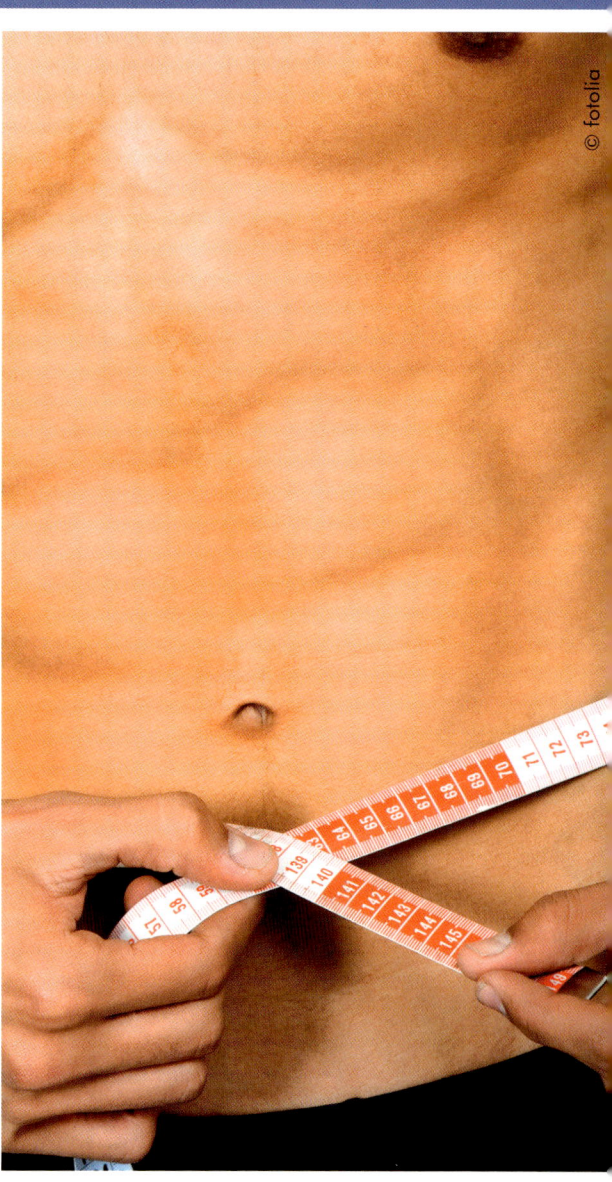

© fotolia

stark Übergewichtigen kann dieser Punkt auch über dem Bauchnabel liegen. Baucheinziehen gilt nicht! Nun lesen Sie den Wert auf Ihrem Maßband ab.

Bei langfristigen Abspeckvorhaben ist es ratsam, die Werte chronologisch zu notieren. Das erleichtert Ihnen eine Verlaufskontrolle. Sie finden auf den Seiten 24-26 eine Gewichts- und eine Bauchumfangskurve. Dort können Sie Ihre Werte, das heißt Ihren Abnahmeerfolg, wöchentlich dokumentieren.

Ist Ihr Bauchumfang als Mann größer als 102 Zentimeter, so haben Sie ein deutlich erhöhtes Risiko für Stoffwechsel- und Herz-Kreislauf-Krankheiten.

Körperform – der ungesunde Apfel
Warum der Wampenspeck besonders gefährlich ist

Auch bei einem ansonsten schlanken Menschen kann sich eine viszerale Fettverteilung zeigen – das ist eine Fettansammlung an den Bauchorganen. Dieser „Apfeltyp" findet sich insbesondere bei Männern. Hier sammelt sich das Fett an der Bauchhaut, am Rücken, an den Bauchseiten und an den inneren Organen (insbesondere Magen, Darm und Leber). Unter dem „Birnentyp" versteht man eine gynoide, also eine eher weibliche Form der Fettverteilung. Die Fettpolster befinden sich bei diesem Typ an Hüfte, Oberschenkel und Gesäß. Der Birnentyp kommt bei Männern selten vor. Da Fettzellen im Bereich des Bauchs anderen Stoffwechselgesetzen folgen als Fettzellen an Gesäß, Hüfte und Oberschenkel, geht von der Apfeltypverteilung eine höhere Gesundheitsgefahr aus als vom Birnentyp. Das stoffwechselaktive Fett rund um den Bauch beeinflusst den Fett- und Zuckerstoffwechsel negativ, sodass Fettstoffwechselstörungen oder Diabetes die Folge sein können.

WIE KOMMT MAN EIGENTLICH SPEZIELL ZU EINER WAMPE?

Falsch: Viel Input, wenig Output.
Richtig: Wenig Input, viel Output.

Jedenfalls nicht wie die Jungfrau zum Kinde. Die Fettansammlung in der Körpermitte ist viel weniger mystisch, und zwar – Sie ahnten es bereits – wird man dann dick, wenn man mehr isst, als man an Energie verbraucht, etwa durch körperliche Aktivität. Die Plauze entsteht also, wenn das Gleichgewicht zwischen Kalorienzufuhr und -verbrennung zugunsten der Kalorienzufuhr verschoben ist.
 Für die Wampenbildung gibt es viele Ursachen. In den meisten Fällen liegt gleich eine Kombination von verschiedenen Faktoren vor. Häufig führen Veranlagung und/oder Bewegungsmangel in Verbindung mit sehr schmackhaftem Essen zu erhöhter Energieaufnahme. Während man früher auf der Suche nach Nahrung und der anderweitigen Sicherung der physischen Existenz fast ununterbrochen in Bewegung war (Ausruhen war eher die Ausnahme), ist es heute genau andersherum: Wir bewegen uns im Alltag nur noch so wenig, dass wir uns bemühen müssen, um überhaupt ausreichend Bewegung zu bekommen.

SO ISST MANN SEIN FETT WEG

1. DIE GEWICHTSKURVE:

Tragen Sie oben links Ihr Gewicht ein. Jedes Kästchen zählt 0,5 Kilogramm (kg) weniger. Machen Sie einen Punkt in dem entsprechenden Kasten und verbinden Sie den alten mit dem aktuellen Punkt. Wiegen Sie sich einmal in der Woche. So können Sie Ihren Gewichtsverlauf beobachten.

Beispiel

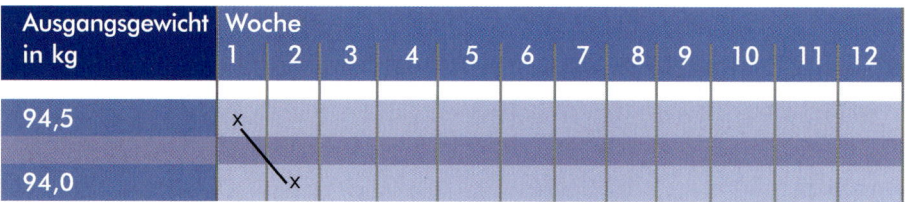

Ausgangsgewicht in kg	Woche 1	2	3	4	5	6	7	8	9	10	11	12
94,5	x											
94,0		x										

2. DIE BAUCHUMFANGSKURVE

Tragen Sie oben links Ihren Bauchumfang ein. Jedes Kästchen zählt 1,0 Zentimeter (cm) weniger oder mehr. Machen Sie einen Punkt in dem entsprechenden Kasten und verbinden Sie den alten mit dem aktuellen Punkt. Messen Sie einmal in der Woche. So können Sie den Verlauf Ihres Bauchumfangs beobachten.

1. Meine Gewichtskurve

Mein Ausgangsgewicht: _____ kg
Mein Zielgewicht in 12 Wochen: _____ kg

Ausgangsgewicht in kg	Woche											
	1	2	3	4	5	6	7	8	9	10	11	12

2. Meine Bauchumfangskurve

Mein Bauchumfang am Anfang: _____ cm
Mein Bauchumfang nach 12 Wochen: _____ cm

Bauchumfang in cm	Woche 1	2	3	4	5	6	7	8	9	10	11	12

Und sei es, dass wir für Mitgliedschaften in Fitnessstudios teuer bezahlen, um so genügend Druck auf uns selbst auszuüben, damit wir auch wirklich „bei der Stange bleiben".

Und da liegt auch der Hund begraben: Hat man erst einmal Speck angesetzt, fällt das Abnehmen nicht nur subjektiv schwer, sondern das ist es auch objektiv. Schuld daran ist ein körpereigenes „Alarmsystem", das von der Natur ursprünglich für Hungerzeiten vorgesehen war. Nimmt man weniger Nahrungsmittel auf, als man braucht, wird automatisch der Energieverbrauch auf Sparflamme heruntergefahren. Dieses „Alarmsystem" war früher sehr sinnvoll, als die nächste Mahlzeit durchaus nicht sichergestellt war. Denn in Hungerzeiten soll ja möglichst wenig Körpermasse verloren gehen. Dieses System war allerdings nicht für heutige Zustände gedacht, wo man in Supermärkten fast jedes Nahrungsmittel so oft und in so großer Menge bekommen kann, wie und wann man nur will. Deshalb ist dieses „Alarmsystem" für den beleibten Menschen in unserer Zeit und in unseren Breitengraden zu einem Hindernis auf dem Weg zu einem gesunden Gewicht geworden. Denn sobald wir auf Diät gehen, reduziert unser Körper schon nach kurzer Zeit seinen Energieverbrauch. Wir verbrauchen also, sobald wir weniger essen, nach einer anfänglichen Gewichtsabnahme bald weniger Energie, und damit lässt sich überschüssiges Fett nur schlecht abbauen.

Diese Ursachen hat die Bauchfettansammlung mit dem Zunehmen in anderen Körperregionen gemeinsam. Bei der Wampe ist allerdings die genetische Veranlagung stärker beteiligt als die anderen ernährungs- und bewegungsbezogenen Faktoren. So kommt es, dass häufig auch ansonsten schlanke Personen einen mächtigen Bauch vor sich hertragen müssen.

Die Wirkung der Gene kommt insbesondere im Alter zum Tragen: Viele Männer merken erst mit 30 Jahren und später, dass sie einen zunehmend unansehnlicher werdenden Speckgürtel ausbilden. Die Tendenz steigt mit den Jahren weiter an. Unterstützt wird diese Entwicklung durch einen weiteren, von den am Bauch sitzenden Fettzellen selbst verursachten Mechanismus: Nach neuesten wissenschaftlichen Erkenntnissen sind es eben jene Fettzellen, die im Bauchspeck sitzen, die bestimmte Hormone produzieren und diese in die Blutbahn abgeben. Einige dieser Hormone steigern insbesondere das Hungergefühl und kurbeln die Verfettung damit weiter an. Ein Teufelskreis, in dem der Übergewichtige immer weniger die Stopptaste bedienen kann. Dies stellten jüngst kanadische Forscher von der University of Western Ontario fest. Die Schlussfolgerung des Ernährungsmediziners Prof. Kaiping Yang lautet deshalb: „Je dicker ein Mensch ist, desto übermächtiger ist sein Hunger." Jedoch untersuchte Yang die Genaktivität im Bauchfett dicker Ratten; die Konzentration des Appetitanregers im Fettgewebe dicker Ratten war fünfmal höher als bei normalgewichtigen Artgenossen. Die Wissenschaftler sind allerdings überzeugt, dass dieses Phänomen bei Menschen genauso gegeben ist.

Die Anzahl und die Lokalisation der Fettzellen ist erblich vorherbestimmt. Bei dem einen kommen sie gehäuft im Hüft- und Pobereich vor (die Birnenform), bei dem anderen eben am Bauch (Apfelform).

SO ISST MANN SEIN FETT WEG

Dick und krank
durch „schlechte"
Gene.

Wer schon erkrankt
ist, etwa an Blut-
hochdruck oder der
Zuckerkrankheit und
wer Fälle von Fett-
sucht oder Herz-
Kreislauf-Erkrankun-
gen in seiner Familie
hat, der profitiert
besonders vom
Abspecken, auch
wenn es nicht gleich
zum Traumbody
reicht.
Hier zählt jeder Zen-
timeter am Bauch.

NACKTE TATSACHEN ÜBER DIE STOFFWECHSELAKTIVEN FETTZELLEN

Lange glaubte man, die Fettzelle sei ein passiver Energiespeicher, der für den Körper Brennstoff für magere Zeiten deponieren und ihn vor dem Erfrieren schützen soll. Heute weiß man, dass die Fettzelle auch selbst Hormone produziert. Nach neueren Forschungsergebnissen werden in der Fettzelle unter anderem auch Substanzen wie Botenstoffe und Hormone, die in diesem Fall als *Adipokine* bezeichnet werden, hergestellt, die wiederum mit anderen Organsystemen kommunizieren können. So wurden auf molekularer Ebene direkte Verbindungen zwischen der Kontrolle des Energiestoffwechsels, der Fähigkeit zur Fortpflanzung, der Funktion des Immunsystems und der Steuerung von Alterungsprozessen festgestellt.

Zwischen dem Nervensystem und der Peripherie steuert ein ausgetüfteltes Netz von Regelkreisen das Energiegleichgewicht. Werden diese wichtigen Funktionen des Fettgewebes gestört, kann das schwere Stoffwechselstörungen hervorrufen und sogar die Lebenserwartung beeinflussen.

Diese Erkenntnisse bleiben natürlich nicht ohne Folgen. So wird an neuen Therapieansätzen für die Behandlung der Fettleibigkeit und auch von Erkrankungen, die mit Übergewicht assoziiert sind, etwa Diabetes oder Bluthochdruck, gearbeitet.

Bei schwerem Übergewicht, so haben Forscher festgestellt, kommt chronisch entzündetes Fettgewebe vor. Und eben dieses entzündete Fettgewebe stellt wohl eine Hauptursache der gesundheitlichen Probleme übergewichtiger und fettsüchtiger Menschen dar. Bei Fettsucht verändert sich das Herstellungs- und Ausschüttungsmuster der in den Fettzellen gebildeten Hormone, der *Adipokine*. Die Folgen sind Störungen der Funktion von Gefäßwänden (Endotheldysfunktion), Fettstoffwechselstörungen, eine Unempfindlichkeit gegen Insulin (Insulinresistenz) oder die Vorstufe zur Blutzuckerkrankheit (Glukoseintoleranz), die in Krankheiten wie Typ-2-Diabetes, Herzinfarkt und Schlaganfall enden können. Übergewicht stellt übrigens auch einen Risikofaktor für Leberverfettung und Dickdarmkrebs dar. Dass eine ständig höhere Last auf die Gelenke zu einer raschen Gelenkabnutzung (Arthrose) führen kann, versteht sich von selbst.

Wichtige entzündungsauslösende Stoffe im Fettgewebe sind Glukose, reaktive Sauerstoffspezies oder sogenannte *AGE-Proteine* (siehe Kap. 5, S. 69).

Glücklicherweise gibt es auch einige Schutzfaktoren gegen so viele schädigende Substanzen. Dazu zählen etwa Omega-3-Fettsäuren und wahrscheinlich auch sekundäre Pflanzenstoffe. Die stärkste entzündungshemmende Wirkung hat allerdings immer noch eine Gewichtsabnahme. Selbst bei geringerem Gewichtsabbau wandern die Immunzellen aus dem Fettgewebe ab und die Zahl der Entzündungsmarker sinkt.

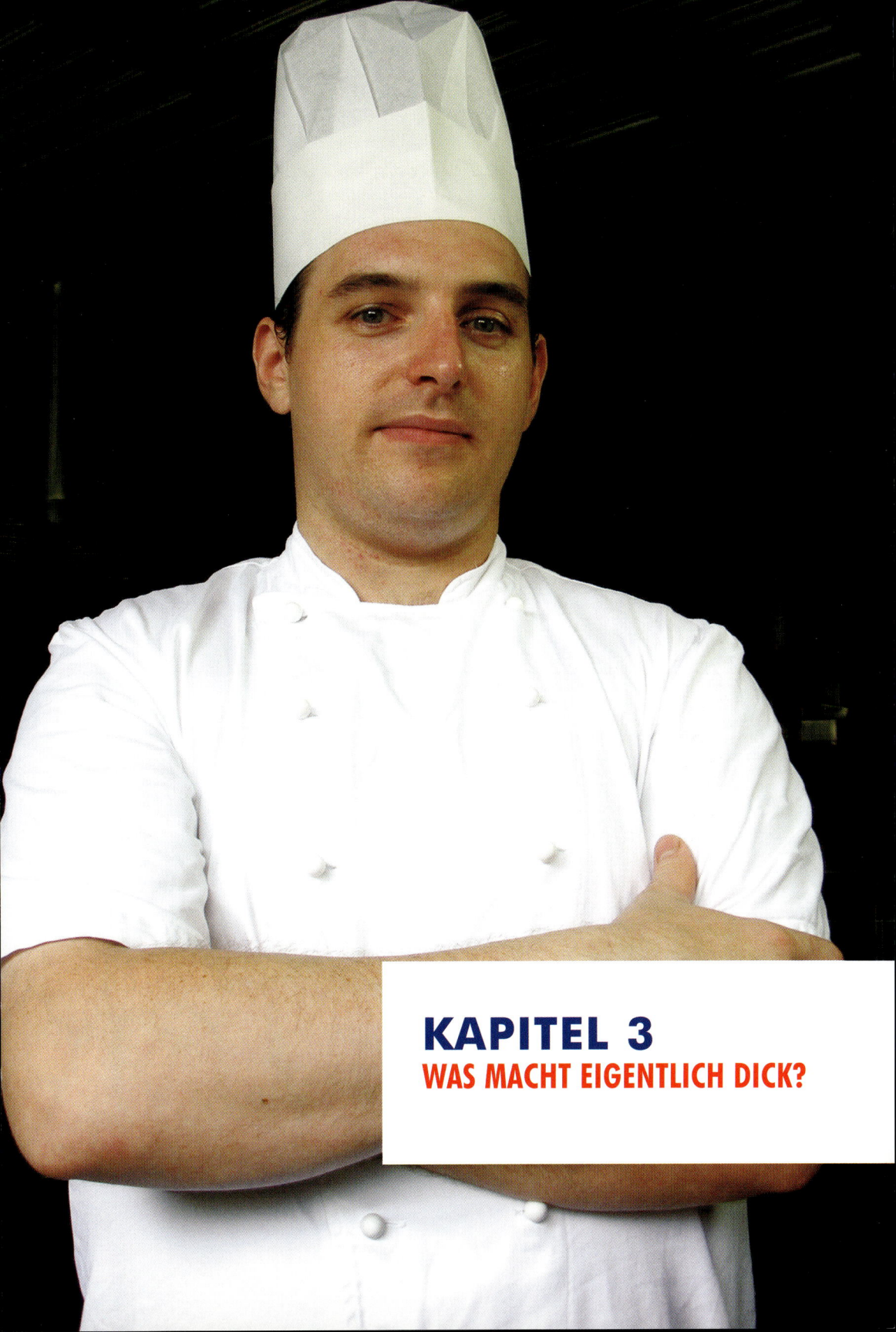

KAPITEL 3
WAS MACHT EIGENTLICH DICK?

SO ISST MANN SEIN FETT WEG

Alles rund ums Essen!

WOZU ÜBERHAUPT ESSEN?

Dass Essen der Versorgung des Körpers mit lebenserhaltenden Stoffen dient, das ist klar. Aber Nahrungsaufnahme hat auch viele andere Funktionen.

Zum Beispiel Genuss. Deshalb ziehen wir Nahrung mit verschiedenen Aromen und unterschiedlicher Textur (knackiges Obst, crosse Chips) dem Verzehr von Einheitsbrei, nämlich pürierten Mahlzeiten (etwa Krankenhauskost), vor. Beim Essen wollen also neben dem Auge auch die Nase, das Ohr und der Sinn für Oberflächenbeschaffenheit, Dicke und Kauwiderstand bedient werden, nur um einige zu nennen. Essen hat auch etwas mit Geselligkeit, Sicherheit und Wohlbefinden zu tun. Letzteres insbesondere löst als Befriedigung des wichtigsten Primärbedürfnisses das Gefühl „Überleben ist gesichert" aus – für sich genommen schon ein Glückssignal für das Gehirn – und da viele Nahrungsmittel auch die Bestandteile des Glückshormons Serotonin liefern, auch auf diesem Wege unmittelbar glücklich machen. Kein Wunder also, dass viele Zusammenkünfte beim Essen stattfinden, ja sogar wichtige Geschäftsgespräche. Denn: Beim Essen sind die Beteiligten physiologisch zufriedener und dadurch risikofreudiger als zu einem anderen Zeitpunkt.

Besonders die Eigenschaft, Wohlbefinden hervorzurufen, wird oft auch gezielt eingesetzt: gegen Frust, Einsamkeit, Liebeskummer und anderen Stress.

Warum müssen wir essen?
Hunger stillen zum Überleben – das war der ursprüngliche Zweck der Nahrungsaufnahme.

Warum essen wir heute?
Wir essen heute hauptsächlich, um zu genießen, unser Wohlbefinden zu steigern, uns zu belohnen, aber auch, um Geselligkeit herzustellen, Stress abzubauen und um Einsamkeit, Frust und Liebeskummer zu mildern.

Und weil wir heute erheblich mehr Anlässe zum Essen hernehmen, leiden wir immer mehr unter Übergewicht und Fettsucht – und deshalb sterben wir auch überwiegend an den Folgen von Überfütterung.

ERLERNT IST ERLERNT

Können Sie sich noch erinnern? Als Schüler bekamen Sie bei guten Noten ein Eis, und wenn Sie krank waren, wurden Sie mit Ihrer Leibspeise getröstet. Heute trösten

Sie sich selbst: Haben Sie beispielsweise Stress auf der Arbeit, stopfen Sie ohne Nachdenken Gummibärchen in sich hinein. Sie merken gar nicht, dass Sie Unmengen an Kalorien aufnehmen und auch Ihr Magen gebietet Ihnen keinen Einhalt. Keiner da, der zu Ihnen sagt: „Stopp, das sind zu viele Kalorien. Du bist doch satt." Abends kommen Sie nach Hause und wollen entspannen und das Mittel dazu haben Sie auch schon parat. Sie sagen sich: „Nach dem harten Arbeitstag gönne ich mir jetzt was." Sie greifen zu Bier, Chips, Schokolade oder Softdrinks. Dabei hatten Sie sich gegen den Arbeitsstress schon die Gummibärchen gegönnt.

Und die Moral von der „Geschicht"? Einmal am Tag schlemmen ist kein Problem. Wer sich mehrmals täglich belohnt, tröstet etc., der bekommt die Quittung auf der Waage oder das nächste Mal vor dem Spiegel präsentiert.

Was macht Sie eigentlich dick?

Dass größere Essportionen bestimmter Nahrungsmittel und Bewegungsarmut zu Fettaufbau führen, ist bekannt (sogenannte *positive Energiebilanz*), das sind aber noch lange nicht die einzigen Gründe für Übergewicht. Dazu gehören auch:

EIN NIEDRIGER GRUNDUMSATZ DURCH NULL AKTIVITÄT

Ihr Energiebedarf setzt sich aus der Energie, die Sie in Ruhe verbrennen, das heißt auch wenn Sie schlafen, dem sogenannten *Grundumsatz*, und einem *Arbeits- bzw. Freizeitumsatz* zusammen. Das letzt genannte kann durch Sport beeinflusst werden.

Bei 45 Prozent der Deutschen siegt das Faulheitsgen, sie bewegen sich überhaupt nicht. Um schlank zu werden oder zu bleiben, ist das aber ein absolutes „MUSS", denn der Grundumsatz lässt sich nur bedingt beeinflussen. Er ist überwiegend genetisch festgelegt. Das erklärt etwa, warum einige essen können, so viel sie wollen und trotzdem nicht zunehmen. Das sind die Glücklichen mit einem hohen Grundumsatz. Andere dagegen werden schon dick, wenn sie nur an Schokolade denken. Das sind eben die anderen. Nämlich die mit dem niedrigen Grundumsatz, die guten „Futterverwerter".

Ein Blick in die Entwicklungsgeschichte zeigt: Wir mussten uns bewegen, um zu überleben. Essen gab es selten, vielleicht einmal in der Woche. Diejenigen, die diese Kalorien am besten ausnutzen konnten, überlebten eher. Diejenigen, die die Energie sofort verbrannten, kamen schneller um. Was früher ein Überlebensvorteil war, ist heute ein frühes Todesurteil.

SO ISST MANN SEIN FETT WEG

EINE DIÄT („JO-JO-EFFEKT")

Was paradox klingt, hat System: Eine Diät kann zu Übergewicht führen.

Während einer Diät sinkt nämlich der Grundumsatz. Das liegt daran, dass sich unsere genetische Disposition seit den Anfängen der Menschheit nicht verändert hat. Unsere Vorfahren aus dem Neandertal verfügten über eine Art „Verteidigungs-mechanismus" des Körpers, der bei Nahrungsknappheit dafür sorgte, dass ein geringerer Grundumsatz eine längere Phase der „Entsagung" ermöglichte. Obwohl der Mensch seit ca. 6.000 Jahren Ackerbau betreibt und sich somit bes-ser selbst versorgen kann, haben wir dieses ursprüngliche genetische Notfallpro-gramm beibehalten. Weniger Kalorien zu sich nehmen, bedeutet, Grundbedarf senken, damit wir in Hungerzeiten eben nicht verhungern, sondern noch Reserven haben, um die Lebensfunktionen zu sichern.

Sie sind skeptisch, weil Sie eine andere Erfahrung gemacht haben? In der Tat neh-men Sie zu Beginn einer Diät viel ab. Allerdings verlieren Sie hierbei leider überwie-gend Wasser und Ihre Kohlenhydratspeicher werden geleert. Die eigentlichen Adres-saten Ihrer Diät, die Fettpölsterchen, bleiben hiervon lange Zeit unbeeindruckt.

Nach Beendigung Ihrer Diät bleibt der geringe Grundumsatz. Ihr Körper wird Sie auch vor einer weiteren Hungersnot, sprich Diät, schützen, denn er kann nicht unterscheiden zwischen echter Hungersnot und einer gewollten Abspeckkur. Die Folge: Sie essen wieder mehr und nehmen wieder zu. Jede „Radikaldiät" von 1.000-1.500 Kalorien pro Tag senkt Ihren Grundumsatz. Die daraus resultierende Gewichtszunahme nach einer Diät bezeichnet man auch als *Jo-Jo-Effekt*. Vielleicht kennen Sie diesen ja schon?

DAS ALTER

„Es lebe der Sport, der ist gesund und macht uns hart. Er gibt uns Kraft, er gibt uns Schwung. Er ist beliebt bei Alt und Jung", heißt es in einem Lied. Das kann so ganz aber gar nicht stimmen!

Bei einer Studie des Robert-Koch-Instituts in Berlin kam etwas ganz anderes heraus. Demnach nehmen die Deutschen ab ihrem 30. Lebensjahr pro Jahr 0,5 Kilo zu, aber die Muskelmasse nimmt Jahr für Jahr ein Prozent ab.

DIE GENE

Schau dir die Mutter an, und du weißt, wie deine Braut in 20 Jahren aussehen wird, sagt der Volksmund. Und wie so oft hat er recht. Denn die Anzahl und das Vertei-lungsmuster der Fettzellen im Körper werden vererbt. Das gilt leider auch für Männer. Aber, keine Sorge, auch Personen mit einer solchen „familiären Belastung" können effektiv abnehmen.

DUNKELHEIT

Sonne wirkt indirekt auch auf das Organ, in dem das Hormon Insulin hergestellt wird: die Bauchspeicheldrüse (Pankreas). Ihre Betazellen benötigen Vitamin D, um Insulin zu produzieren. Vitamin D ist ein Prohormon. Es wird in der Haut aus Cholesterin hergestellt, sofern sie dem Sonnenlicht ausgesetzt wird. Oder man nimmt das Vitamin mit Lebensmitteln, wie zum Beispiel Eier, Käse, Fisch, Speck, Milch und Pilzen, auf. Je mehr Vitamin D zur Verfügung steht, desto besser ist die Insulinabgabe und desto ausgeglichener der Zuckerspiegel und desto geringer sind Heißhungerattacken.

KULTURBEDINGTE ERNÄHRUNGSWEISE

Die Ernährung richtet sich oft nach den Ressourcen der jeweiligen Region. So gilt besonders Reis in Asien als Hauptnahrungsmittel, Brot in Europa, Mais in Lateinamerika und Fisch am Nordpol.

SOZIALER STATUS

Nach der zweiten nationalen Verzehrstudie 2008 gehören 35 Prozent der Übergewichtigen zur Gruppe mit geringerem Einkommen. Bei den Wohlhabenderen sind es nur 10 Prozent. Ein Grund könnte sein, dass kohlenhydratreiche Lebensmittel günstig sind. Brot, Kartoffeln und Reis kosten wenig Geld, sodass gering Verdienende hier zugreifen. Der Speiseplan der Wohlhabenden weist einen weit größeren Anteil an Eiweiß (mehr mageres Fleisch, Geflügel sowie Fisch und Meeresfrüchte) auf.

KRANKHEITEN

Eine Unterfunktion der Schilddrüse oder eine Fehlfunktion der Nebennieren sind die häufigeren medizinischen Ursachen von Übergewicht. Das Auftreten der Erkrankung „Schilddrüsenunterfunktion" stieg in den letzten Jahren an. Eine Ursache hierfür ist die Unterversorgung mit Jod. Das ist ein Spurenelement, welches wir durch Fisch und Meerestiere zu uns nehmen.

MEDIKAMENTE

Auch Arzneimittel wie Blutdrucksenker, bestimmte Antidepressiva und auch Kortison führen zu Gewichtsaufbau.

SO ISST MANN SEIN FETT WEG

FAKTOREN, DIE IHRE FIGUR BEEINFLUSSEN:

Faktoren, die Ihre Figur negativ beeinflussen	Abhilfe – so bleiben Sie schlank
Geschlecht: Männer neigen eher zu einer Apfelform, wie man eine „Wampe" auch wissenschaftlicher ausdrückt.	Kraftsport lässt den Muskel wachsen, den Grundumsatz steigen und die Wampe schrumpfen.
Alter: Mit 30 geht es mit dem Gewicht „bergauf" – die „Wechseljahre" der Männer: Das heißt, je älter man wird, desto weniger Muskulatur hat man automatisch. Im Alter wird man außerdem bequemer und bewegt sich somit weniger. Und was der Körper nicht braucht, baut er ab, in diesem Fall die Muskeln.	Arbeiten Sie gegen die Bequemlichkeit an und treiben Sie Sport! Das schützt Ihre Muskeln vor dem altersbedingten Abbau.
Schilddrüsenunterfunktion: Macht schlapp und antriebslos, die Fettverbrennung ist gestört und man hat zusätzlich keine Lust und keine Kraft, sich zu bewegen.	Ein Arztbesuch sollte das Nächste sein, was Sie tun. Er wird Ihnen nach einer Schilddrüsen- und Blutuntersuchung entweder Jod oder eine Hormontherapie verordnen.
Lebenssituation: Ihre Liebste kocht zu gut und liebt Beilagen, zum Beispiel Nudeln oder Kartoffeln.	Selbst ist der Mann: Braten Sie sich ein Steak an und essen Sie nur eine kleine Portion Beilagen dazu, aber dafür reichlich Salat und Gemüse.
Sozialer Status: Sie haben wenig Geld? Reis-, Kartoffel- und Nudelgerichte sind günstig!	Gemüse beim Discounter ist ebenso preiswert. Durch den schnellen Verkaufsumsatz ist es auch sehr frisch und damit nährstoffreich!
Essverhalten: Strenge Diäten mit geringer Kalorienaufnahme	Seien Sie zurückhaltend mit Radikaldiäten wie „Friss die Hälfte" (FdH) und ähnlichen Diäten. Stellen Sie sich auf eine dauerhafte Ernährungsumstellung ein. Sie nehmen damit zwar etwas langsamer ab, bleiben dafür aber dauerhaft schlank.

Erziehung:

„Ich mag kein Gemüse": Als Kind mussten Sie ständig Spinat essen und dabei mochten Sie ihn nie.	Essen Sie anderes Gemüse, zum Beispiel Brokkoli, Lauch, Rosenkohl, Paprika oder einfach nur Salat.

ÜBERGEWICHT IN ZAHLEN

*   230 Millionen Menschen in Europa haben 2002 versucht, abzunehmen.
*   Dazu gaben sie rund 100 Milliarden Euro für Diätprodukte aus.
*   In Deutschland wurden allein 20 Milliarden Euro ausgegeben.
*   Nur einer von 50, der erfolgreich abnahm, hält sein Gewicht mindestens ein Jahr.
*   USA: Die Rate der Dicken hat sich binnen 20 Jahren verdoppelt, nur noch einer von drei Erwachsenen ist schlank oder normalgewichtig.
*   15 Prozent der Kinder in den Vereinigten Staaten und 10 Prozent bei uns sind zu dick.
*   Schulkinder leiden bereits am sogenannten *Altersdiabetes* (durch Übergewicht!!!).

KAPITEL 4
WORAN SCHEITERN WAMPE-WEG-VERSUCHE?

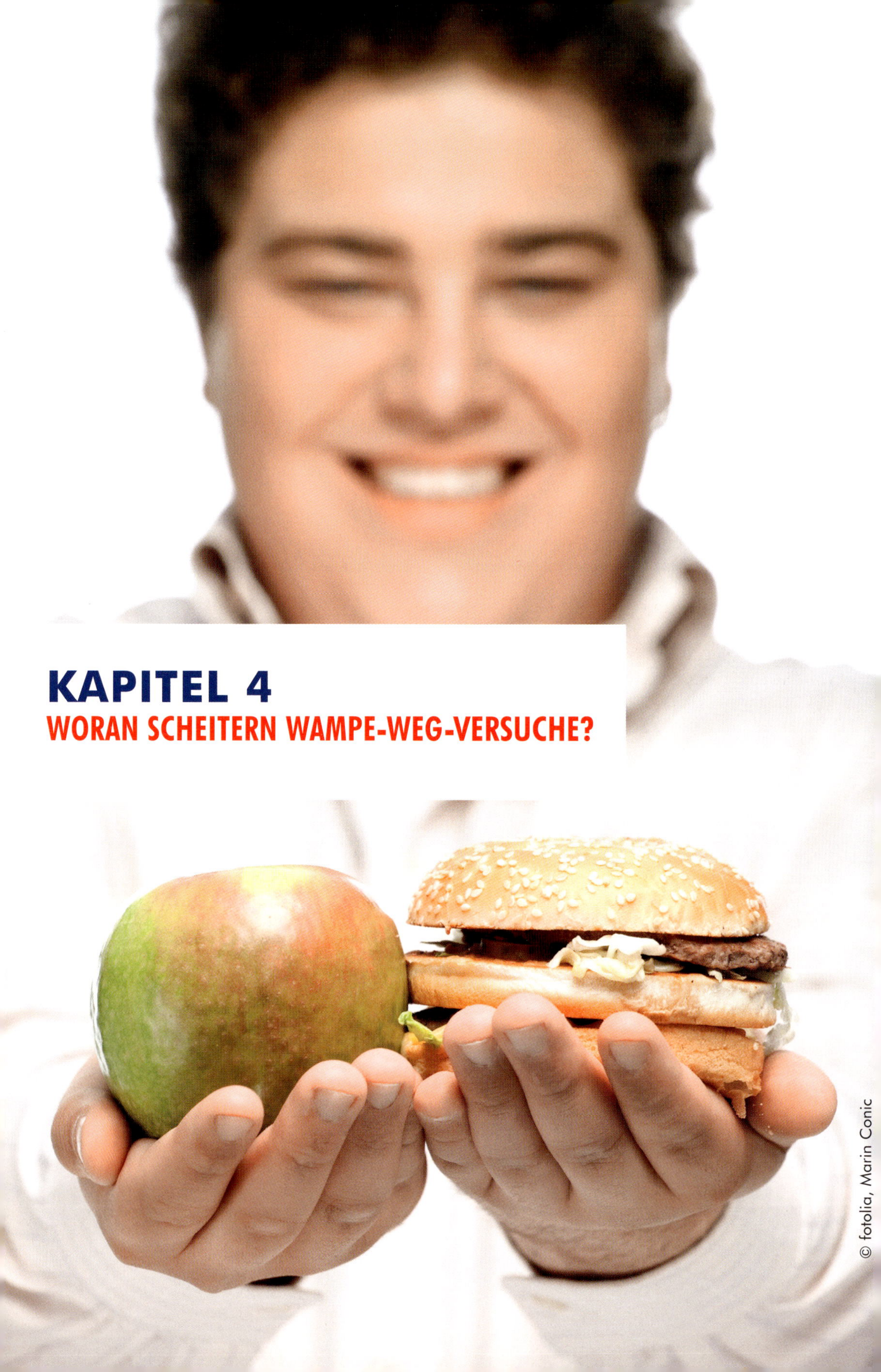

Woran scheitern Wampe-weg-Versuche?

Den meisten fällt es (vermeintlich) leichter zu hungern, als Sport zu treiben. Und je größer das Versprechen, mit dem eine Diät in den Medien verkauft wird („14 Kilo in nur vier Wochen"), desto leichter fällt man darauf herein und legt dann auch hoch motiviert los. Aber Diäten mit schnellen und großen „Erfolgen" gehen fast immer mit harten Hungerkuren einher. Da der Körper auf diesen Entzug von Nahrung nach einiger Zeit aber anfängt, mit erstaunlicher Sparsamkeit hinsichtlich Fettverbrennung zu reagieren, nehmen Sie auch dann nicht mehr ausreichend ab, selbst wenn Sie besonders verbissen hungern. Und: Je schneller Sie in der trügerischen Anfangszeit Pfunde verlieren, desto schneller haben Sie sie wieder drauf.

Aber selbst Versuche, eine moderate Diät zu halten, scheitern oftmals. Hier die häufigsten Gründe:

DIE AUGEN SIND GRÖSSER ALS DER MAGEN

Das haben Forscher in einem pfiffigen Experiment bestätigt. Das Team der Universität Illinois wollte herausfinden, inwieweit visuelle Reize die Menge, die wir essen, regulieren. Ihr Versuch: Sie setzten insgesamt 54 Erwachsenen einen Teller Suppe vor. Die Hälfte des Essgeschirrs statteten die Forscher mit einer verborgenen Zufuhr aus, durch den sie die Suppenteller heimlich wieder auffüllten. Die Teller mit eingebautem Nachschlag hatten erstaunliche Auswirkungen auf den Suppenkonsum: Im Schnitt löffelten die getäuschten Testpersonen 73 Prozent mehr Suppe als die Teilnehmer mit normalen Suppentellern. Trotzdem fühlten sich die „Mehresser" nicht satter als die Suppenlöffler der Kontrollgruppe und glaubten auch, sie hätten ebenso viele Kalorien aufgenommen. Das ist ein starkes Indiz, wenn nicht ein Beweis dafür, dass Menschen ihre Augen einsetzen, um Kalorien zu zählen, statt auf das Völlegefühl im Magen zu achten.

Da Sie sich an visuellen Reizen, wie einem leer gegessenen Teller, orientieren, sollten Abspeckwillige genau darauf achten, wie viel sie sich auf den Teller laden.

ZWISCHENDURCH ETWAS ESSEN

Man hält sich bei den Hauptmahlzeiten an seinen Diätplan. Stolz auf seine Disziplin meint man, zwischendurch etwas essen zu dürfen. Aber, Achtung! Bei diesen kleinen „harmlosen" Zwischenmahlzeiten kommen meist mehr Kalorien zustande, als man durch die Diätmahlzeiten einspart. Die Folge: Man nimmt nicht in dem Maße ab, wie man wollte – es sei denn, man nimmt überhaupt ab.

SO ISST MANN SEIN FETT WEG

UNREALISTISCHE ZIELE

14 Kilo in vier Wochen – was sich anhört wie ein Traum, ist auch einer. Nicht nur, dass das a) kaum möglich ist und b) selbst möglichenfalls extrem ungesund ist, sondern c) haben solche hohen Erwartungen den Nachteil, dass sie bei Nichterfüllung schwere Enttäuschungen nach sich ziehen. Und das kann eine erneute Motivation auf lange Zeit verhindern. Das wird Sie zurückwerfen und wahrscheinlich werden Sie aus Frust noch mehr essen, was Ihr Ziel von einem schlanken Körper immer mehr in die Ferne rückt. Auf der sicheren Seite sind Sie, wenn Sie Ihre Zwischenziele auf etwa zwei Kilo pro Monat festlegen. Diese Etappenziele machen es wahrscheinlicher, dass Sie auch Ihr Fernziel erreichen.

KALORIENREICHE GETRÄNKE

Dass Alkohol viele Kalorien enthält, weiß man. Und doch erschreckt es einen immer wieder, wenn man sich klarmacht, wie viele Kalorien er genau hat. Ein Glas Wein (ca. 0,2 Liter) liefert etwa 150 Kalorien und 0,5 Liter Bier immerhin 210 Kalorien.

Und das ist noch nicht alles. Auch Limonaden oder Fruchtsäfte strotzen nur so vor zugesetztem Zucker oder natürlichem Fruchtzucker – beide gleichermaßen Dickmacher. Ein Glas Orangensaft hat 100 Kalorien und auch ein Glas Apfelschorle ist mit 50 Kalorien im Rahmen einer Diät nicht wirklich empfehlenswert. Sie denken vielleicht, flüssige Kalorien können nicht ansetzen, aber täuschen Sie sich nicht! Sie nehmen Zucker auf, das macht Sie nicht satt, Sie belasten Ihre Bauchspeicheldrüse und locken hohe Insulinschübe ins Blut. Insulin wiederum ist ein Hormon, welches Fett aufbaut und den Appetit fördert.

Tipp: Stellen Sie um auf ungesüßte Getränke, etwa Tee und – am allerbesten – Mineralwasser. Ein heißer Tipp, nicht nur für warme Tage: Geben Sie in das Mineralwasser Zitronen-, Orangen- oder Kiwischeiben. Lassen Sie sie in der Flasche oder im Glas ziehen und Sie werden nach einer gewissen Zeit merken, wie lecker das Wasser nach Frucht schmeckt. Und das Ganze hat keine Kalorien!

BEWEGUNGSMANGEL

Wer sich nicht sportlich betätigt, muss immer nur an der Hungerschraube drehen. Das Scheitern der Diät ist damit vorprogrammiert. Mit gleichzeitigem Training hält man die Diät besser durch. Man muss nicht so hungern, und durch das Training baut man Muskulatur auf, diese verbrennt auch in Ruhe Kalorien. Außerdem setzt der Körper durch sportliche Aktivität Glückshormone frei, die eine Nahrungsumstellung und einen Nahrungsentzug erträglicher machen. Sie profitieren also dreifach von Sport.

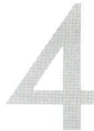

LIGHT-PRODUKTE

Light macht leicht und schlank? Auf gar keinen Fall! Hier gaukelt uns Werbung etwas vor, was sie mit ihren Produkten nicht halten kann. Im Gegenteil, es müsste heißen: je lighter, desto dicker. Light-Produkte erlauben nämlich leider kein Schlemmen ohne Reue.

Wussten Sie, dass der fettarme Joghurt mit 1,5 Prozent Fett genauso viele Kalorien hat, wie der vollfette Joghurt mit 3,5 Prozent Fett? Der Joghurt mit 0,1 Prozent Fett hat 16 Kalorien weniger als die vollfette Variante. Sie sagen sich, das sei doch immerhin etwas? Nun, für ein Kilo Fettgewebe (Fett hat 9.000 Kalorien) müssen Sie 7.000 Kalorien weniger essen, also ca. 4375 Gramm Joghurt. Und wenn Sie mal ehrlich sind, essen Sie nicht, wie eigentlich vorgesehen, 150 Gramm Joghurt mit 3,5 Prozent Fett, sondern 500 Gramm mit 0,1 Prozent Fett?

Vielleicht gönnen Sie sich sogar 500 Gramm mit 0,1 Prozent Fruchtjoghurt. Und dieser enthält 60 Gramm Zucker. Ein Würfel Zucker hat 3 Gramm Kohlenhydrate, also mit dieser leichten Mahlzeit haben Sie letztendlich 20 Würfel Zucker geschlemmt.

Denken Sie immer noch: „Kann ja nur schlank machen, hat doch kein Fett?"

Viele fettarme Produkte enthalten eine große Menge an Zuckerzusätzen oder andere, industriell bearbeitete Kohlenhydrate. Und das sind die wahren Dickmacher!

ESSEN UNTER STRESS

Wer sich wenig Zeit nimmt zum Essen, isst erheblich mehr, als seiner Figur guttut. Denn es gibt mehrere Faktoren, die das Sättigungsgefühl einleiten. Einer dieser Faktoren ist die Dehnung der Magenwand durch das Nahrungsvolumen. Der andere setzt mit der Zeit ein: Nach etwa 20 Minuten nach Essensbeginn wird vom Gehirn signalisiert: Ich bin satt. Wer also weniger als 20 Minuten mit Essen verbringt, fühlt sich erst satt, wenn er das Gefühl über die Nahrungsmenge erzielt. Mit anderen Worten: Unter Stress muss man viel in sich hineinstopfen, bis man endlich ein Sättigungsgefühl bekommt. Essen Sie kleine Häppchen und lassen Sie sich Zeit. Wenn Sie gar keine Zeit haben, dann trinken Sie vor dem Essen ein Glas Wasser oder essen Sie eine Suppe, um das Sättigungsgefühl über die Magenwanddehnung kalorienärmer zu erzielen.

VERFÜHRUNG DURCH ANDERE

Wer auf die Aufforderung: „Ach, komm, iss mit. Morgen kannst du weiter diäten!", dazu neigt, weich zu werden, sollte sich besser eine verständnisvollere Gesellschaft suchen. Hilfreich sind Personen, die sich auch selbst figurbewusst ernähren. Es hilft auch, vor einem Treffen mit Freunden oder Kollegen etwas zu essen. Man kann einer Verführung besser widerstehen, wenn man satt ist. Versuchen bestimmte Menschen immer wieder, Sie zu verführen, weil sie Ihre Diät nicht ernst nehmen? Können Sie ihnen nicht ausweichen, etwa weil Sie im selben Büro arbeiten? Sprechen Sie mit ihnen, machen Sie ihnen klar, dass sie Ihnen keinen Gefallen damit tun. Bitten Sie um Unterstützung.

SCHLAFMANGEL

Wer viel rumrödelt, ohne ausreichend Schlaf zu tanken, der raubt seinem Körper die Möglichkeit, sich während des Schlafs zu regenerieren. Gerade strikte Hungerdiäten und Schlafmangel gleichzeitig garantieren ein Scheitern der Diät. Denn ein Überschuss an Stresshormonen, unter anderem auch durch Schlafentzug, blockiert die Fettverbrennung. Und: Gerade beim nächtlichen Regenerationsprozess verbraucht der Körper sehr viel Energie. „Im Schlaf abnehmen" ist also durchaus eine Tatsache.

ÜBERMUT UND UNACHTSAMKEIT

Ein erreichtes Diätziel hat zwei gefährliche Nebenwirkungen: Erstens glaubt man, sich nach einem solchen Erfolg mal etwas Leckeres gönnen zu dürfen (wobei als besonders lecker Dickmacher angesehen werden), was einem Rückfall Tür und Tor öffnet. Zweitens wiegt der Erfolg („ich kann abnehmen, wenn ich will") einen in Sicherheit („dann nehme ich halt wieder ab") und gefährdet die Dauerhaftigkeit des Diäterfolgs. Und dann war womöglich die ganze Mühe umsonst.

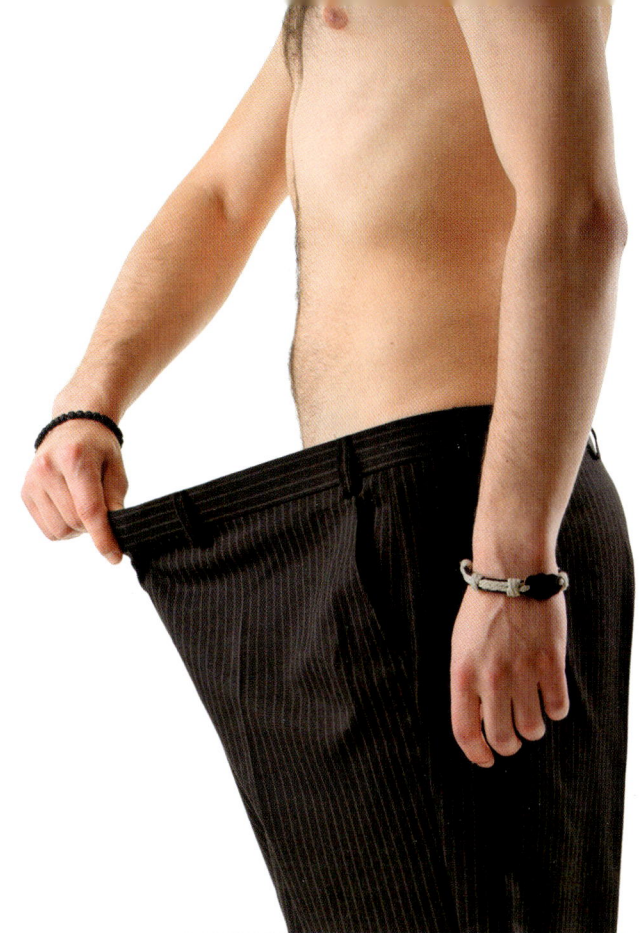

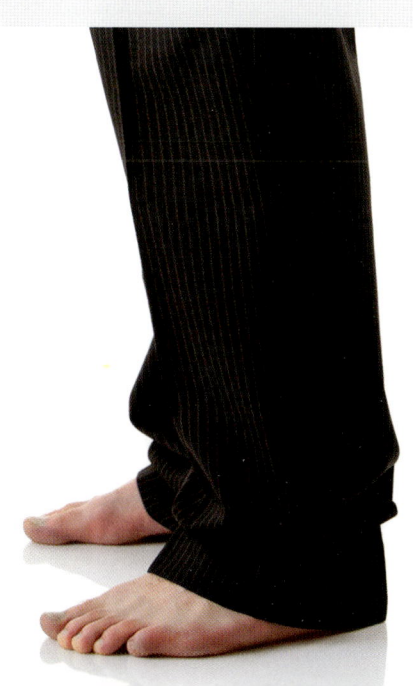

KAPITEL 5
WIE BEKOMMT MAN DIE WAMPE WEG?

SO ISST MANN SEIN FETT WEG

Wie bekommt man die Wampe weg? Die Theorie!

GIBT ES EIN GEHEIMREZEPT, WIE MAN DIE WAMPE LOSWIRD?

Wer diese Frage mit „Ja" beantwortet, lügt. Um ein richtiges Essverhalten und mehr Bewegung wird man nicht herumkommen, es sei denn, man erfüllt die gesundheitlichen Voraussetzungen, die einen Arzt dazu zwingen, verschreibungspflichtige Diätpillen zu verordnen. Aber auch diese sind nicht als Dauerlösung gedacht, sondern dienen gewissermaßen nur als Krücke, bis man erstens durch einen ersten Erfolg motiviert ist und zweitens sich an ein neues Bewegungs- und Ernährungsverhalten gewöhnt hat. Eine gute Nachricht gibt es trotzdem: Bauchfett – insbesondere bei Männern – gehört zu den ersten Depots, die durch weniger Kalorien und mehr Sport abgebaut werden.

Die einzig erprobte und für wirksam befundene (seriöse) Methode abzunehmen, basiert im Wesentlichen auf folgenden Pfeilern:

> Stellen Sie sich Essen und Bewegung als zwei verschiedene Schrauben vor: Je weniger Sie an einer Schraube drehen, desto mehr müssen Sie an der anderen drehen. Mit anderen Worten, wenn Sie sich wenig bewegen, dann richten Sie Ihr Augenmerk auf das, was Sie essen, und vor allem, wie viel Sie davon essen.

- Hören Sie auf zu essen, wenn Sie satt sind. Um das Sättigungsgefühl zu spüren, müssen Sie langsam essen.

- Essen Sie regelmäßig dreimal am Tag.

- Achten Sie auf die Energiedichte: Essen Sie große Portionen mit wenig Kalorien.

- Reduzieren Sie die Menge der kohlenhydratreichen Nahrungsmittel. Somit verhindern Sie eine starke Ausschüttung von Insulin. Das ist das Hormon, das Ihr Gewichtsabnehmvorhaben sabotiert.

- Trainieren Sie sich bestimmte Essgewohnheiten an, die es Ihnen erlauben, ohne Hungerkuren zu einem gesunden und attraktiven Gewicht zu gelangen (vgl. Kapitel 8, S. 101).

- Das darf nicht fehlen: Verbrennen Sie Fettpolster, indem Sie Bewegung in Ihre tägliche Routine einbauen.

Wampe weg und zwar für immer. Was müssen Sie wissen?

Um schlank zu werden und zu bleiben,
- muss Ihnen das Essen schmecken,
- muss die Portion groß sein,
- muss Ihre Mahlzeit wenige Kalorien enthalten und Sie lange sättigen.

Welches Lebensmittel gehört zu welchen Nährstoffen!

Eiweißreiche Lebensmittel	Fettreiche Lebensmittel	Eiweiß- und kohlenhydratreiche Lebensmittel	Kohlenhydratreiche Lebensmittel	Kohlenhydrat-und fettreiche Lebensmittel
• Ei • Fleisch, z. B. Steak • Fisch, z. B. Forelle, Karpfen • Meerestiere • Quark • Hüttenkäse • Käse • Tofu	• Fettreiches Fleisch, z. B. Schmalz, Speck • Fettreicher Fisch, z. B. Lachs, Hering, Aal • Avocado • Oliven • Nüsse • Kerne • Butter • Öl	• Hülsenfrüchte, z. B. Erbsen, Bohnen, Linsen, Sojabohnen • Cashewnüsse • Milch, Joghurt, Buttermilch, Dickmilch	• Getreide, wie Brot, Brötchen • Haferflocken • Müsli • Teigwaren • Reis, Glasnudeln • Kartoffeln • Mais, z. B. Cornflakes, Polenta • Hirse (Couscous) • Amaranth • Quinoa • Säfte • Limonade, Cola • Fettfreie Süßigkeiten, z. B. Gummibärchen, Lakritz	• Bratkartoffeln, Pommes • Panade • Schokolade • Kekse • Chips • Flips • Tacos oder Lebensmittelkombinationen: • Brötchen mit Streichfett und Käse, Salami • Nudeln in Käse-Sahne-Soße

* Hinweis: Es gibt kein Lebensmittel, welches von Natur aus Kohlenhydrate und Fett enthält.

WAS MACHT SIE LANGE SATT, SCHMECKT GUT UND HAT WENIG KALORIEN?

DIE BESTEN SATTMACHER

Sattmacher Nr. 1 – Eiweiße

Eiweiße, auch *Proteine* genannt, bestehen aus Aminosäuren. Sie sind die wichtigsten Körperbausteine. Unter anderem sind sie Bestandteil von Enzymen, Zellwänden, Muskelmasse, Transportmolekülen und Hormonen. Außerdem gehören sie neben Fett und Kohlenhydraten zu den Energielieferanten.

Eiweiß ist im Vergleich zu Kohlenhydraten und Fetten einzigartig. Seine Funktionen können weder durch Kohlenhydrate noch durch Fett ersetzt werden. Also weder Kohlenhydrate noch Fett helfen Ihnen, Muskeln aufzubauen, noch schützen sie Sie vor einem Muskelabbau. Aber genau das kann Eiweiß.

SO ISST MANN SEIN FETT WEG

WARUM MACHEN EIWEISSE SATT?

Eiweiße lösen eine besonders ausgeprägte Sättigung über die Stimulation von Sättigungsarealen im zentralen Nervensystem aus. Der genaue Mechanismus ist jedoch noch nicht abschließend geklärt. Die bekannteste Theorie hierzu liefern Mellinkoff et al. (1956). Sie gehen von einem Sättigungszentrum im Gehirn aus, welches ganz sensibel auf die Aminosäurenkonzentration im Blut reagiert. Wird eine bestimmte Aminosäurenkonzentration unterschritten, entsteht ein spezifischer Hunger nach Eiweiß. Stimmt das Aminosäurenverhältnis, stellt sich Sättigung ein.

Die „Sattheit" hält nach einer eiweißreichen Kost besonders lange an. Das hat möglicherweise mit der günstigen Wirkung des Eiweißes auf den Blutzuckerspiegel zu tun. Bleibt der Blutzuckerspiegel niedrig, wird der kleine Hunger zwischendurch unterdrückt.

WAS KANN EIWEISS NOCH?

- Stoffwechselbooster

Eine eiweißreiche Nahrung kurbelt nach dem Essen den Stoffwechsel viel stärker an als eine fett- oder kohlenhydratreiche Kost. Das liegt daran, dass der Körper überhaupt Energie verbrennen muss, um Nahrungseiweiße zu verdauen und zu verstoffwechseln. Dabei entsteht Wärme, die der Körper abgibt. Dieser Prozess wird in der Fachsprache auch „nahrungsinduzierte Thermogenese" genannt.

- Körperfett schmilzt

Einige Diätstudien konnten zeigen, dass Probanden, die eiweißreich aßen, vergleichsweise mehr an Körperfett abnahmen als die Probanden mit einer kohlenhydratreichen Kost.

- Wenig Kalorien

Ein Gramm Eiweiß hat wie die Kohlenhydrate nur 4,1 Kalorien. Im Vergleich dazu hat ein Gramm Alkohol 7,1 Gramm Kalorien und ein Gramm Fett sogar 9,3 Kalorien.

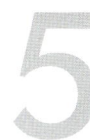

EXKURS: EIWEISSE (PROTEINE)

Die Proteine sind die Grundbausteine der Zellen aller Lebewesen. Aus diesem Grund heißen sie auch *Proteine* (griech. protos = der Erste), weil sie die ersten, also wichtigsten Stoffe sind, ohne die Leben nicht möglich ist.

Dabei hat jedes Lebewesen seine individuelle Eiweißzusammensetzung, sodass es sehr schwierig ist, von einem Organismus auf den anderen Organe, Blut oder Gewebe zu übertragen. In jeder Zelle gibt es bis zu 5.000 verschiedene Eiweißarten, überwiegend Enzyme. In den Strukturen des Zellkerns sind Informationen für über 2.000.000 verschiedene Eiweißstoffe gespeichert. Eiweiße bestehen aus Aminosäuren.

Trotz der Vielzahl der verschiedenen Eiweißstoffe liegen ihnen nur wenige Bausteine (Aminosäuren) zugrunde. Insgesamt gibt es für den Menschen nur 22 verschiedene Aminosäuren, die allerdings eine unvorstellbar große Zahl von Verknüpfungsmöglichkeiten (10.130!) bieten. Alle Aminosäuren besitzen als typischen Bestandteil eine Aminogruppe, die als wichtigstes Element den Stickstoff enthält. Die einzelnen Aminosäuren unterscheiden sich durch diverse Restgruppen.

Wie bei den anderen Nährstoffen gibt es auch bei den Aminosäuren solche, die der menschliche Organismus nicht selbst bilden kann (essenzielle Aminosäuren), sodass sie mit der Nahrung von außen zugeführt werden müssen. Für den Menschen sind acht Aminosäuren essenziell, also lebensnotwendig (siehe Tabelle).

Halbessenzielle oder semiessenzielle Aminosäuren sind solche, die unter bestimmten Stoffwechselumständen nicht ausreichend gebildet werden können. So ist zum Beispiel die Aufnahme der Aminosäure Histidin nur im Säuglingsalter lebensnotwendig. Alle anderen Aminosäuren sind nicht essenziell, da sie der Organismus im Stoffwechsel aus Vorstufen selbst aufbauen kann, wenn ihm aus anderen Aminosäuren genügend Stickstoff (N) zur Verfügung steht.

Einteilung der Aminosäuren nach ihrem qualitativen Bedarf

Essenziell	Semiessenziell	Nicht essenziell
Isoleucin	Arginin	Alanin
Leucin	Histidin	Tyrosin
Lysin		Cystein
Methionin		Glutaminsäure
Phenylalanin		Glycin
Threonin		Hydroxyprolin
Tryptophan		Prolin
Valin		Asparaginsäure
		Serin

SO ISST MANN SEIN FETT WEG

EIWEISSBEDARF

Das Eiweiß in der Nahrung hat die Aufgabe, Aminosäuren zum Aufbau körpereigener Eiweißstoffe zu liefern. Daher ist es eigentlich nicht ganz richtig, wenn man von einem minimalen oder optimalen Eiweißbedarf spricht, da es nicht auf den Bedarf von Eiweiß an sich, sondern auf den von essenziellen Aminosäuren ankommt. Der Bedarf an den einzelnen Aminosäuren ist je nach Lebensalter und körperlicher Belastung verschieden. Die Qualität der Nahrungseiweiße zeichnet sich durch das Maß an essenziellen Aminosäuren aus.

Die **biologische Wertigkeit (BW)** der Nahrungseiweiße gibt an, wie viel Gramm Körpereiweiß durch 100 Gramm des betreffenden Nahrungseiweißes aufgebaut werden können.

BESTNOTE FÜR DAS EIER-EIWEISS

Tierisches Eiweiß hat grundsätzlich eine höhere biologische Wertigkeit als pflanzliches Eiweiß, denn es ist dem menschlichen Aminosäurenmuster ähnlicher. Das Eiweiß des Hühnereies hat mit 100 die höchste biologische Wertigkeit und ist folglich für den Menschen sehr wertvoll. So kann der menschliche Körper allein aus 100 Gramm Eiereiweiß 100 Gramm körpereigenes Eiweiß bilden. Das Milcheiweiß hat im Vergleich zum Eiereiweiß eine Wertigkeit von bis zu 88. Getreideeiweiß hingegen ist mit einer biologischen Wertigkeit von 60 im Vergleich zum Hühnerei für den Menschen in Bezug auf das verwertbare Eiweiß geringwertiger.

DENN AUF DIE MISCHUNG KOMMT ES AN

Erinnerungen bestehen – nüchtern betrachtet – lediglich aus Eiweiß.

Eine gesundheitsbewusste Ernährung legt insbesondere Wert auf eine ausgewogene Mischung unterschiedlicher Nahrungsproteine. Durch die Kombination von tierischen und pflanzlichen Proteinen kann die biologische Wertigkeit der Nahrung noch gesteigert werden, da sich die Eiweiße unterschiedlicher Herkunft in ihrer Aminosäurenzusammensetzung sehr gut ergänzen können. Oft geschieht diese Ergänzungswirkung ganz unbewusst, wenn „klassische" Mahlzeiten, wie z. B. Kartoffeln mit Ei oder Fleisch, Brot mit Käse oder Aufschnitt oder einfach Bohneneintopf verzehrt werden.

Eier machen satt

Eine neuere US-amerikanische Studie der Saint Louis University in Missouri ergab, dass Eier zum Frühstück stark sättigen und die Sättigung vor allem lange vorhält. Die Kontrollgruppe in der Studie hatte ein eifreies Frühstück bekommen und hatte schon sehr bald wieder Hunger. Die Forscher halten daher Eier für eine gute Abnehmhilfe.

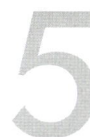

Sattmacher Nr. 2 – Ballaststoffe

Ballaststoffe sind Pflanzenfasern, die für den menschlichen Organismus eigentlich unverdaulich sind. Deshalb sind sie aber kein nutzloser Ballast, wie man lange glaubte, sondern erfüllen wichtige Aufgaben bei der Verdauung und dem Stoffwechsel. Dazu zählen folgende positive Funktionen:

- Sie haben eine günstige Wirkung auf den Zucker- und Insulinhaushalt.

- Sie senken den Cholesterinspiegel.

- Sie verbessern die Verdauung.

- Sie machen satt.

Getreideprodukte und vor allem Vollkornprodukte sind ballaststoffreich. Da diese aber zu viele Kohlenhydrate enthalten, die wiederum das Masthormon Insulin locken, bieten sich Gemüse, Salat, Pilze, Obst, Hülsenfrüchte und Nüsse als wichtigste Ballaststoffquellen an.

BALLASTSTOFFE MACHEN SATT!

MAGENDEHNUNG DURCH GROSSES NAHRUNGSVOLUMEN SIGNALISIERT IM GEHIRN SÄTTIGUNG

Ballaststoffe binden Wasser im Magen und erhöhen damit das Gewicht und das Volumen des Speisebreis. Das verstärkt die Dehnung der Magenwand, was ein wesentliches Sättigungssignal im zentralen Nervensystem auslöst.

LANGSAMER UND KONSTANTER ANSTIEG DES BLUTZUCKERSPIEGELS

Vor allem die wasserlöslichen Ballaststoffe aus Gemüse, Salat und Obst bewirken eine kleisterartige Konsistenz des Nahrungsbreis, was dazu führt, dass darin enthaltene Kohlenhydrate nur verzögert ins Blut abgegeben werden. Dies hat den Vorteil, dass starke Blutzuckerschwankungen, die Hunger auslösen, vermieden werden. Ein konstanter Blutzucker bedeutet nämlich weniger Hunger.

Sattmacher Nr. 3 – Nahrungsvolumen und Energiedichte

Wasser ist schwerer als andere Lebensmittel. Wenn es im Magen durch Nahrungsbestandteile gebunden wird, hilft es, dem Nahrungsbrei das notwendige Volumen und Gewicht zu verleihen, was wiederum das Sättigungssignal auslöst. Besonders empfehlenswert ist neben viel Trinken auch der Verzehr wasserreicher Nahrung – und da wären wir wieder bei Fisch, magerem Fleisch, Gemüse und Obst.

SO ISST MANN SEIN FETT WEG

SETZEN SIE MAGENFÜLLER: NAHRUNGSVOLUMEN KONTRA KALORIEN

Das Nahrungsvolumen hat mehr Einfluss auf das Sättigungsgefühl als die Kalorienmenge. Für das Beenden der Nahrungsaufnahme sind neben den kalorienabhängigen Sättigungssignalen auch visuelle und geschmackliche Reize von Bedeutung. Um herauszufinden, wie sich jeweils Volumen und Energiegehalt der Nahrung auf das Sättigungsgefühl auswirken, wenn das Auge nicht mehr mitisst und auch der Geschmack ausgeschaltet wird, mussten Versuchspersonen im Rahmen einer Studie ihre Mahlzeiten über einen Schlauch einnehmen. Dabei wurde ihnen an verschiedenen Tagen flüssige Nahrung mit unterschiedlichem Volumen sowie gleichem und unterschiedlichem Kaloriengehalt verabreicht. Das Ergebnis: Die Mahlzeiten mit dem höchsten Volumen erzielten die bessere Sättigung. Der Kaloriengehalt schien dagegen keine Rolle zu spielen.

Sich satt zu essen und dabei abzunehmen, ist also kein Widerspruch. Man muss nur Lebensmittel wählen, die viel Volumen liefern und gleichzeitig wenige Kalorien enthalten, also eine niedrige Energiedichte haben.

ENERGIEDICHTE VON LEBENSMITTELN!

Die Energiedichte wird definiert als Energiegehalt (Kalorien) pro Gewichtseinheit (100 Gramm). In Deutschland liegt die durchschnittliche tägliche Energiedichte einer Mischkost (ohne Getränke) für Männer bei 175 Kalorien pro 100 Gramm.
   Durchschnittlich werden 2.000 Gramm Lebensmittel am Tag gegessen, also 3.500 Kalorien. Bei einem Energiebedarf von nur 2.400-2.600 Kalorien nimmt man so konstant zu viele Kalorien auf. Achten Sie darauf, dass die Energiedichte Ihrer Mahlzeit nicht über 125 Kalorien pro 100 Gramm liegt. Qualitativ hochwertige Lebensmittel mit hoher Energiedichte, wie Fette, Nüsse oder fette Fische, können durch die Kombination mit Lebensmitteln niedriger Energiedichte, wie Salat, Gemüse und Pilze, entschärft werden.

VOLLER TELLER – WENIGER BAUCH

Um Sättigung zu erreichen, sollte das Nahrungsvolumen bei ca. 400 bis 500 Gramm pro Mahlzeit liegen.

400 Gramm Salat liefert ca. 50 Kalorien (kcal).

Fazit: Hohes Volumen, kurzfristige gute Sättigung und geringe Energiedichte.

Weißbrot dagegen liefert schon mit 20 Gramm 50 Kalorien, also mit 100 Gramm 250 Kalorien.

Fazit: Niedriges Volumen, schlechte Sättigung, hohe Energiedichte. Das bedeutet, man müsste 941 Kalorien aufnehmen, um sich mit 400 Gramm Weißbrot zu sättigen.

Mit dieser hohen Kalorienmenge pro Mahlzeit werden Sie die Wampe nicht los!

Energiedichte von Lebensmitteln

Lebensmittel	Energiedichte, Kalorien pro 100 Gramm	Portionsgröße in Gramm	Gramm Kohlenhydrate pro Portion
Brot, Beilagen, Kartoffeln			
Croissant	508	70	32
Cornflakes	355	50	40
Müsli	340	50	30
Vollkornbrot	188	50	19
Weiß-, Grau-, Mischbrot	219	45	20
Brötchen	252	45	23
Vollkornbrötchen	223	60	26
Mais	330	60	39
Hirse, ungekocht	374	100	69
Nudeln, ungekocht	352	100	68
Reis, ungekocht	349	100	78
Kartoffeln	69	250	36
Brokkoli	23	200	4
Mohrrübe	21	200	7
Salat	12	50	1
Tomaten	17	200	5
Banane	95	100	26
Apfel	52	150	17
Erdbeere	32	250	14
Zitrusfrüchte, z. B. Clementine	46	200	18
Steak	150	150	Keine
Forelle	123	150	Keine
Eier	154	60	Keine
Quark 20 % F. i. Tr.	100	250	9
Joghurt 3,5 %	67	150	6
Bohnen	25	200	6
Erbsen	82	200	25
Linsen	115	200	37

SO ISST MANN SEIN FETT WEG

BEISPIEL 1:

Essen Sie 100 Gramm Nüsse, nehmen Sie 560 Kalorien pro 100 Gramm auf. Das sind viele Kalorien, geringes Nahrungsvolumen. Da die Sättigung mehr vom Volumen als von der Kalorienmenge abhängt, essen Sie einen Salat dazu.

50 Gramm Kopfsalat, eine Tomate, eine gelbe Paprika, ein Stück Gurke und zwei Esslöffel Essig-Öl-Dressing, dazu 25 Gramm Nüsse.

Sie essen 390 Gramm mit 337 Kalorien und die Energiedichte liegt bei 87 Kalorien pro 100 Gramm.

BEISPIEL 2:

Mit Lachs nehmen Sie 173 Kalorien pro 100 Gramm auf. Geben Sie zum Fisch 250 Gramm Gemüse (in Öl gedünstet) dann nehmen Sie 510 Kalorien auf und die Energiedichte liegt bei 110 Kalorien pro 100 Gramm.

BEISPIEL 3:

Mit 150 Gramm Eisbein nehmen Sie 220 Kalorien pro 100 Gramm auf. Geben Sie zum Eisbein 250 Gramm Sauerkraut dazu, dann nehmen Sie 460 Kalorien auf und die Energiedichte liegt bei 115 Kalorien pro 100 Gramm.

Fazit: Alle drei Gerichte haben eine geringe Energiedichte! Sie essen wenige Kalorien trotz großer Portionen und sind lange satt.

Sattmacher Nr. 4 – Wasser

WASSER, NICHT NUR GEGEN DEN DURST

Wasser ist ein lebensnotwendiges Element. In unserem Körper macht es ca. 60 bis 70 Prozent der gesamten Körpermasse aus. Je älter wir werden, desto weniger wird der Wasseranteil in unserem Körper.

Wasserbilanz eines Tages

Das geht rein:	Das geht raus:
0,7 Liter Lebensmittel	0,5 Liter Schweiß
1,5 Liter Getränke	0,45 Liter Lunge
0,3 Liter Nährstoffabbau	1,4 Liter Urin
	0,15 Liter Stuhl

WOZU BRAUCHEN WIR WASSER?

Wasser dient als Lösungs- und Transportmittel für Nährstoffe, ist essenziell für die Ausscheidung von Stoffwechselprodukten und nicht zuletzt für die Temperaturregulierung, was uns bei sommerlicher Hitze erst richtig bewusst wird. Ständig wird über die Haut, die Lunge, mit dem Harn und dem Stuhl Wasser ausgeschieden, das deshalb ständig durch eine ausreichende Flüssigkeitszufuhr ersetzt werden muss.

Ohne Wasser läuft nichts!

- Unsere Stoffwechselvorgänge können nur in wässrigem Milieu ablaufen.
- Wasser ist ein Transport- und Lösungsmittel.
- Wasser hilft, die Körpertemperatur durch Verlust von Schweiß aufrechtzuerhalten.
- Wasser ist wichtig für unsere Leistungs- und Konzentrationsfähigkeit.
- Wasser bringt unsere Verdauung in Schwung.

WIE VIEL SOLLTEN SIE TRINKEN?

Täglich etwa 2,5 Liter Flüssigkeit; 1,5 Liter aus Getränken, sowie etwa einen Liter aus der Nahrung, wie zum Beispiel Gemüse, Salat, Pilze, Obst, Suppen und Soßen. Wer abspeckt, sollte 2,0 Liter trinken, wasserreiche Lebensmittel essen und so täglich etwa 3,0 Liter Flüssigkeit aufnehmen.

WANN SOLLTEN SIE TRINKEN?

Warten Sie nicht, bis Sie Durst bekommen! Das individuelle Durstgefühl ist kein guter Indikator für Ihren Flüssigkeitsbedarf. Ein Durstgefühl deutet darauf hin, dass Sie bereits einen zweiprozentigen Verlust Ihres Körpergewichts erlitten haben. Für Sie oft unbewusst, ist Ihre mentale und körperliche Leistungsfähigkeit in dieser Situation eingeschränkt und Sie ermüden schneller.

WIE SOLLTEN SIE TRINKEN?

Sie sollten über den Tag verteilt trinken. Der Darm kann in 15 Minuten den Körper nur mit ca. einem Glas Flüssigkeit versorgen, d. h. es ist ineffektiv, in kurzer Zeit große Wassermengen zu trinken.

SO ISST MANN SEIN FETT WEG

TRINKFAHRPLAN

Nach dem Aufstehen	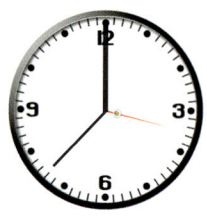	1 Glas Wasser
Frühstück	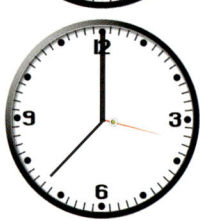	2 Tassen/Gläser Tee oder Kaffee
Vormittags	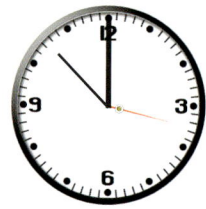	2 Gläser Wasser
Mittagessen	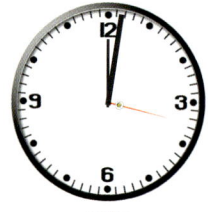	2 Gläser Wasser
Nachmittags	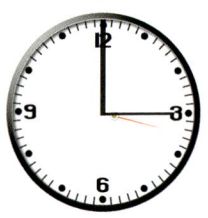	2 Tassen/Gläser Tee oder Kaffee
Abendessen	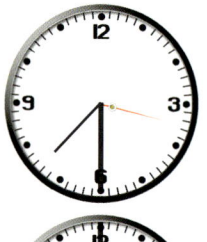	2 Tassen/Gläser Tee/Wasser
Vor dem Schlafen	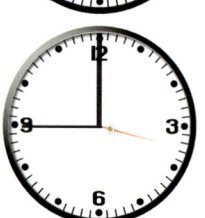	1 Glas Wasser

WAS PASSIERT BEI WASSERMANGEL?

- Der Körper kann so nicht mehr ausreichend mit Sauerstoff und Nährstoffen versorgt werden.
- Giftstoffe können nicht herausgeschwemmt werden.
- Bluthochdruck stellt sich ein, das Blut wird dickflüssig.
- Erschöpfung auf Grund von Sauerstoffmangel.

SYMPTOME BEI WASSERMANGEL

Ab 1 %	-> Auftreten des Durstgefühls, Bluteindickung
Um 2 %	-> Verminderung der Ausdauerleistung
Um 4 %	-> Verminderung der Kraftleistung
Um 5 %	-> erhöhter Puls, Krämpfe
Um 10 %	-> psychische Störungen
Um 15 %	-> keine Lebensfähigkeit mehr

TEST: HABEN SIE GENÜGEND GETRUNKEN?

Verwechseln Sie auch manchmal Durstgefühl mit Hunger? Knabbern Sie dann auch lieber, anstatt zu trinken? Diese unnötigen Kalorien können Sie einsparen, wenn Sie mehr auf Ihre inneren Signale achten. Regelmäßiges Trinken füllt außerdem den Magen und ruft so einen Sättigungseffekt hervor und es verbessert die Fließeigenschaften des Blutes, damit Sauerstoff und Nährstoffe besser in die Zielorgane transportiert werden können.

So testen Sie, ob Sie ausreichend getrunken haben:

- **Harnmenge**

Zwei Liter am Tag sollten Sie pinkeln können. Da die Menge für einen Laien schwer einzuschätzen ist, können Sie Ihren Urin und Ihre Haut testen.

- **Urintest**

Am besten „beobachten" Sie die Farbe Ihres Urins. Ist er dunkelgelb, muss die Niere zu stark arbeiten, um die anfallenden Substanzen auszuscheiden. Es liegt ein Flüssigkeitsdefizit vor. Greifen Sie spätestens jetzt zur Wasserflasche. Die Farbe des Urins sollte hellgelb und geruchlos sein, dann wissen Sie, dass Ihr Flüssigkeitshaushalt in Ordnung ist.

Dieser Test gilt nicht, wenn Sie Vitamintabletten einnehmen oder Rote Bete gegessen haben.

- **Hautfaltentest**

Heben Sie die Haut Ihres Handrückens mit zwei Fingern an und lassen Sie sie sogleich wieder los. Glättet sich die Haut sofort, ist das ein Zeichen dafür, dass Sie genügend getrunken haben oder Sie noch lange nicht am Austrocknen sind. Glättet sich die Haut nicht so schnell, dann sollten Sie schnellstens Flüssigkeit zu sich nehmen.

MINERALSTOFFE IM WASSER

Das Angebot an natürlichen Mineralwässern aus den deutschen Brunnen ist groß. Der Verbraucher hat die Wahl zwischen rund 350 verschiedenen Marken. Für alle Mineralwässer gelten die strengen Vorschriften der Mineral- und Tafelwasserverordnung.

Wussten Sie, dass …

… **enteisent** heißt, dass Eisen, das von Natur aus in vielen Mineralwässern gelöst ist, entfernt wurde? Denn dieses im Mineralwasser gelöste Eisen fällt bei Sauerstoffkontakt als braun-rötliche Flocken aus und darf (aus ästhetischen Gründen) nach der Mineral- und Tafelwasserverordnung (MTVO) aus dem Mineralwasser entfernt werden.

… **entschwefelt** heißt, dass dem Mineralwasser der Schwefel entzogen wurde? Denn ein zu hoher Schwefelgehalt würde den Geschmack und Geruch des Wassers beeinträchtigen. Durch natürliche Belüftung kann vor der Abfüllung der Schwefel bei Mineralwasser entfernt werden.

… **magnesiumreiches Mineralwasser** (über 50 mg/l) Sie vor Kopfschmerzen und Krämpfen schützen kann?

Magnesium ist ein Mineralstoff und zugleich das Hochleistungselement des Stoffwechsels. Es aktiviert über 300 Enzyme, insbesondere die des Energiestoffwechsels und ist entscheidend für das Zusammenspiel von Muskeln und Nerven.

… **kalziumreiches Wasser** (über 150 mg/l) geeignet ist für Personen mit Milchzuckerunverträglichkeit? Kalzium ist ein Mineralstoff und notwendig für den Aufbau und Erhalt von Knochen und Zähnen. Kalzium sichert die Reizübertragung in Nerven und Muskeln, besitzt wichtige Funktionen bei der Blutgerinnung und wirkt bei zahlreichen Hautallergien ausgleichend.

… **natriumarmes Wasser** nicht geeignet ist für sportlich aktive Menschen? Natrium fördert die Wasseraufnahme im Körper und bindet es im Gewebe. Trinkt der Sportler zu viel Wasser ohne Natrium, drohen ihm Krämpfe und Leistungsdefizite, zumal er mit dem Schweiß viel Natrium verliert.

… **Kohlensäure** eine schwache Säure ist. Sie entsteht natürlich durch vulkanische Vorgänge. Sie steigt nach oben und dringt in das Tiefenwasser ein, das dann als natürliches Mineralwasser gewonnen wird.

5

Heiß geliebt und gern getrunken: Kaffee – Zaubertrank oder Nervengift?

Mal als Aphrodisiakum gepriesen, mal als Nervengift geächtet – Kaffee. Neben einer Reihe von Nebenwirkungen besitzt das schwarze Gebräu auch etliche positive Wirkungen.

Was meinen Sie, warum trinken Sie so gerne Kaffee? Das liegt am Wirkstoff der Bohne, dem Koffein. Wussten Sie, dass Koffein Ihre Gehirngefäße weitet, dadurch Ihr Gehirn besser durchblutet wird und Sie so schneller und mehr denken können? Müdigkeit verschwindet, die Arbeit geht Ihnen plötzlich leichter von der Hand. Das wird Ihren Chef freuen! Koffein bringt auch Ihren Stoffwechsel in Schwung. Sie verbrennen mehr Fett. Bei Verstopfung kann Kaffee als mildes Abführmittel eingesetzt werden. Einfach mal morgens eine Tasse Kaffee auf nüchternen Magen trinken, und Sie werden es spüren!

Aber der schwarze Stoff birgt doch auch einige Nebenwirkungen.

Leiden Sie manchmal unter Kopfschmerzen? Vielleicht liegt das an Ihrem Kaffeegenuss. Trinken Sie einfach 1-2 Gläser Wasser, fügen Sie eine Magnesiumtablette hinzu und die Schmerzen verschwinden. Dass der Magen mehr Säure ausschüttet, sobald Sie Kaffee trinken, und Magengeschwüre ein leichteres Spiel haben, ist schon seit Längerem bekannt. Hier hilft Milch! Sie puffert die Säure ab. Also: Anstelle von schwarzem Kaffee genießen Sie besser Kaffee mit einem Schuss Milch.

Ob Koffein ein erhöhtes Risiko für Herzinfarkte darstellt und ob es zur früheren Entstehung der Knochenerweichung (Osteoporose) beiträgt, darüber streiten sich die Wissenschaftler noch.

Ist Kaffeetrinken nun erlaubt, oder ist es gesünder, der schwarzen Freude künftig zu entsagen? Täglich 3-4 Tassen schaden weder Ihrer Gesundheit noch macht es krank. Auch hier gilt, die Dosis macht das Gift.

Die Kohlensäure erhöht die Fähigkeit des Wassers, Mineralien aus dem Gestein herauszulösen. Sie hat einen konservierenden Nebeneffekt und tötet Bakterien ab. Dem „stillen" deutschen Wasser wird deswegen immer ein kleiner Anteil an Kohlensäure zugesetzt.

SO ISST MANN SEIN FETT WEG

LEITUNGSWASSER BRINGT FETT ZUM SCHMELZEN

„Trinken Sie mindestens 2,5 Liter am Tag!" Diese Empfehlung ist beim Abnehmen aktueller denn je. Forscher der Berliner Charité und des Deutschen Instituts für Ernährungsforschung, Potsdam-Rehbrücke, konnten in einer Studie zeigen, dass das Trinken von einem halben Liter Wasser den Energieumsatz von übergewichtigen Personen um ca. 30 Kalorien erhöht. Bisher empfahl man Wasser, weil es kalorienfrei ist und durch sein Volumen das Sättigungsgefühl fördert. Nun weiß man, dass Wasser auch direkt den Energieverbrauch ankurbelt.

Also: Leitungswasser kann einen kleinen Beitrag zum Abnehmen leisten, da es den Kalorienverbrauch erhöht. Diesen zusätzlichen Energieverlust durch Wärme (thermogene Wirkung) von Trinkwasser sollten Sie unbedingt nutzen!

- Wie schon erwähnt: Trinken Sie mindestens 2,0 Liter Wasser täglich. Diese Menge kann den Energieumsatz auch bei Übergewichtigen um bis zu 120-150 Kalorien erhöhen. Das ergibt, aufs Jahr hochgerechnet, etwa 43.800 Kalorien, was wiederum über sechs Kilogramm Fettgewebe entspricht.
- Am besten ist es, jeweils 0,5 Liter Wasser vor den Mahlzeiten zu trinken. Damit nehmen Sie den sättigenden Effekt durch die Volumenwirkung gleich mit.

Sie wollen abspecken, da ist reichliches Trinken unerlässlich!

WICHTIGE TRINKREGELN

- Trinken Sie mindestens 2,0 Liter am Tag, bei sportlicher Betätigung pro Stunde 1,0 Liter mehr.
- Trinken Sie gleichmäßig, gut verteilt über den Tag. Mehr als 0,5 Liter Flüssigkeit auf einmal belastet den Magen.
- Trinken Sie, bevor der Durst kommt.
- Ein Glas Wasser, am Morgen auf nüchternen Magen getrunken, bringt Ihren Darm in Schwung und regt so die Verdauung an.
- Ein großes Glas Mineralwasser vor jeder Mahlzeit sorgt für Flüssigkeitszufuhr und kann Ihr Hungergefühl durch Dehnung der Magenwand dämpfen.
- Gezuckerte und alkoholische Getränke enthalten viel Energie, das ist ungünstig für Ihre schlanke Linie und ist daher als Durstlöscher nicht zu empfehlen.

WELCHE GETRÄNKE EIGNEN SICH ZUR FLÜSSIGKEITSZUFUHR?

- Mineralwasser, Leitungswasser,
- Wasser mit eingelegten Obststücken, z. B. Kiwi,
- 3-4 Tassen schwarzer bzw. grüner Tee sowie Kaffee,
- Früchte- und Kräutertees in allen Variationen.

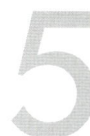

WELCHE GETRÄNKE EIGNEN SICH NICHT ZUR FLÜSSIGKEITSZUFUHR?

- Alkohol: Alkohol entzieht dem Körper Wasser, weil die Niere angeregt wird, Wasser auszuscheiden.
- Milch: Milch ist ein Lebensmittel und kein Getränk. Es enthält auf einen Liter 640 Kalorien. Das wäre schon ein Viertel dessen, was ein 80 Kilo schwerer Mann als Tagesenergiebedarf verbraucht.
- Limonaden und Fruchtsäfte: Ein Glas (200 ml) Limonade enthält 20 Gramm Kohlenhydrate, das entspricht ca. sieben Zuckerwürfeln.

EXKURS: ALKOHOL – GENUSSVOLL TRINKEN

Alkohol ist mit sieben Kalorien pro Gramm ein potenter Energielieferant und besitzt eine höhere Energiedichte als Eiweiß und Kohlenhydrate (diese haben jeweils vier Kalorien pro Gramm). Weiterhin kann Alkohol im Körper nicht gespeichert werden. Deshalb wird Alkohol vor allen anderen Energielieferanten verstoffwechselt. Da dieselben Enzyme sowohl für den Alkohol- als auch den Fettabbau zuständig sind, wird, solange Alkohol in der Pipeline ist, kein Fett abgebaut.

Damit stellt er grundsätzlich einen Risikofaktor für Übergewicht dar. Wer also abnehmen oder sein Gewicht halten will, ist gut beraten, Alkohol nicht im Übermaß zu genießen.

Bier ist flüssiges Brot

Jörg, 30 Jahre, ist unsportlich und mollig. Er isst abends Gemüse mit Fleisch, keine Beilagen, kein Brot. Über den Abend verteilt trinkt er zwei Liter Weißbier. Am anderen Morgen wird der Blutzucker nüchtern gemessen. Er beträgt 137 mg/dl.

(Der Normalwert liegt unter 100 mg/dl!). Dieser Wert ist also viel zu hoch. Für Jörg ist das unverständlich, weil er doch auf Beilagen und Brot verzichtet hat. Was er nicht wusste: Zwei Liter Bier enthalten 60 Gramm Kohlenhydrate, das entspricht drei Scheiben Brot. Dafür hat Jörgs Körper „keinen Bedarf", weil Jörg ja keinen Sport treibt.

Damit ist kein totaler Verzicht gemeint. Denn laut den Ergebnissen verschiedener Studien weisen Menschen mit gelegentlichem moderaten Alkoholgenuss sogar ein geringeres Risiko für Übergewicht auf.

Fazit: Hin und wieder ein Gläschen macht nicht dick und hindert nicht am Abnehmen.

Tipp: Trinken Sie lieber Wein als Bier, auch wenn Ihnen Bier besser schmeckt! Der Grund ist folgender: Bier enthält Malzzucker (Maltose), den Zucker, der vom Körper am schnellsten verbrannt wird. Liegen Sie mit der Zufuhr von Energie über Ihrem täglichen Bedarf, dann wird eben diese überschüssige Energie als Fett eingelagert. Malzzucker regt außerdem Ihren Appetit an. Deshalb knabbern Sie zum Bier gerne etwas.

DICK ODER SCHLANK – WAS WIR TRINKEN, KANN DABEI ENTSCHEIDEND SEIN

Kalorien und Kohlenhydrate in Getränken

Getränke	Kalorien (kcal)	Gramm Kohlenhydrat (KH)	Anzahl Würfel Zucker*
1 Flasche Alsterwasser (330 ml)	112	16	5
1 Flasche Bier (330 ml)	140	10	3
1 Caipirinha	340	52	17
1 Martini	62	15	5
1 Glas Rotwein (200 ml)	130	5	2
1 Glas Sekt (100 ml)	80	4	1
1 Flasche Weißbier (500 ml)	215	15	5
1 Glas Weißwein (200 ml), trocken	144	0,2	kein
1 Wodka-O-Saft	164	16	5

*(Ein Würfel Zucker entspricht drei Gramm Kohlenhydrate)

ALKOHOL KANN AUCH GESUND SEIN

Darüber hinaus wurde anhand von über 60 Studien weltweit festgestellt, dass Männer, die gelegentlich und sparsam Alkohol – 20 bis 40 Gramm, das sind ein bis zwei Gläser Wein – getrunken hatten, seltener einen Herz- und Hirninfarkt erlitten als Personen, die überhaupt keinen Alkohol tranken.

Bei einem Zuviel an Alkohol schwenkt der Zeiger allerdings um, und zwar zu einer erhöhten Sterblichkeit, etwa durch diverse Krebsformen, die durch Alkohol begünstigt werden.

Die Hierarchie der „Brennstoffe" lautet Alkohol – Kohlenhydrate – Eiweiß – Fett.

Als herzschützend wird dabei die senkende Wirkung des Alkohols auf das schädliche LDL-Cholesterin und eine anhebende auf das günstige HDL-Cholesterin gewertet. Außerdem erhöht Alkohol die Insulinsensitivität und wirkt damit als Schutz gegen die Blutzuckerkrankheit vom Typ-2-Diabetes.

Besonders Wein soll auf Grund seines hohen Gehalts an natürlichen pflanzlichen Inhaltsstoffen, den sogenannten Polyphenolen, wie ein Schutzschild vor Herz-Kreis-

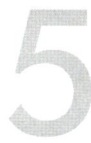
lauf-Krankheiten und bestimmten Krebsarten wirken. Gesichert scheint diese Wirkung bei Leukämie, Lungen- und Brustkrebs zu sein.

RICHTIG ALKOHOL TRINKEN

- Sie möchten abnehmen, also trinken Sie wenig Alkohol. So schwindet das Fett schneller.
- Trinken Sie immer Wasser dazu, so behalten Sie einen klaren Kopf.
- Wein, Weinschorle oder ein Bier sind Hochprozentigem unbedingt vorzuziehen.
- Trinken Sie sowohl Wein als auch Bier aus kleinen, vollen Gläsern. Das befriedigt das Auge mehr als große, nicht ganz gefüllte Gläser.

DIE HUNGERMACHER

Der Bösewicht Nr. 1: Zucker (Kohlenhydrate)

EXKURS: KOHLENHYDRATE (ZUCKER)

Kohlenhydrate (Zucker, Dextrine, engl. carbohydrates) sind die wichtigste energieliefernde Nährstoffgruppe, bei der die Energieausbeute besonders hoch ist. Sie sind besonders förderlich für kurze, intensive Aktivitäten. Allerdings können Kohlenhydrate nur begrenzt (als Glykogen) in der Muskulatur und in der Leber gespeichert werden.

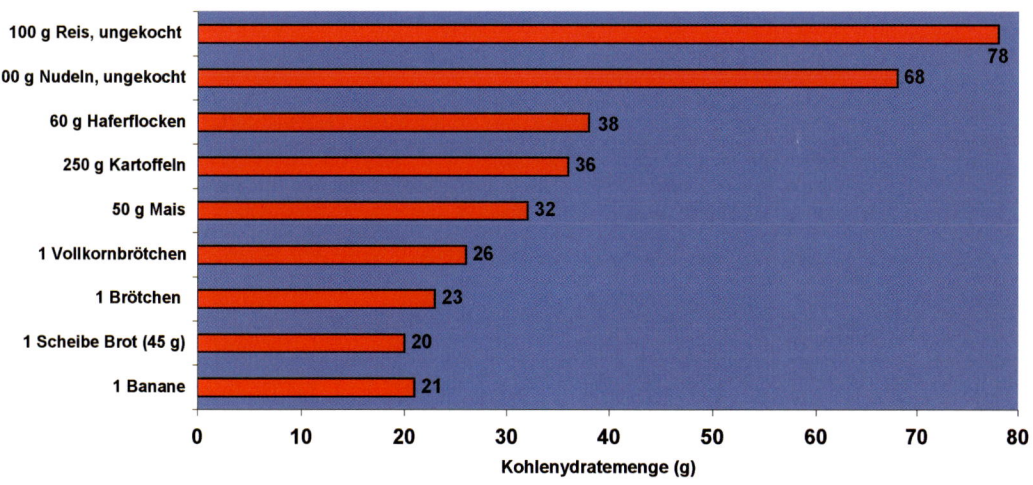

Quelle: Bundeslebensmittelschlüssel (BLS)

SO ISST MANN SEIN FETT WEG

Alle Zucker sind Kohlenhydrate

Wir nehmen Kohlenhydrate in vielerlei Form zu uns: Zucker, Nudeln, Getreideflocken, Kartoffeln, Reis, Hirse, Brot, Brötchen, Mais, Limonade oder gezuckerte Milchprodukte, zum Beispiel Fruchtjoghurts. Und natürlich auch Schokolade, Kekse, Kuchen, Chips, Kräcker und Gummibärchen. Sogar einige Obstsorten, etwa Bananen und Weintrauben, sind besonders reich an Kohlenhydraten.

Bekommt der Körper zu viele Kohlenhydrate, muss er sofort reagieren und deren „Verbrennung" erhöhen, weil er nur geringe Mengen speichern kann.

Sie fragen sich, ob Sie zu viele Kohlenhydrate essen? Wenn Sie eine der unten stehenden Aussagen ankreuzen müssen, dann essen Sie zu viele Kohlenhydrate und wir können Ihnen weiterhelfen!

- ☐ Müdigkeit ca. 30 bis 45 Minuten nach dem Essen.
- ☐ Sättigung hält höchstens zwei bis drei Stunden an.
- ☐ Heißhungerattacken bzw. Lust auf Süßes, die Kohlenhydratfalle schnappt zu.
- ☐ Stimmungsschwankungen – vom Stimmungshoch ins Stimmungstief – und umgekehrt, entsprechend dem Blutzuckerverlauf.
- ☐ Bedürfnis nach Kaffee.
- ☐ Tendenz zu rascher Gewichtszunahme am Bauch.

ZURÜCK IN DIE VERGANGENHEIT: WARUM MACHEN KOHLENHYDRATE DICK?

Eine kohlenhydratreiche Ernährung nur für Leistungssportler! Kohlenhydrate unterstützen den Muskelaufbau, indem sie als Energiequelle ein intensives Training ermöglichen. Ein erhöhter Kohlenhydratbedarf liegt nur dann vor, wenn man täglich intensiv mindestens eine Stunde trainiert.

Erst seit ca. 7.000 Jahren gibt es Getreide und Kartoffeln. Das ist eine Buchseite aus dem Wälzer unserer Entwicklungsgeschichte. Der Mensch musste hart arbeiten, sich also bewegen, um aus Getreide Nahrung zu produzieren. Getreideprodukte, zum Beispiel Brot und Nudeln, enthalten wie Kartoffeln, viele Kohlenhydrate. Die große Fülle der unterschiedlichen Kohlenhydrate kann man in *schnelle* Kohlenhydrate und *langsame* Kohlenhydrate unterteilen. Schnelle Kohlenhydrate sind in Bier, Zucker, Weißmehlprodukten, weißem Reis, Mais, weich gekochten Nudeln, Salzkartoffeln, Puffreis, Kartoffeln- und Kartoffelprodukten, Dosenobst, Süßigkeiten, Säften, Limonaden, Sportlergetränken, Knabberzeug sowie in gezuckerten Milchprodukten enthalten. Diese gehen schnell ins Blut, liefern schnell Energie, machen jedoch schnell wieder hungrig und fördern somit Aufbau und Erhalt von Körperfett. Außerdem beeinflussen sie die Blutfette (Triglyzeride und Cholesterin) ungünstig.

Wussten Sie, dass ...
- Kohlenhydrate nicht lebensnotwendig sind?
- die Funktion der Kohlenhydrate, nämlich die Energiegewinnung, durch Fett bzw. Eiweiß ersetzt werden kann?
- der Mensch nicht aus Kohlenhydraten „aufgebaut" ist? Der Mensch besteht zu ca. 60 Prozent aus Wasser, ca. 16 Prozent aus Eiweiß (Muskulatur, Hormone etc.), ca. 14 Prozent aus Fett (Zellmembran, Hormone etc.), ca. sechs Prozent aus Mineralstoffen und zu 1,2 Prozent aus Kohlenhydraten.

- der Mensch in seiner Entwicklungsgeschichte (Jäger und Sammler) eine ganz ande-re Nährstoffrelation aufwies, als heute von Fachgesellschaften empfohlen wird:
  - Jäger und Sammler: etwa 30 Prozent Kohlenhydrate, 40-50 Prozent Fett und 20-30 Prozent Eiweiß.
  - Deutsche Gesellschaft für Ernährung (DGE)-Empfehlung: 50-55 Prozent Kohlenhydrate, 30-35 Prozent Fett und 15 Prozent Eiweiß.

KOHLENHYDRATE UND BLUTZUCKERKONZENTRATION: DER GLYKÄMISCHE INDEX (GI)

Kohlenhydrate werden im Körper zu Traubenzucker (Glukose) abgebaut, der durch die Darmzellen ins Blut gelangt. Traubenzucker ist ein guter Energielieferant, aber ohne Insulin, das die Zellen für den Zucker aufschließt, kann er nicht verwertet wer-den. Lebensmittel lassen die Zuckermenge unterschiedlich schnell und stark im Blut ansteigen, und der glykämische Index klassifiziert kohlenhydrathaltige Lebensmit-tel nach ihrer jeweiligen Fähigkeit, den Blutzuckerspiegel anzuheben. Er ist haupt-sächlich von der Kohlenhydratzusammensetzung der Nahrung abhängig. Verschie-dene Untersuchungen zeigen, dass Lebensmittel mit niedrigem glykämischen Index eine geringe Auswirkung auf die Ausschüttung von Insulin sowie auf die Blutzuk-ker- und Fettwerte haben. Nach dem Verzehr solcher Nahrungsmittel hält außer-dem das Sättigungsgefühl länger an. Das erklärt, warum kohlenhydratarme Kost der Schlüssel zum Erfolg eines jeden Abspeckvorhabens ist.

Es gibt sogenannte Glyx-Diäten. Dafür werden Lebensmittel nach ihrem (glykämi-schen) Wert in der GI-Tabelle eingestuft.

Selbst wenn die verzehrte Menge an Kohlenhydraten identisch ist, lässt jedes der kohlen-hydratreichen Lebensmittel den Zuckerspiegel im Blut unterschiedlich stark ansteigen. Genau darüber gibt der glykämische Index Auskunft.

Glykämischer Index (GI)

Hoch (über 70)	
Maltose (Bier)	110
Glukose	100
frz. Baguette	95
Baked Potatoes, Kartoffelbrei	85
Rice Krispies	82
Cornflakes	81

Mittel (70-55)	
Weizen-Vollkorn	69
Roggen-Vollkornbrot	58
Pellkartoffeln (neu)	57-78
Ananas	59
Reis	55-64

Niedrig (unter 55)	
Bananen	52
Orangensaft	52
Reis (gekocht)	47
Trauben	46
Pasta al dente	44
Äpfel, Birnen, Pflaumen, Pfirsich	40
Tomatensaft	38
Bohnen (Kidney Bohnen)	28
Cashew-Nüsse	22
Gemüse	< 15
Tomaten, Salate	< 15
Erdnüsse	14

Quelle: Foster-Powell et al. International table of glycemic values (2002).

SO ISST MANN SEIN FETT WEG

Im Allgemeinen wird folgende GI-Einteilung in Bezug auf die Blutzuckerwirkung verwendet:
- Wenig empfehlenswert ist ein GI größer als 70.
- Empfehlenswerter sind GI-Werte zwischen 50 und 70.
- Sehr empfehlenswert ist ein GI kleiner als 50.

- Der GI ist eine Maßzahl dafür, wie stark und wie schnell 50 Gramm Kohlenhydrate den Blutzuckerspiegel ansteigen lassen.
- Alle Kohlenhydrate enden früher oder später als Zucker im Blut.
- Je schneller und stärker der Blutzucker ansteigt, desto mehr Insulin wird produziert.

KOHLENHYDRATE UND BLUTZUCKERKONZENTRATION

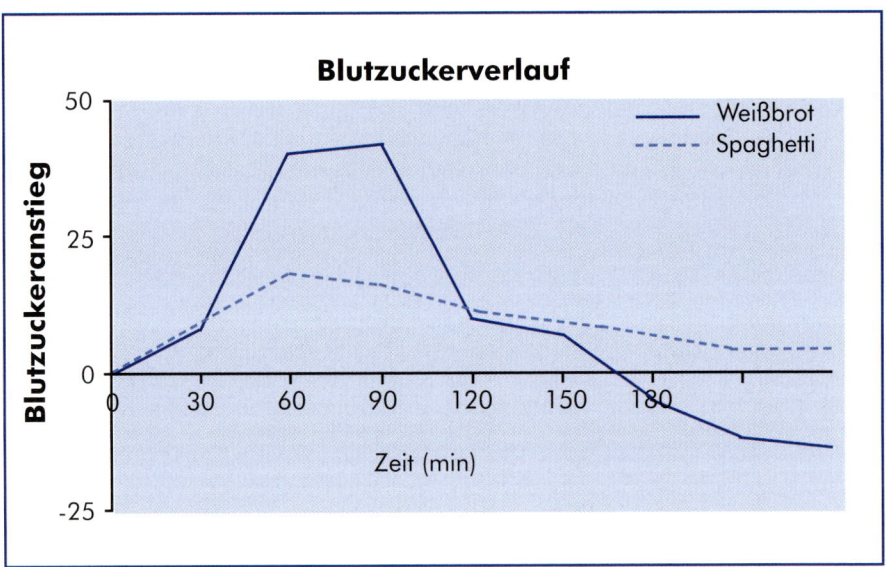

Glykämischer Index bezieht sich auf 50 Gramm Kohlenhydrate pro Lebensmittel.

INSULIN

Insulin wird in der Bauchspeicheldrüse gebildet und ist das Schlüsselhormon, das den Blutzucker reguliert. Werden Kohlenhydrate gegessen, wird Insulin in die Blutbahn ausgeschüttet und der Zucker gelangt so in die Zellen. Dadurch sinkt die Zuckerkonzentration im Blut, und wir verspüren Hunger. Außerdem hemmt Insulin den Fettgewebeabbau. Und: Je höher der GI, desto stärker setzen diese Effekte ein. Erhöhte Insulinkonzentration in Ihrem Blut bedeutet:

- Kurzfristige Sättigung mit schnell wiederkehrendem Hunger auf weitere Nahrungsmittel, die viele Kalorien haben und nicht lange sättigen!
- Speicherung von Fett in Ihrem Körper und damit Anhebung Ihres Körperfettanteils!

Insulin, das Masthormon, füllt die Fettzellen, macht hungrig und schützt die Fettpolster.

KOHLENHYDRATE UND INSULINAUSSCHÜTTUNG

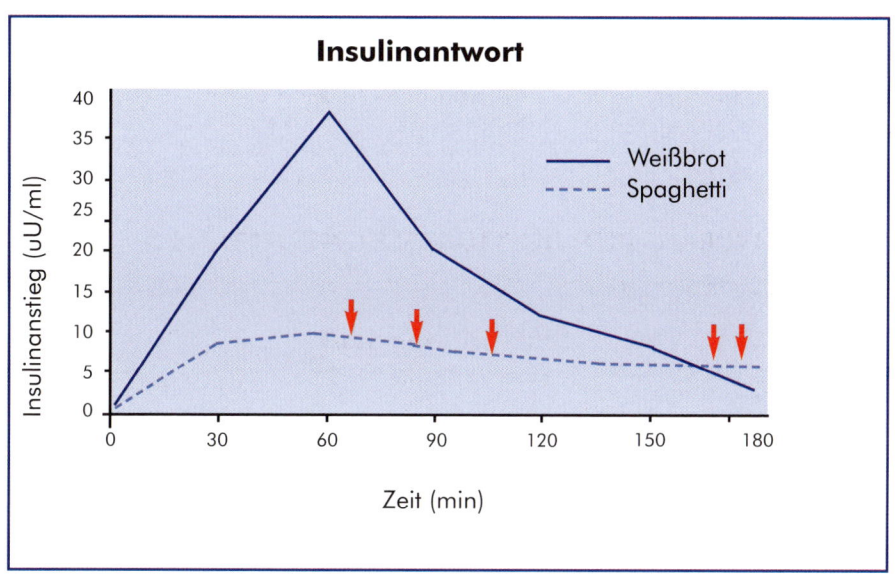

Insulienkonzentration im Blut, bezogen auf 50 Gramm Kohlenhydrate pro Lebensmittel.

Essen Sie beispielsweise Weißbrot, geben Sie kurzfristig viel Insulin ins Blut ab. Damit wird der Zucker schnell in die Zelle transportiert und die Insulinkonzentration im Blut sinkt schnell wieder. Sie bekommen rasch wieder Hunger auf Kohlenhydrate.

Essen Sie langsame Kohlenhydrate, zum Beispiel Spaghetti, steigt die Insulinkonzentration dagegen langsam an. Der Zucker wird langsam in die Zelle transportiert, aber die Insulinkonzentration im Blut bleibt dafür über Stunden erhöht, und der Körper kann währenddessen kein Körperfett verbrennen.

Deswegen: Finger weg von Kohlenhydraten, egal, ob schnell oder langsam, denn Abspeckwillige müssen generell auf einen niedrigen Insulinspiegel achten, um wirklich abnehmen zu können.

- Kohlenhydrate gelangen ins Blut, der Blutzucker steigt an und es muss Insulin produziert werden. Insulin hemmt die Fettverbrennung und sorgt dafür, dass die Körperzellen möglichst viel Zucker aufnehmen und verbrennen.

- Ein kleiner Teil des Zuckers wird als Glykogen in Muskeln und Leber gespeichert. Der große Rest wird in Fett umgewandelt und ebenfalls gespeichert. Ein bisschen Zucker wird auch verbrannt.

- Solange viel Insulin im Blut unterwegs ist, kann kein Fett abgebaut werden, schlimmer noch, weiterer Zucker wird in Fett umgewandelt und in die Fettzellen eingelagert. Normalerweise sinkt der Blutzuckerspiegel wieder auf seinen Ausgangswert zurück. Ist allerdings immer noch Insulin im Blut vorhanden, sinkt der Zuckerspiegel noch weiter und es kommt zu einer subjektiv empfundenen „Unterzuckerung". Dies (ein Blutzuckerspiegel unter dem Normalwert) löst Hunger aus, vor allem auf Kohlenhydrate.

- Je kohlenhydratreicher die Nahrung, insbesondere mit schnellem Zucker, desto ausgeprägter ist diese Hormonwirkung.

- Mit der Zeit reagieren die Körperzellen immer unempfindlicher auf Insulin, sie werden immer träger. Die Bauchspeicheldrüse muss also immer mehr Insulin produzieren, um den Blutzucker regulieren zu können.
Es gelingt ihr aber immer weniger. Der Betroffene wird schließlich insulinresistent.

Insulin ist der Türöffner (Schlüssel) der Fettzelle (Schloss).

- Irgendwann ist die Bauchspeicheldrüse erschöpft und man wird zum Diabetiker.

- Es geht noch weiter: Hohe Glukose- und Insulinspiegel machen auf Dauer nicht nur dick oder zuckerkrank, sondern schädigen auch die Blutgefäße (Risiko für Herzinfarkt und Schlaganfall) und regen das Wachstum von Krebs an.

NIEDRIGER GLYKÄMISCHER INDEX – NUR EIN TEIL DER LÖSUNG

Sobald Zucker ins Blut strömt, schüttet die Bauchspeicheldrüse Insulin aus. Da zu viel Insulin jedoch eine große Gefahrenquelle für viele Zivilisationskrankheiten darstellt, sollen besser Lebensmittel mit niedrigem GI (möglichst unter 50) verzehrt werden.

Allerdings ändert sich der GI je nach Verarbeitung der Lebensmittel oder nach der Fettzugabe zu den Speisen. Das heißt, Brot mit Butter hat einen geringeren GI als Brot allein und Nudelsalat mit einem Schuss Öldressing einen niedrigeren als ohne Öldressing. Außerdem reagiert jeder Mensch anders auf die gleichen Lebensmittel, sodass auch der GI ein- und desselben Lebensmittels von Mensch zu Mensch variiert.

Des Weiteren sagt der GI nichts darüber aus, wie viele Kohlenhydrate in einer Portion des jeweiligen Lebensmittels enthalten sind. Er berücksichtigt also nicht die Menge der Kohlenhydrate, die mit dem entsprechenden Lebensmittel zugeführt werden. Vielmehr ist der GI immer auf den Anstieg des Blutzuckerspiegels bezogen, den 50 Gramm Kohlenhydrate aus diesem Nahrungsmittel bewirken.

Eiweißreiche Lebensmittel, wie Eier, Fleisch, Fisch und Milchprodukte, sind frei von Kohlenhydraten, beeinflussen den Blutzuckerspiegel also wenig. Das gilt auch für Fette und Öle.

> - Kohlenhydratreiche Lebensmittel mit hohem GI sättigen weniger gut und machen hungriger als kohlenhydratreduzierte Speisen mit niedrigem GI. Kohlenhydrate mit niedrigem GI gelangen langsamer ins Blut, der Körper kommt mit weniger Insulin aus.
> - Neben dem GI ist aber auch die Gesamtmenge an Kohlenhydraten entscheidend.

DIE BLUTZUCKERKURVE

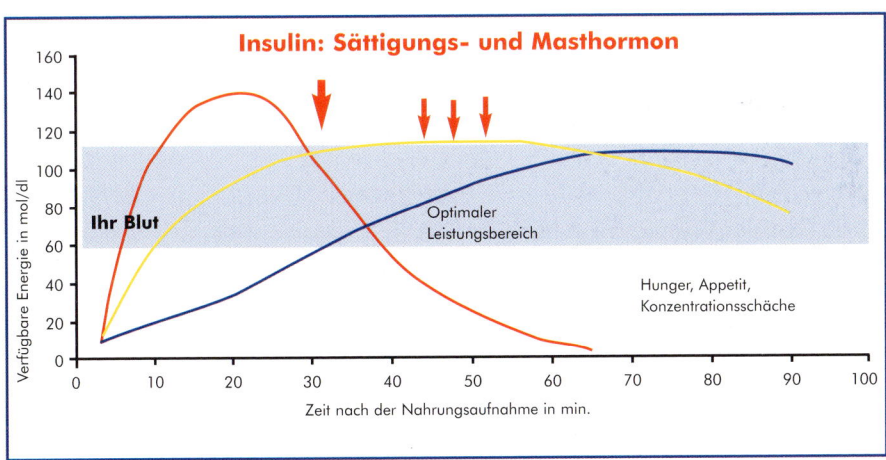

Rote Kurve: Essen Sie schnelle Kohlenhydrate, bekommen Sie schnell wieder Hunger. Sie werden weitere Kohlenhydrate essen und die Wampe bleibt.

Gelbe Kurve: Essen Sie langsame Kohlenhydrate, werden Sie zwar länger satt, aber es kommt über eine längere Zeit auch viel Zucker ins Blut, vor allem in Kombination mit Fett. Via Insulin verhindert der viele Zucker eine Gewichtsabnahme.

Blaue Kurve: Sie essen Eiweiß, Fett und Ballaststoffe und somit wenige Kohlenhydrate, der Blutzuckerspiegel steigt langsam an, Sie sind lange satt und essen in den nächsten Stunden nichts. So kann Ihr Körper Fett verbrennen.

KOHLENHYDRATMENGE UND BLUTZUCKERBELAS-TUNG: GLYKÄMISCHE LAST/LADUNG (GL)

Die glykämische Last bzw. Ladung (GL) wurde von Wissenschaftlern der Harvard Medical School in Boston als Kennzahl zur Beurteilung von Mahlzeiten neu eingeführt, um auch über die Menge an Kohlenhydraten in einer Portion Auskunft zu erhalten. Sie berücksichtigt neben dem glykämischen Index auch die verzehrte Portion eines Lebensmittels. Damit lassen sich die gesundheitlichen Effekte kohlenhydrathaltiger Lebensmittel besser abschätzen als mithilfe des glykämischen Indexes.

DER GI VERRÄT NICHT ALLES:

Der glykämische Index (GI) ist für eine Zufuhr von **50 Gramm Kohlenhydrate** standardisiert. Das heißt: Der GI vergleicht die Blutzuckerwirkung von 50 Gramm Traubenzucker (Standard) mit:

1.000 g	Kürbis, gekocht
833 g	Mohrrüben, gekocht
825 g	Ananas
500 g	Äpfel
480 ml	Cola-Getränk
330 g	Trauben
260 g	Pommes frites
130 g	Vollkornbrot (3,5 Scheiben)
100 g	Weißbrot (3 Scheiben)

Fazit: Der Zucker aus gekochtem Kürbis geht zwar schnell ins Blut, aber wer isst schon 1.000 Gramm Kürbis? Der Zucker aus Vollkornbrot geht langsam ins Blut, aber 3,5 Scheiben Vollkornbrot schafft jeder Mann. Also, nicht nur die Geschwindigkeit zählt, sondern die Kohlenhydratmenge auf eine essbare Portion, und das wird als **glykämische Last (GL)** bezeichnet.

Berechnungsformel der GL

$$GL = \frac{GI}{100} \times \text{Menge der damit zugeführten Kohlenhydrate in Gramm}$$

GLYKÄMISCHE LAST – BEWERTUNG VON LEBENSMITTELN:

- Niedrig: Wert liegt unter 10.
- Mittel: Wert liegt zwischen 11 und 19.
- Hoch: Ab einem Wert von 20.

Eine niedrige glykämische Last haben insbesondere die meisten Gemüsearten, Pilze, Nüsse, Obst, Milch und Milchprodukte.

Lebensmitteltabelle für den glykämischen Index (GI) und die glykämische Last (GL)

Lebensmittel	GI	Portionsgröße (g/ml)	GL	Bewertung
Brot, Backwaren, Getreide, Kartoffeln				
Vollkornbrot	58	50	11	mittel
Weißbrot	95	30	15	mittel
Vollkornknäckebrot	64	25	11	mittel
Vollkornreis	55	150	18	mittel
Kartoffeln	90	100	13,5	mittel
Kartoffelpüree	74	150	15	mittel
Müsli	49	50	15	mittel
Cornflakes	81	30	21	hoch
Obst				
Äpfel	38	150	6	niedrig
Bananen	52	120	12	mittel
Kirschen	22	200	6	niedrig
Erdbeeren	40	250	6	niedrig
Gemüse/Hülsenfrüchte				
Mohrrüben, roh	30	80	1	niedrig
Mohrrüben, gekocht	85	200	8	niedrig
Grüne Bohnen	38	150	12	mittel
Linsen	29	150	5	niedrig
Milchprodukte				
Joghurt	36	150	3	niedrig
Milch	27	250	3	niedrig
Getränke				
Apfelsaft	40	250	12	mittel
Orangensaft	50	250	13	mittel
Limonade	68	250	23	hoch
Tomatensaft	38	250	4	niedrig
Süßigkeiten				
Schokolade	43	50	12	mittel
Donut	76	60	22	hoch

Quelle: LOGI-Guide, Franca Mangiameli, Dr. Nicolai Worm, systemed Verlag, 2004.

SO ISST MANN SEIN FETT WEG

KOHLENHYDRATE PROGRAMMIEREN FETTSUCHT!

Im Tierversuch wurden neugeborene Ratten entweder mit Muttermilch (fettreich) oder einer kohlenhydratreichen Pulvernahrung gefüttert. Das Ergebnis: Obwohl die Tiere später dasselbe fraßen, waren die mit kohlenhydratreichem Futter aufgezogenen Tiere ab dem 100. Lebenstag deutlich übergewichtig und behielten dies ein Leben lang. Erstaunt waren die Autoren auch darüber, dass das spätere Übergewicht von den Ratten an die nächste Generation weitergegeben wurde.

Tückischer Fruchtzucker

Fruchtzucker (Fruktose) steckt in Säften, Obst, Honig, Haushaltszucker und Süßungsmitteln wie Glukosesirup. Er hat zwar einen niedrigen GI, erhöht aber die Blutfettwerte und fördert die Fetteinlagerung in den Zellen.

Nach Arbeiten der Gruppe um Richard J. Johnson, University of Ganesville, Florida, führt die Zufuhr von Fruktose sogar zum Anstieg der Harnsäure. In der Gefäßinnenwand kommt es zu einer verminderten Bioverfügbarkeit von Stickstoffmonoxid. Das führt zu einer Versteifung der Gefäßwand und somit zum Bluthochdruck. Da Stickstoffmonoxid für die Wirkung von Insulin am Insulinrezeptor verfügbar sein muss, besteht bei Stickstoffmonoxidmangel eine Insulinresistenz. Das begünstigt die Blutzuckerkrankheit vom sogenannten Erwachsenen Typ (auch Typ-2-Diabetes genannt). Echte Fruktosebomben sind Erfrischungsgetränke und Süßigkeiten.

VERSTECKTE ZUCKER – HEIMTÜCKISCHE ZUCKERBOMBEN

ZUCKERHALTIGE GETRÄNKE

Eistee besteht aus Wasser, Zucker, schwarzem Tee oder Teeextrakt, Fruchtsaft, Aromen und Zusatzstoffen. In einem Glas Eistee stecken bis zu fünf Stück Würfelzucker.

Fruchtsäfte bestehen zu 100 Prozent aus Fruchtsaft. Fruchtsäfte enthalten einen hohen Anteil an Kohlenhydraten. Damit haben sie auch eine relativ starke Blutzuckerwirkung. Fruchtsäfte dürfen von der Industrie mit bis zu 15 Gramm Zucker angereichert werden, ohne dass dieser Zusatz auf dem Produktetikett deklariert werden muss.

Fruchtnektare dagegen bestehen je nach Obstsorte aus 25 bis 50 Prozent Fruchtsaft. Der Rest? Zucker und Wasser. Hier erlaubt der Gesetzgeber einen Zusatz von bis zu 100 Gramm Zucker pro Liter, bei sauren Obstsorten (etwa Zitrone) sogar bis zu 200 Gramm Zucker pro Liter.

Fruchtsaftgetränke bestehen je nach Obstsorte aus sechs bis 25 Prozent Fruchtsaft. Der Rest ist Zucker und Wasser. Der Zuckeranteil ist sogar noch höher als bei den Fruchtnektaren.

Wellnessgetränke oder ACE-Säfte, das klingt gesund, die Getränke enthalten aber oft Unmengen an Zucker.

Bio-Limonaden sind biologisch durch enzymatische Behandlung (Fermentation) natürlicher Rohstoffe hergestellt. Sie enthalten oft nennenswerte Mengen an Kalzium und Magnesium sowie natürliche Essenzen aus Früchten und Kräutern. Diese Getränke enthalten in der Regel weniger Zucker als andere Limonaden.

Meiden Sie kohlenhydratreiche Getränke! Der Zucker macht Sie nicht satt, im Gegenteil, er fördert sogar den Appetit. Flüssige Kohlenhydrate lassen Ihren Bauch wachsen!

WARUM ABENDS KEINE KOHLENHYDRATE?

Durch den Verzehr von Kohlenhydraten wird Insulin ausgeschüttet und der Zucker wird in die Zelle transportiert. Liegt kein Zuckerbedarf in den Zellen vor, baut der Körper daraus Fett auf. Da wir, besonders abends, keine körperlichen Höchstleistungen verrichten, ist der Bedarf an Zucker und somit an Kohlenhydraten sehr gering. Abends werden sie auf Grund einer noch geringeren Aktivität besser in Fett umgewandelt.

Gleichzeitig hemmt die Insulinproduktion die Freisetzung der Wachstumshormone. Deren Aufgabe wäre es, Fette zu verbrennen und Eiweiße (Immunsystem, Muskeln) aufzubauen. Durch zum Beispiel ein abendliches Nudelgericht ist dies nun schwer möglich. Die Phase der Fettverbrennung wird so verkürzt.

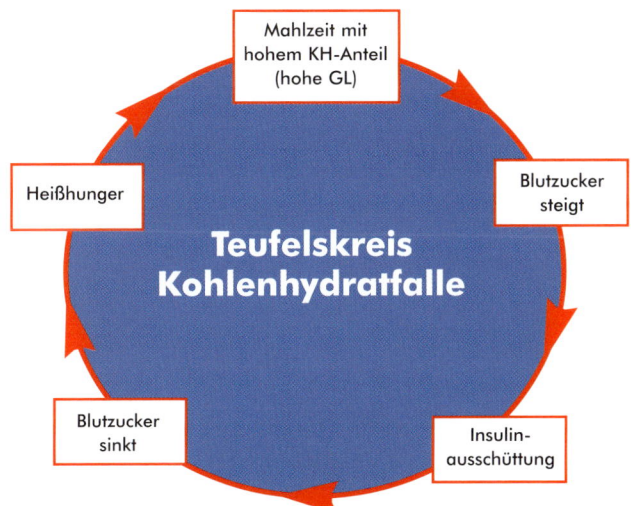

Quelle: Broschüre „Ernährungstherapie nach der LOGI-Methode", S. 8, systemed Verlag (2004)

SO ISST MANN SEIN FETT WEG

WENN DER ZUCKER MIT DEN EIWEISSEN REAGIERT: AGE

Der französische Biochemiker Louis Maillard untersuchte im Jahr 1912, warum sich Milch braun verfärbt, wenn sie beim Kochen anbrennt. Maillard beschrieb daraufhin einen komplexen chemischen Prozess, bei dem Zucker- und Eiweißmoleküle (Proteine) miteinander reagieren. Es entstehen nicht mehr abbaubare langkettige Verbindungen, sogenannte Glykierungsendprodukte. Die als „Maillardreaktion" bekannt gewordene chemische Reaktion führte lange ein Schattendasein in der biomedizinischen Forschung.

Glykierungprodukte sorgen zum Beispiel dafür, dass Brot eine braune Kruste oder gebratene Hähnchen eine braune und knusprige Haut erhalten. Erst in der Mitte des vergangenen Jahrhunderts erkannten Forscher, dass solche Reaktionen auch im menschlichen Körper stattfinden.

Ein bekanntes Beispiel eines AGE-Produktes in der Medizin ist der HbA1C. Der rote Blutfarbstoff Hämoglobin bildet mit Zucker Glykierungsprodukte. Der HbA1C-Wert wird bei Patienten mit Diabetes mellitus als Maß für die Güte der Blutzuckereinstellung gemessen. Je höher der HbA1C-Wert ist, desto mehr Hämoglobin hat mit Zucker reagiert und umso schlechter ist die Blutzuckereinstellung des Patienten.

Glykierungsreaktionen können nicht nur Hämoglobin, sondern alle Proteine des Körpers betreffen. Aus „frühen" Glykierungsprodukten entstehen durch weitere Reaktionen „fortgeschrittene" Glykierungsendprodukte. Sie werden in der biochemischen Fachsprache als „Advanced Glycation Endproducts", kurz AGE, bezeichnet. AGE gelangen in den Körper entweder über die Nahrung (etwa 10 Prozent der in der Nahrung enthaltenen AGE werden vom Körper aufgenommen) oder werden im Körper gebildet. Chemisch gesehen, versteht man unter AGE Eiweiße oder Fette, die mit Zucker eine Verbindung eingehen.

Patienten mit Diabetes mellitus weisen im Vergleich zu Nichtdiabetikern häufiger Herz- oder Kreislauferkrankungen auf. Die Ursachen dafür sind noch nicht vollständig geklärt. In der letzter Zeit werden immer häufiger die AGE für die Entstehung dieser Komplikationen mitverantwortlich gemacht.

5

Ein weiterer Bösewicht: Glutamat

Der Geschmacksverstärker Glutamat ist vielen Lebensmitteln zugesetzt und führt bei Ratten zu Gefräßigkeit, so der Kieler Kinderarzt Professor Michael Hermanussen. Er sieht in dem „Würzmittel" eine Ursache für krankhaftes Übergewicht beim Menschen.

WAS IST GLUTAMAT?

Glutamat wird als Geschmacksverstärker bezeichnet. Genau genommen ist es aber kein Verstärker, sondern eine eigene Geschmacksrichtung. Auf der Zunge gibt es einen Geschmacksrezeptor dafür. Das pikant-würzige Aroma wird *umami* genannt. Als Zusatz in Lebensmitteln sind sechs Glutaminsäureverbindungen erlaubt: E620 bis E625. Am häufigsten wird Mononatriumglutamat (MNG, E621) eingesetzt. Glutamat ist auch ein natürlicher Bestandteil von einigen frischen Lebensmitteln, zum Beispiel von reifen Tomaten, Parmesankäse, Fisch, Rindfleisch und Hühnerfleisch.

Und: Es ist ein natürlicher Bestandteil unseres Körpers. Glutamat ist das Salz der Glutaminsäure – eine der 20 lebensnotwendigen Aminosäuren, die für den Zellaufbau notwendig sind.

Erstmals in die Kritik geraten ist Glutamat in den 70er Jahren. Damals machte man den Stoff für das sogenannte *Chinarestaurant-Syndrom* verantwortlich. Immer wieder leiden Menschen nach dem Genuss von asiatischer Kost an Kribbeln oder Taubheit in Nacken, Armen und Rücken, Schwächegefühl oder Herzklopfen.

GEFRÄSSIGE ERGEBNISSE

Prof. Hermanussen gab Ratten Glutamat zu fressen oder spritzte es unter die Haut. Die Substanz gelangt ins Blut und wenn bestimmte Mengen überschritten sind, gelangt das Glutamat ins Gehirn, in den Hypothalamus, die Zentralstelle für Hunger- und Sättigungsregulation. Die Ratten fraßen mehr und wurden dick. Gibt man einen Rezeptorblocker dazu, der die Wirkung des Glutamats an der Nervenzelle unterbindet, hören die Ratten wieder auf zu fressen.

Versuchsergebnisse an Ratten lassen sich nicht ohne Weiteres auf den Menschen übertragen, aber die entscheidenden Teile der Appetitregulation sind bei Ratte und Mensch ähnlich. Bei Ratten kann man definitiv sagen, dass glutamatreiche Kost die Gefräßigkeit fördert. Prof. Hermanussen untersuchte auch stark übergewichtige Menschen. Er gab ihnen einen Glutamatrezeptorblocker und innerhalb von Stunden berichteten diese Patienten, dass der Essdrang nachlässt. In der Folge nahmen sie 1-2 Kilo in der Woche ab.

WAS TUN?

Besonders problematisch ist es, wenn große Mengen Glutamat auf einmal ins Blut gelangen. Das trifft besonders bei Fertigprodukten mit Glutamatzusatz wie Tütensuppen, Chips und Co. zu. Vor allem, wenn sie auf nüchternen Magen gegessen werden, besteht die Gefahr, dass sie uns gefräßig machen.

Fazit: Der Bauch soll weg! Also lassen Sie die Finger von Pulvernahrung und essen Sie frische Lebensmittel, und wenn es schnell gehen soll, greifen Sie zu glutamatfreien Dosen, Gläsern oder Tiefkühlprodukten.

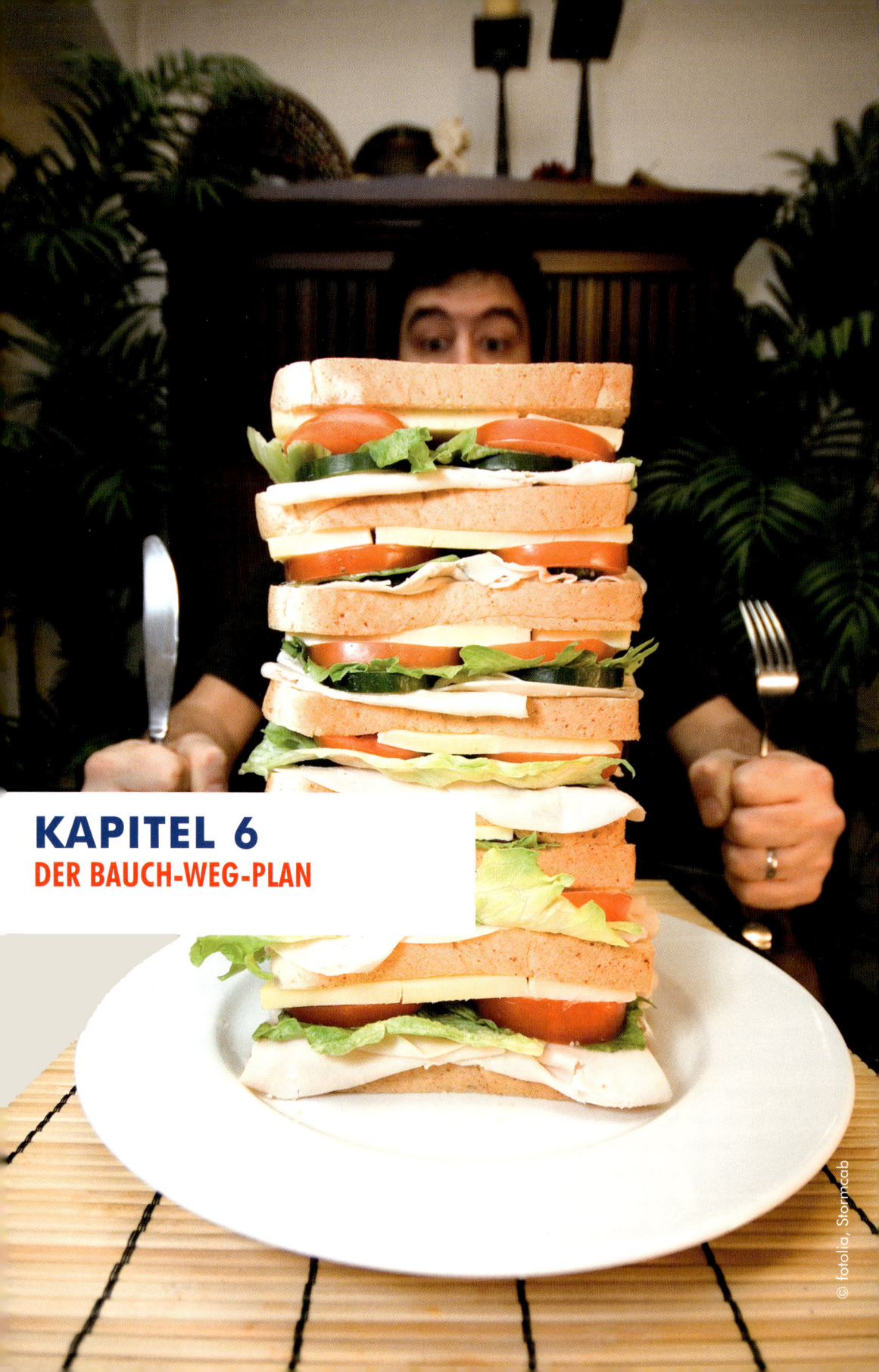

KAPITEL 6
DER BAUCH-WEG-PLAN

Der Bauch-weg-Plan: Die Men's Health-Pyramide

Die Men's Health-Pyramide achtet auf einen niedrigen Blutzucker- und Insulinspiegel. Sie ist vergleichbar mit der LOGI-Methode von Dr. Worm. Nahrungsmitteln mit niedriger Blutzuckerwirkung ist der Vorzug zu geben. Da Zucker (Kohlenhydrate) besonders stark den Blutzuckerwert hebt und damit das figurschädliche Insulin in die Blutbahn ausschütten lässt, achtet Men's Health auf eine Ernährungsform, die wenig Zucker enthält. Die Men's Health-Ernährung ist damit eine kohlenhydratarme Ernährungsform. Das heißt, dass Dickmacher, wie Brot, Nudeln, Kartoffeln und Reis sowie Süßigkeiten, nur noch in geringen Mengen gegessen werden. Die Folge dieser Ernährungsweise: schnell und lange satt sein bei geringer Kalorienzufuhr und trotzdem guter Nährstoffversorgung.

> Die Men's Health-Ernährung empfiehlt, nicht mehr als 120 Gramm Kohlenhydrate zu essen. Die Wampe soll weg, also reichen 80 Gramm Kohlenhydrate vollkommen aus.

MEN'S HEALTH GOES LOGI

Low-Carb steht für kohlenhydratreduzierte Ernährungsformen. Zu den „sanfteren" Varianten zählt die Men's Health-Ernährung. Um Blutzuckerschwankungen und damit verbundene Hungerattacken zu vermeiden, achtet man auf eine niedrige glykämische Last (GL). Die tägliche Kohlenhydratmenge der Nahrung wird auf 100-120 Gramm Kohlenhydrate reduziert, mit dem Wunsch nach Gewichtsabnahme reichen allerdings 80 Gramm Kohlenhydrate aus.

Die Men's Health-Diät basiert auf den Empfehlungen der LOGI-Methode. LOGI hat sich besonders erfolgreich in Studien an übergewichtigen Menschen mit Bauchfettansatz und Stoffwechselstörungen wie Diabetes mellitus erwiesen.

Fazit: Sie nehmen nicht nur ab, sondern bleiben auch noch gesund!

Im Detail liegt der Unterschied:
Die Men's Health-Ernährung gibt im Vergleich zu LOGI Empfehlungen zu Bewegung und zur Getränkeaufnahme.

Ohne Wasser läuft nichts!
Deswegen bilden kalorienfreie Getränke die Basis der gesunden, schlanken Ernährung.
Zuckerreiche Getränke, wie zum Beispiel Limonade oder Fruchtsäfte, finden Sie hingegen bei den Süßigkeiten wieder.

SO ISST MANN SEIN FETT WEG

Men's Health ist keine Diät, sondern eine Ernährungsweise für immer

DIE BAUCH-WEG-PRINZIPIEN

1. **Angenehme Sättigung über mehrere Stunden!** Durch eine Men's Health-Ernährung essen Sie eine große Portion mit reichlich Ballaststoffen und Eiweißen. Sie sind die Nahrungsbestandteile mit dem größten Sättigungspotenzial.

2. **Alles, was der Körper braucht!** Mit Gemüse, Salat, Pilzen, Fleisch, Eiern, Fisch und Meerestieren sowie Nüssen nehmen Sie alle Eiweiße, Fette, Vitamine, Mineralstoffe sowie sekundäre Pflanzenstoffe auf, die Ihr Körper braucht. Deswegen besteht keine Gefahr, dass Ihr Körper Mangel erleidet und deshalb irgendwelche Abwehrstrategien zum Überleben der „Hungersnot" in Gang setzt.

3. **Weil es schmeckt!** Fett ist der Geschmacksträger Nummer 1, weil es Aromastoffe besonders gut transportiert. Das macht das Men's Health-Essen erst richtig schmackhaft. Schmeckt das Essen, können Bedürfnisse besser und lang anhaltender befriedigt werden.

Frank, 35 Jahre, mied Salat und Gemüse. Salat hätte er nur mit einem leckeren fettreichen Dressing gegessen und auf das Gemüse einen Klecks Butter gegeben. Da er aber der Meinung war, Fett würde fett machen, verzichtete er lieber ganz auf Gemüse und Salat. Jetzt weiß er, dass er Fett essen darf. Und seitdem isst er sein Gemüse und seinen Salat. Er kann große Portionen essen und die Energiedichte liegt unter 125 Kalorien auf 100 Gramm.

MIT MEN'S HEALTH DAS FETT ZUM SCHMELZEN BRINGEN

- Langfristige Erfolge, weil Sie satt werden!

- Mehr Taille. Die Men's Health-Ernährungsweise lässt hauptsächlich Bauchfett schmelzen. Damit geht es speziell der Wampe ans Leder.

- Kein Heißhunger mehr auf süße Speisen. Ihr Körper gewöhnt sich daran!

- Sie fühlen sich in Ihrer Haut wohler. Man sieht endlich die Nadel auf der Waage weniger anzeigen, obwohl man nicht gelitten hat. Mit diesem Erfolgserlebnis, dem Stolz darüber und womöglich einer größeren Beweglichkeit durch mehr

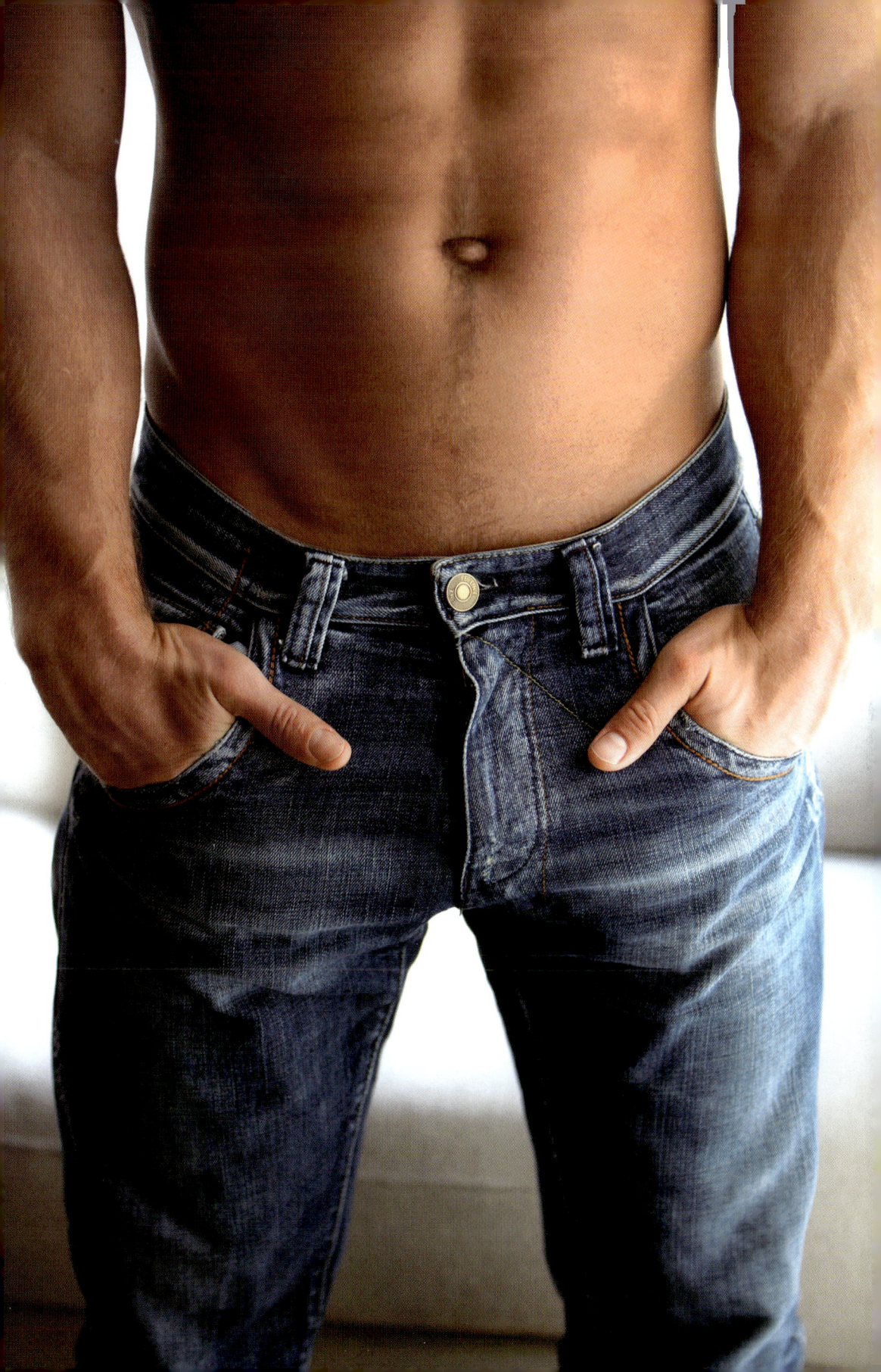

Seit der Steinzeit nichts Neues. Denn die Steinzeitgene sind auch in der Neuzeit tonange- bend. Deshalb erwacht auch pünktlich zum Essen der Neander- taler im Manne.

Freude an körperlicher Bewegung fühlt man sich einfach besser. Das Nachlassen des schlechten Gewissens über die ständige Nascherei tut ein Übriges.

- Sie bleiben gesund! Ihre Blutwerte, zum Beispiel Zucker- und Fettwerte, bleiben im Normbereich.

- Mentale Fitness und weniger Ermüdungserscheinungen durch einen ausgeglichenen Blutzuckerspiegel!

All das erhöht die Motivation und die körperlichen Fähigkeiten zu zusätzlicher sportlicher Betätigung. Damit kommen zur schmaleren Taille noch Bauchmuskeln hinzu. Muskelwachstum erhöht die Fettverbrennung in Ruhe, das heißt, selbst wenn Sie sich nicht bewegen.

EXTRA – typisch weiblich, typisch männlich – gibt es das?

Laut Statistik scheint an dem Klischee, dass Frauen mehr Obst und Gemüse essen und Männer eher eine Vorliebe für Fleisch haben, etwas dran zu sein.

Eine Untersuchung für die Fernsehsendung ServiceZeit Kostprobe hat die Unterschiede im Essverhalten zwischen Männern und Frauen bestätigt: Am Kölner Hauptbahnhof wurde ein vegetarischer Imbiss und eine Würstchenbude unter die Lupe genommen. 1.074 Menschen wurden beim Kauf von Snacks beobachtet.

Männer: 75 Prozent kauften an der Würstchenbude, Frauen: 25 Prozent.

Männer: 39 Prozent kauften an der vegetarischen Bude, Frauen: 61 Prozent.

Das Ergebnis kann nicht verwundern, denn tatsächlich sind mehr Frauen Vegetarier als Männer. Die Annahme, dass Bildung und Alter diese Unterschiede im Essverhalten stark beeinflussen könnten, ist ein Trugschluss. Eine Untersuchung in der Uni-Mensa hat gezeigt, dass 57 Prozent der Frauen und nur 31 Prozent der Männer zu vegetarischen Gerichten greifen.

DIE MEN'S HEALTH-PYRAMIDE ALS ORIENTIERUNGS-HILFE FÜR DEN TAG!

Die Men´s Health-Pyramide orientiert sich an der LOGI-Pyramide. Diese wurde vom deutschen Ernährungsexperten Dr. Nicolai Worm entwickelt und den deutschen Bedürfnissen und Gewohnheiten angepasst.

Je mehr Sie in Richtung Spitze der Pyramide kommen, desto weniger und seltener sollten Sie von den dort abgebildeten Nahrungsmitteln essen. Je mehr Sie sich der breiten Basis der Pyramide nähern, desto mehr dürfen Sie zulangen.

alle © fotolia

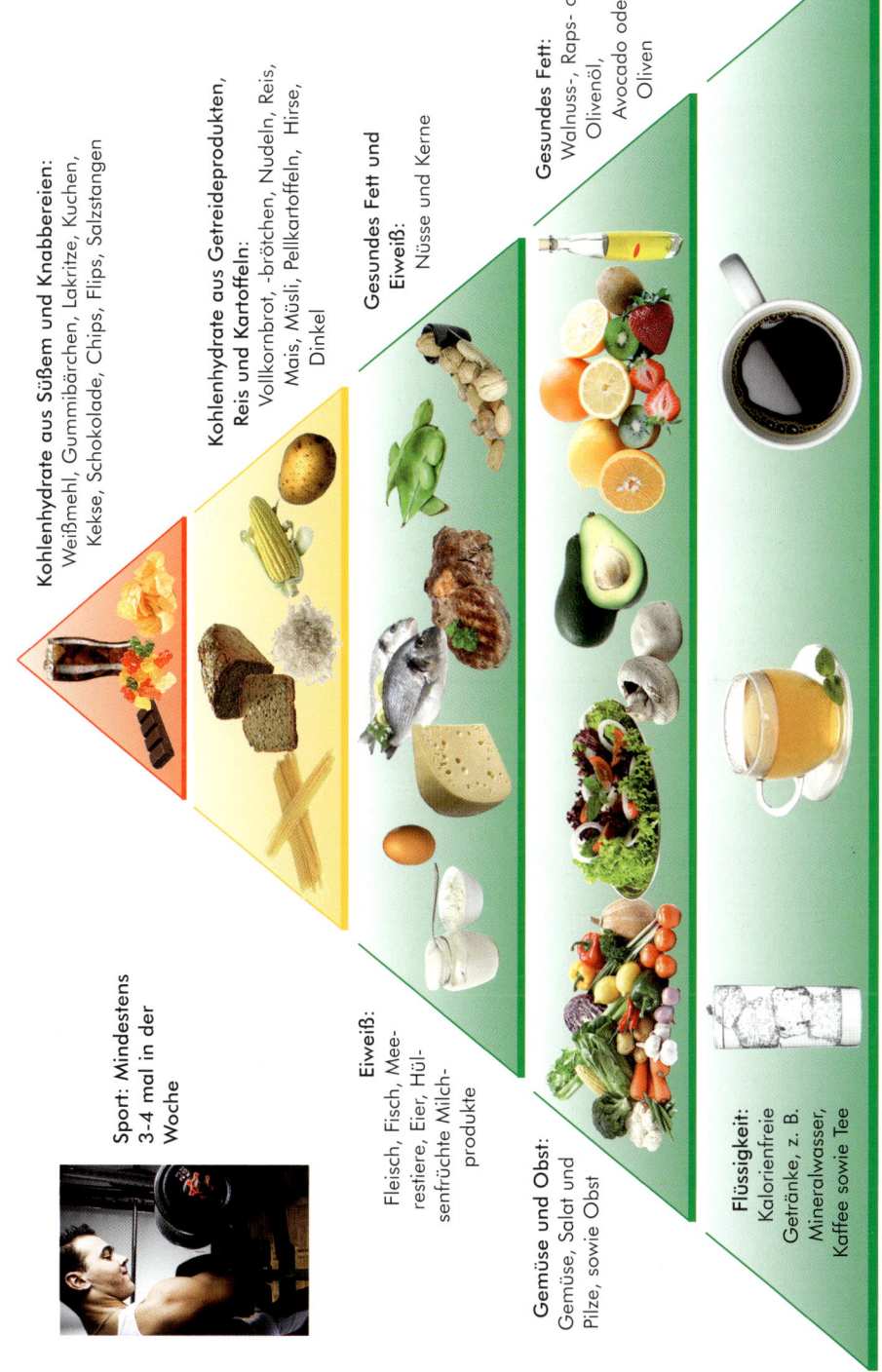

Kohlenhydrate aus Süßem und Knabbereien:
Weißmehl, Gummibärchen, Lakritze, Kuchen, Kekse, Schokolade, Chips, Flips, Salzstangen

Kohlenhydrate aus Getreideprodukten, Reis und Kartoffeln:
Vollkornbrot, -brötchen, Nudeln, Reis, Mais, Müsli, Pellkartoffeln, Hirse, Dinkel

Gesundes Fett und Eiweiß:
Nüsse und Kerne

Gesundes Fett:
Walnuss-, Raps- oder Olivenöl, Avocado oder Oliven

Sport: Mindestens 3-4 mal in der Woche

Eiweiß:
Fleisch, Fisch, Meerestiere, Eier, Hülsenfrüchte Milchprodukte

Gemüse und Obst:
Gemüse, Salat und Pilze, sowie Obst

Flüssigkeit:
Kalorienfreie Getränke, z. B. Mineralwasser, Kaffee sowie Tee

SO ISST MANN SEIN FETT WEG

BEWEGUNG:
Sport: Von Kraft bis Ausdauer! Mindestens **30 Minuten am Tag oder 60 Minuten alle zwei Tage!** Empfehlenswert ist die Kombination aus Krafttraining und Ausdauersport.

DIE BASIS DER MEN'S HEALTH-PYRAMIDE
Basis: Getränke: 1,5-2,0 Liter kalorienfreie Getränke
Wasser, koffeinfreier Tee, bis zu 3-4 Tassen Kaffee und Tee.
Keine Limonade, Wellnessgetränke, Smoothies, Fruchtsäfte oder Saftschorle!
bis zu 3-4 Tassen Kaffee und Tee.
Selten und wenig: Ein Glas Wein oder eine Flasche Bier. Mehr nicht!

Eine unabhängige Internetbefragung an ca. 500 Männern bestätigt, dass 60 Prozent von Ihnen als Lieblingsgericht Steak angeben. Da in dieser Umfrage auch nach gesundem Essen gefragt wurde, gaben die Herren Steak mit Salat an. Damit liegen Sie instinktiv richtig.

ERSTE EBENE DER MEN'S HEALTH-PYRAMIDE: GROßE PORTIONEN EINFACH GENIESSEN!
Gemüse, Salat, Pilze, Obst und hochwertige Öle:
Mindestens 400 Gramm Gemüse, Salat oder Pilze und
200 Gramm Obst sowie zwei Esslöffel Leinöl, Olivenöl, Rapsöl oder Walnussöl.

ZWEITE EBENE DER MEN'S HEALTH-PYRAMIDE: IMMER DABEI!
Eiweißlieferanten wie Fleisch, Fisch, Meerestiere, Hülsenfrüchte, vollfette Milch- und Milchprodukte, Käse, Nüsse und Kerne.
150-200 Gramm Fleisch, Fisch und Meeresfrüchte oder drei Eier,
200 Gramm Hülsenfrüchte, zum Beispiel Erbsen, Bohnen, Linsen, Soja (Tofu),
250 Gramm Milchprodukte sowie 50 Gramm Käse.

DRITTE EBENE DER MEN'S HEALTH-PYRAMIDE: DIE BEILAGEN
Vollkornprodukte wie Vollkornbrot, Nudeln, Reis, Mais und Kartoffeln.
Maximal zwei Scheiben Vollkornbrot oder 60 Gramm Nudeln, Reis, Hirse, Amaranth, Quinoa, Haferflocken oder 200 Gramm Pellkartoffeln.

DIE LETZTE STUFE DER MEN'S HEALTH-PYRAMIDE: EINFACH MEIDEN!
Getreideprodukte aus raffiniertem Mehl (Weißmehl), fettreiche Kartoffelprodukte, Süßigkeiten, Knabberartikel, Kuchen, Kekse oder süße Getränke, z.B. Limonade, Wellnessgetränke, Smoothies, Fruchtsäfte oder Saftschorle zu

Auf zur Men's Health-Ernährung

Die Men's Health-Ernährung schränkt die Kohlenhydratzufuhr von Zucker, aber auch von Brot, Nudeln, Reis und Müsli ein. Um sein Idealgewicht auf eine gesunde Art und Weise zu behalten, wird der tägliche Kohlenhydratverbrauch auf maximal 120-150 Gramm Kohlenhydrate geschätzt. Das Gehirn verbraucht ca. 100-120 Gramm Kohlenhydrate – egal, wie viel Sie denken - der Rest dient den Blutkörperchen und den Nervenzellen zur Energiegewinnung.

Um die Fettschwarte loszuwerden, lautet der Schlankheitscode: Nicht mehr als 80 Gramm Kohlenhydrate am Tag!

WIE VIELE KOHLENHYDRATE ESSEN SIE TÄGLICH?

Testen Sie Ihren Kohlenhydratkonsum an einem normalen Esstag und geben Sie in der dritten Spalte die Portionsmenge an und in der vierten Spalte die Summe der Kohlenhydrate.

Mahlzeiten	Gramm Kohlenhydrate	Ihre Anzahl der Portionen	Ihre Menge gegessener Kohlenhydrate
Frühstück			
1 Scheibe Toast, Baguette	14		
1 Scheibe Brot, z. B. Grau-, Misch-, Vollkornbrot	20		
1 Croissant oder ähnliches	32		
25 Gramm Marmelade oder Honig	18		
20 Gramm Schokocreme	15		
50 Gramm Haferflocken	32		
200 ml Milch	7		
150 g Obst - zuckerreich Banane, Mango, Ananas, Weintrauben, Kirschen, u. a.	20		
150 g Obst - zuckerarm Zitrusfrüchte, Apfel, Birne, Beerenobst, Melone, Papaya, Kiwi u. a.	10		
Warme Mahlzeit			
100 g Nudeln, ungekocht	71		
100 g Reis, ungekocht	78		
300 g Kartoffeln	45		
100 g Hirse	69		
Kalte Mahlzeit			
1 Scheibe Grau- oder Mischbrot	20		
1 Scheibe Vollkornbrot	19		
1 Brötchen (weiß)	23		
1 Vollkornbrötchen	26		
1 Scheibe Knäckebrot	7		
100 g Mais	65		

SO ISST MANN SEIN FETT WEG

Zwischenmahlzeiten			
1 Butterkeks	15		
100 g Gummibärchen	45		
150 g Fruchtjoghurt, -quark oder -buttermilch	20		
Getränke			
330 ml Bier	10		
200 ml Fruchtsaft	24		
Knabbereien			
100 g Salzstangen	75		
100 g Chips, Flips, Kräcker	41		
100 g Schokolade	54		

EXKURS: DIE FETTLÜGE: WARUM EINIGE FETTE UNSER LEBEN BEREICHERN

Aus jedem Kohlenhydrat wird Zucker. Also werden Kartoffeln, Brot, Reis, Mais zu Zucker verstoffwechselt. Reduzieren Sie kohlenhydratreiche Lebensmittel oder fangen Sie an, sich regelmäßig mehrmals in der Woche zu bewegen! Denn nur für Sportler sind Kohlenhydrate leistungssteigernd.

„Fett macht fett" – was so logisch klingt, ist trotzdem falsch. „Die herrschende naturwissenschaftliche Meinung hat das Fett in der Nahrung dämonisiert, und doch konnten 50 Jahre und ein Forschungsaufwand von mehreren hundert Millionen Dollar nicht nachweisen, dass eine fettarme Ernährung das Leben verlängert", schreibt Gary Taubes in seinem Beitrag in der Fachzeitschrift Science. Und er erklärt, wie es überhaupt zur Stigmatisierung von Fett kam und zu dem Vorurteil kam, Fett sei die Ursache für Übergewicht, Schlaganfall und Herzinfarkt. Und er führt weiter aus: „Volk und Politik wollten eine einfache Antwort, also hat man den am plausibelsten scheinenden Zusammenhang genommen und als Tatsache hingestellt: Zu viel Cholesterin verursacht Arteriosklerose, und Fett hebt den Cholesterinspiegel. Also muss man nur den Fettanteil in der Nahrung verringern, um mit dem Cholesterinspiegel zugleich auch das Infarktrisiko zu drücken."

Und genau das ist falsch! Erstens ist nicht jedes Cholesterin „schlecht". Bei dem „guten" HDL-Cholesterin ist ein hoher Blutspiegel sogar erwünscht. Je weniger Fett gegessen wird, umso weiter sinkt das „gute" HDL. Zweitens ist ein hoher Cholesterinspiegel ein Risikofaktor, aber keine Ursache von Herz- und Gefäßleiden. Besonders schlecht kamen immer die tierischen Lebensmittel weg – unter anderem, weil nur sie Cholesterin enthalten. Doch das Cholesterin aus der Nahrung beeinflusst den Blutspiegel kaum, weil der Körper das meiste Cholesterin selbst herstellt und seine eigene Produktion der Zufuhr anpasst. Ferner hängt der Cholesterinwert stark von der genetischen Ausstattung ab. Viel wichtiger als die Cholesterinaufnahme ist es, viel Gemüse, Salat und Pilze zu essen. Diese enthalten reichlich lösliche Ballaststoffe, die Gallensäuren im Darm binden und so helfen, überflüssiges Cholesterin aus dem Körper zu befördern.

6

Drittens sind auch die Fette nicht schuld an Arteriosklerose und Co. Die vermutlich einzigen „schlechten" Fette sind die sogenannten Trans-Fette. Diese entstehen bei der industriellen Fetthärtung und verändern viele Stoffwechselwerte ungünstig. Doch selbst die oft gescholtenen gesättigten Fette beeinflussen das Verhältnis von „schlechtem" und „gutem" Cholesterin eher günstig, denn sie lassen LDL- und HDL-Cholesterin steigen. Wer sich das Fett verkneift und stattdessen viele Kohlenhydrate isst, steigert zudem die besonders herzschädigenden Triglyzeride! Zwei umfangreiche Studien der Harvard-Universität mit 120.000 Teilnehmern fanden auch keinen Zusammenhang zwischen Fettverzehr und der Herzinfarktrate.

Mittlerweile ist in vielen Studien gezeigt worden, dass man gefahrlos auch erheblich mehr als 30 Prozent seiner Kalorien in Form von Fett zu sich nehmen kann. Vorausgesetzt, man bleibt im Rahmen seines Kalorienbedarfs. Zweifler argumentieren allerdings, dass sei schwer bei einem Nährstoff, der doppelt so viele Kalorien pro Gramm hat wie Kohlenhydrate oder Eiweiße. Entscheidend für die Einhaltung des Kalorienlimits ist die Energiedichte und der Genuss. Eine geringe Energiedichte (große Menge, wenige Kalorien) kann man auch mit fettreichen Gerichten erzielen, wenn sie viel Gemüse oder Salat enthalten.

Fett ist nicht Fettmacher, sondern Sattmacher

Amerikanische Wissenschaftler fanden durch Untersuchungen an Ratten heraus, dass durch Fett ein Botenstoff (NAPE oder N-Acylphosphatidylethanolamine) ausgeschüttet wird, welcher im Gehirn Sättigung signalisiert und damit das Hungergefühl vermindert.

Die fetthaltige Nahrung regt die Produktion des NAPE im Dünndarm an, woraufhin dieses über den Blutkreislauf ins Gehirn gelangt und dort ein Gehirnareal stimuliert, das unter anderem für die Steuerung von Nahrungsaufnahme zuständig ist.

Bei Nahrungsentzug sank der NAPE-Gehalt im Blut der Nager, nach dem Fressen von fetthaltigem Futter stieg er dagegen sprunghaft an. Bei Ratten aus der Kontrollgruppe, die nur mit Kohlenhydraten gefüttert wurden, blieb nach Angaben der Forscher das NAPE-Niveau unverändert niedrig.

Umgekehrt, als die Forscher den Ratten hoch dosiertes, künstliches NAPE spritzten, verloren die Tiere den Appetit und mochten bis zu 12 Stunden nichts mehr fressen. Schon geringe Dosen der Substanz führten dazu, dass die Nagetiere 25 Prozent weniger fraßen als die Tiere aus der Kontrollgruppe. Übrigens wollen die Forscher ihre Erkenntnisse zur Behandlung von Übergewicht bei Menschen nutzen.

SO ISST MANN SEIN FETT WEG

Achtung! Die Prozentangabe sagt nichts über die Fettmenge in einer Mahlzeit aus

Gesamtgewicht, Energiedichte und Fettgehalt von Mahlzeiten

Kostform/Gericht	Nahrungsmittel (g)	Gesamtgewicht (g)	Energiegehalt (kcal)	Fettanteil (%)	Energiedichte (kcal/100 g)
Fettreduziert	Vollkornbrötchen (120), Margarine (10) Kochschinken (30), Hüttenkäse (100), Tomaten (200), Blattsalat (50), Banane (140)	650	649	22	100
Vegetarisch	Vollkornbrötchen (120), Avocado (60), Tomaten (200), grüne Bohnen (200), weiße/rote Bohnen (60), Olivenöl(12)	652	652	39	39
Steak/Ratatouille	Rindersteak (200), Paprika (150), Zucchini (150), Aubergine (150), Zwiebel (100), Raps (20)	764	651	45	85
Rindfleischsalat	Roastbeef (150), Avocado (40), Tomaten (200), grüne Bohnen (200), rote Bohnen (30), Oliven (24)	644	659	54	102
Griechischer Salat	Gurke (200), schwarze Oliven (30), Tomaten (200), rote Paprika (150), Schafskäse (100), Zwiebel (60), Oliven (24), Baguette (30)	794	759	65	96
Salat Niçoise	Thunfisch (50), Anchovis (25), Ei (30), Gurke (200), Tomaten (200), Oliven (30), grüne Bohnen (100), Blattsalat (100), Zwiebeln (60), Oliven (24), Baguette (30)	849	758	65	89

Quelle: LOGI-Methode: Glücklich und schlank, S. 77, Dr. Nicolai Worm, systemed Verlag (2003).

Sie können fettarm essen und trotzdem viele Kalorien aufnehmen oder umgekehrt. Sie essen bis zu 60 Prozent Fett und trotzdem liegt Ihre Kalorienmenge und die Energiedichte sehr niedrig.

Ein besonders wichtiger Faktor ist der Genuss. Wer sein Essen genießt, isst langsam und bewusst. Da das Sättigungssignal im Gehirn etwa 20 Minuten braucht, ist man bei langsamem Essen – auch kleinerer Portionen – früher satt. Positiver Zusatzeffekt: Wer sein Essen genossen hat, braucht sich nicht mit Naschereien die Befriedigung zu holen, die er bei seiner Mahlzeit nicht hatte. Das gilt auch für den Nachtisch. Wenn Sie sich schon ein Dessert gönnen, dann tun Sie das richtig. Das heißt zunächst einmal: Finger weg von fettarmen Joghurts, Puddings oder Eis. Es ist nämlich nicht so, dass Sie mehr davon essen dürfen, weil es weniger Fett enthält. Essen Sie lieber eine Sorte, die Sie besonders mögen und genießen Sie diese ganz bewusst.

Und die Moral von der Geschichte: Nicht das asketische Fettsparen lässt das Wampenfett schmelzen, sondern eine Ernährungsweise, bei der man sich nicht vollstopft – womit auch immer.

DIE WAHRHEIT ÜBER FETT

Fett liefert zwar von allen Nährstoffen die meisten Kalorien. Es ist aber trotzdem nicht gerechtfertigt, allein ihm die Schuld für Übergewicht zu geben. Jeder kennt Personen, die gerne und oft fettreich essen und doch schlank sind. Es ist vielmehr so, dass Fett, selbst wenn es mehr als 30 Prozent der täglichen Kalorien beisteuert (30-Prozent-Regel), nicht gleich zu einer hohen Gesamtkalorienzufuhr führt.

Zwar ergaben manche Studien, dass Dicke im Durchschnitt mehr Fett essen als Schlanke, aber nicht alle fanden diesen Zusammenhang. Zudem kann es auch sein, dass bereits bestehendes Fettgewebe Hormone ausschüttet, die die Gier nach Hochkalorischem, d. h. energiedichten, fettreichen Nahrungsmitteln, steigern.

Energieausbeute von Kohlenhydraten, Fett und Eiweiß

1 Gramm Fett	9 Kalorien	(39 kJ)
1 Gramm Kohlenhydrate	4 Kalorien	(17 kJ)
1 Gramm Eiweiß	4 Kalorien	(17 kJ)

Eine zusammenfassende Analyse von Studien, in denen eine fettarme Kost zum Abspecken überprüft worden war, ergab, dass mithilfe des Fettsparens gerade mal ein Minus von 2,5 Kilo erreichbar ist und das auch nur, weil die Teilnehmer in ein strenges Studienprotokoll eingebunden waren. Nach ein bis zwei Jahren lag der Gewichtsverlust in entsprechenden Studien nur noch zwischen 300 Gramm und 1,5 Kilo.

Eine fettreiche Kost wurde als gefährlich gemeldet, weil sie angeblich die Blutfette und den Cholesterinspiegel anheben würde. Neue Studien zeigen heute, dass das nicht der Fall ist. Erhöhte Kohlenhydratzufuhr dagegen führt zu einer Verschlechterung der Fett-, Zucker- und Cholesterinwerte im Blut.

Die offizielle Empfehlung lautet: Essen Sie nicht mehr als 30 Prozent Fettkalorien! 30 Prozent Fettkalorien entsprechen bei einem idealen täglichen Gesamtenergieverbrauch von 2.400 Kalorien genau 720 Kalorien aus Fett (2.400 x 0,3 = 720). Ein Gramm Fett liefert rund neun Kalorien. Folglich dürften in diesem Beispiel maximal 80 Gramm Fett täglich gegessen werden. (720 Kalorien geteilt durch 9,3 Kalorien pro Gramm entspricht 80 Gramm Fett.)

Bei europäischen Männern lässt sich kein statistischer Zusammenhang zwischen dem Fettverzehr und dem Body-Mass-Index finden.

SO ISST MANN SEIN FETT WEG

Argumente der „Fettgegner"	Gegenargumente
Fett liefert viele Kalorien.	Es kommt auf den Kaloriengehalt der gesamten Ernährung an, nicht auf einzelne Zutaten.
Fettreiche Lebensmittel haben eine hohe Energiedichte.	Fett mit Salat, Gemüse, Pilzen und Obst lässt die Energiedichte der Mahlzeit sinken.
Fett sättigt nicht gut.	Isst man Fett mit Kohlenhydraten, z. B. Sahnetorte, dann stimmt das! Isst man Fett mit Gemüse, z.B. Antipasti, dann stimmt das nicht. Bei genussvollem Essen sättigt Fett sehr gut und anhaltend.
Fettes Essen schmeckt zu gut, man isst deshalb besonders viel.	Essen soll gut schmecken. Geben Sie zum Gemüse Öl oder ein Stück Butter und schon schmeckt es lecker. Nur wer satt und zufrieden ist, kann mit dem Essen aufhören.
Fettarme Diäten machen schlank.	Dafür gibt es keine Belege. Die Gewichtsverluste sind mit 2-3 Kilo in einem Jahr eher mager, die Langzeiterfolge noch dürftiger.

Quelle: Fett, Ulrike Gonder, Hirzel-Verlag (2006).

FETT IST NICHT GLEICH FETT – GUTE FETTE – SCHLECHTE FETTE

Fett macht nicht fett und ist nicht schuld an Herzinfarkt und Schlaganfall. Aber Fett ist eben auch nicht gleich Fett. Und deshalb sind einige Fette besser für Ihre Gesundheit als andere.

Fette gehören zu den Grundnahrungsmitteln, aus denen unser Körper unter anderem Energie gewinnt. Fett ist aber nicht nur Energieträger, es liefert auch Rohstoffe für den Bau verschiedener Körpersubstanzen und die Vitamine E, D, K und A. Aus diesem Grunde müssen wir Fett mit der Nahrung zu uns nehmen.

UND NOCH WAS:
Worauf bildet sich die Menschheit am meisten ein? Auf ihr Gehirn! Dieses besteht

zu 60 Prozent aus Fett. Meinen Sie, wir hätten uns so exzellent entwickeln können durch morgendliches Brot mit süßem Aufstrich oder Nudeln mit Tomatensoße? Nein, wir hatten als Nahrungsquellen Pilze, Gräser, Nüsse, Samen, Beeren und Früchte. Wenn wir Glück hatten, bekamen wir Fleisch, Innereien und Rückenmark und hatten außerdem viel Bewegung und eine gute Muskulatur. Heute essen wir viele Kohlenhydrate, bewegen uns wenig und haben schlaffe Muskeln.

WAS FÜR FETTSÄUREN GIBT ES DENN?

Je nach Zusammensetzung bestehen Fette aus Fettsäuren mit einer oder mehreren chemischen Doppelbindungen. Unterschieden werden gesättigte und ungesättigte Fettsäuren. Gesättigte Fettsäuren enthalten keine Doppelbindungen, alle Kohlenstoff (C-)Atome sind mit Wasserstoff (H-)Atomen gesättigt. Auf Grund ihrer chemischen Struktur sind die gesättigten Fettsäuren wenig reaktionsfreudig.

> **Beispiele für Quellen von gesättigten und ungesättigten Fettsäuren:**
> - Gesättigte Fettsäuren, zum Beispiel in Butter und Kokosfett.
> - Einfach ungesättigte Fettsäuren, zum Beispiel Avocado, Nüsse, Olivenöl, Schmalz und Rapsöl.
> - Mehrfach ungesättigte Fettsäuren, zum Beispiel in Rapsöl, Nussölen, Leinöl und Fischölen.

- **Gesättigte Fettsäuren (SAFA)**
stecken in vielen Süßigkeiten und Milchprodukten. Sie werden auch SAFA genannt, aus dem englischen „saturated fatty acid".

Wussten Sie das?
- Besonders langkettige gesättigte Fettsäuren werden als Bausteine für die Membranen unserer **Gehirnzellen** gebraucht.
- Langkettige gesättigte Fettsäuren sind wichtige **Energie**lieferanten, zum Beispiel für Herz- und Muskelzellen.
- Laurinsäure (in Kokos- und Palmkernfett) kann Bakterien abtöten, sie ist gewissermaßen **antibakteriell** wirksam.
- Aus **Kohlenhydraten werden gesättigte Fettsäuren**: Übrigens werden unter dem Einfluss von Insulin auch überschüssige Kohlenhydrate zu Palmitinsäure (gesättigte Fettsäure) umgebaut und sowohl ins Fettgewebe als auch in die Membranen der Muskelzellen eingelagert.
- Sie heben den Spiegel sowohl des „guten" als auch des „schlechten" **Cholesterins**, sodass die Gesamtwirkung in etwa **neutral** bleibt.

- **Ungesättigte Fettsäuren**
Ungesättigte Verbindungen dagegen sind sehr viel reaktionsfreudiger, weil zwei C-Atome durch eine Doppelbindung verbunden sind. Einfach ungesättigte Fettsäuren besitzen eine Doppelbindung, mehrfach ungesättigte Fettsäuren enthalten entsprechend mehrere Doppelbindungen.

SO ISST MANN SEIN FETT WEG

Die Ölsäure (in Avocados, Nüssen, Oliven- und Rapsöl) wirkt sich günstig auf den Cholesterinspiegel, die Blutgerinnung, die Insulinempfindlichkeit und vermutlich auch auf den Blutdruck aus.

Es gibt:

• **Einfach ungesättigte Fettsäuren (MUFA)**

Diese findet man in Oliven und ihrem Öl, in Nüssen und Samen, Fleisch und Avocados. Ganz im Gegensatz zu den Omegas sind sie nicht essenziell, der Körper kann sie also aus anderen Fetten herstellen, aber Sie sollten trotzdem mehr davon essen, weil sie Blutfettwerte positiv beeinflussen. Einfach ungesättigte Fettsäuren (MUFA), zum Beispiel Ölsäure, werden auch MUFA genannt, aus dem englischen „monounsaturated fatty acid".

• **Mehrfach ungesättigte Fettsäuren, lebensnotwendige (essenzielle) Fettsäuren (PUFA)**

Besonders wichtig sind die zweifach und mehrfach ungesättigten Fettsäuren, da sie die dringend benötigten Bestandteile, die der Körper für seine Bauprozesse braucht, liefern. Anders als andere Fette können sie vom Körper nicht selbst gebildet werden, weshalb sie auch als *essenzielle* (= lebensnotwendige Stoffe, die zugeführt werden müssen) Fettsäuren bezeichnet werden. Achten Sie beim Kauf von Ölen auf diese Bezeichnungen. Am besten verwenden Sie kalt gepresste Öle; darin sind die Doppelbindungen noch intakt. Bei anderen Ölen werden sie durch das Erhitzen beschädigt.

Omega bedeutet, man fängt vom Molekülende an zu zählen. Ist die erste Doppelbindung am 3. Kohlenstoffatom, nennt man die Fettsäure Omega-3-Fettsäure.

Weiterhin unterscheidet man zwischen:

• mehrfach ungesättigten Fettsäuren (PUFA), zum Beispiel Linolsäure. Sie werden auch PUFA genannt, aus dem englischen „poly unsaturated fatty acid" und
• hoch ungesättigten Fettsäuren (HUFA) mit fünf und sechs Doppelbindungen, zum Beispiel Omega-3-Fettsäure aus dem Fisch. Sie werden auch HUFA genannt, aus dem englischen „high unsaturated fatty acid".

DIE OMEGAS

Von Bedeutung ist nicht nur die Anzahl der Doppelbindungen, sondern auch ihre Position. Denn dort entscheidet sich, was der Körper mit der jeweiligen Fettsäure anfangen kann, ob er sie zur Energieversorgung, als Zellmembranbestandteil oder als Signalstoff heranzieht.

Omega-6-Fettsäure: Linolsäure

Omega-3-Fettsäure: Alpha-Linolensäure

• **Omega-3-Fettsäuren**

Sie sind mehrfach ungesättigt und kommen vor allem in fetten Kaltwasserfischen vor. Ihre Vorläufer finden sich auch in Raps-, Lein- und Walnussöl. Auch Fleisch von Tieren, die mit Gras gefüttert wurden, enthält größere Mengen. Essen Sie mehr Omega-3-Fettsäuren, weil diese das Risiko für einen Herzinfarkt deutlich senken.

- ### Omega-6-Fettsäuren

Durch unsere Ernährung, reich an Getreide, daraus hergestellten Ölen und damit gefütterten Tieren, sind wir überreich versorgt.

- ### Trans-Fettsäuren

Das sind ungesättigte Fettsäuren mit ungewöhnlicher räumlicher Struktur. Von Natur aus kommen sie in geringen Mengen in Milchprodukten und im Fleisch von Wiederkäuern (Rind) vor. Aber: Mit industriell gehärteten Pflanzenfetten in Süßigkeiten, Fritten und anderen Produkten essen wir, wenn wir nicht bewusst darauf achten, große Mengen davon. Trans-Fettsäuren können in Zellmembranen eingebaut werden und deren Eigenschaften ungünstig verändern. Sie reichern sich im Körperfett an und behindern die Nutzung anderer ungesättigter Fettsäuren, indem sie die entsprechenden Enzyme blockieren. Außerdem erhöhen sie den Anteil des „schlechten" LDL-Cholesterins im Blut und senken die Insulinempfindlichkeit. Ein hoher Konsum geht daher mit erhöhten Infarktraten und anderen Herzkreislauferkrankungen einher.

Schauen Sie auf die Zutatenliste und meiden Sie Produkte mit „teilweise gehärteten" und „gehärteten pflanzlichen Fetten".

Fettarten mit dem jeweiligen Anteil an Fettsäuren (in Prozent)

Fettart	Einfach ungesättigte Fettsäuren (%)	Mehrfach ungesättigte Fettsäuren (%)	Gesättigte Fettsäuren (%)
Olivenöl	76	10	14
Leinöl	18	72	10
Rapsöl	62	31	7
Arganöl	46	36	18
Schweineschmalz	46	10	44
Rindfleisch	45	12	43
Maiskeimöl	34	53	13
Sonnenblumenöl	25	63	12
Butter	25	4	71
Margarine	25	55	20
Fischöl	22	46	32
Sojaöl	22	64	14
Traubenkernöl	17	72	11
Walnussöl	17	74	9
Distelöl	13	78	9
Kokosfett	3	7	90

Schweineschmalz enthält viele herzschützende MUFAs. Fleischfett besteht aus rund 50 Prozent ungesättigten Fettsäuren!

SO ISST MANN SEIN FETT WEG

EINMAL ÖLWECHSEL BITTE!

Die Omega-3- und die Omega-6-Fettsäure-Familien sind Gegenspieler im Stoffwechsel und sollten in einem ausgewogenen Verhältnis gegessen werden. Der Körper benötigt für viele wichtige Stoffwechselfunktionen Fettsäuren. Allerdings nur die hoch ungesättigten Fettsäuren (HUFA). Diese sind die eigentlichen essenziellen Fettsäuren. Sie sind grundsätzlich nur in tierischen Fetten enthalten und gehören zur Omega-3-Fettsäure-Familie. In Tiefseefisch (Makrele, Thunfisch, Lachs, Sardine),

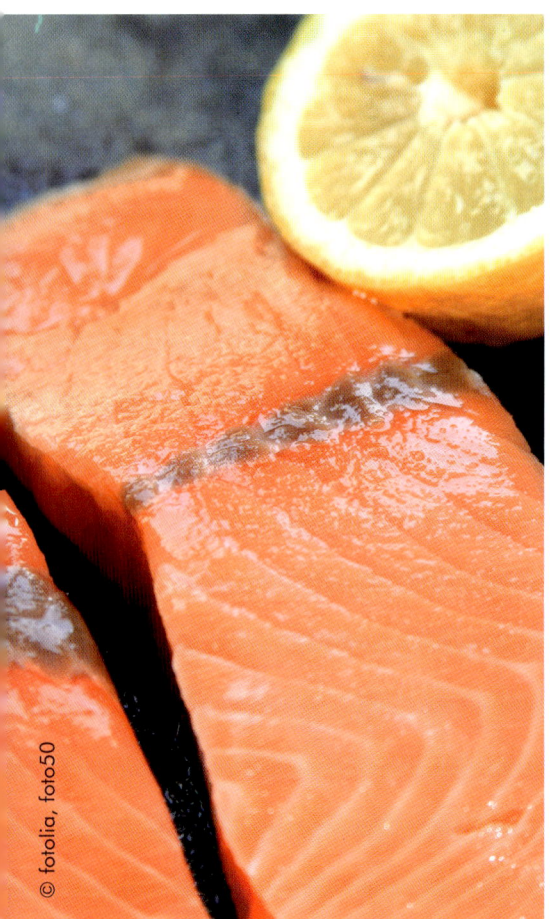

© fotolia, foto50

aber auch im Fleisch von artgerecht gehaltenen und gefütterten Landtieren bzw. Wildfleisch ist viel enthalten. Pflanzliche Fette enthalten nur die Vorstufen, die kürzeren, mehrfach ungesättigten Fettsäuren. Unser Körper kann in einem aufwendigen Stoffwechselprozess aus der pflanzlichen Linolsäure die essenzielle, hoch ungesättigte Arachidonsäure – Omega-6-Fettsäure – sowie aus der pflanzlichen alpha-Linolensäure die essenziellen, hoch ungesättigten Omega-3-Fettsäuren herstellen. Die erforderlichen chemischen Reaktionen verlaufen aber nicht sehr effizient und werden durch einen Stoffwechselengpass behindert. Beide Fettsäurenfamilien verwenden für die Umwandlungsreaktionen dasselbe Enzymsystem. In der heutigen Ernährung dominieren die Omega-6-Fettsäuren und verdrängen so die Omega-3-Fettsäuren vom Enzymsystem. Infolgedessen kommt der Aufbau von hoch ungesättigten Omega-3-Fettsäuren aus pflanzlichen Fetten zu kurz.

Ernährungsphysiologisch ist es ein großer Nachteil, dass Öle aus Getreide, Mais und Sonnenblumen hergestellt werden, denn deren Gehalt an Omega-6-Fettsäuren ist sehr hoch. Die Omega-3-Versorgung ist so nicht ausreichend, ein relativer Mangel in der Bevölkerung ist weit verbreitet. Die Folge ist eine Vielzahl von Stoffwechselstörungen und Krankheiten. Der Fettkonsum ist schon lange nicht mehr „artgerecht" und ausgewogen.

Das optimale Verhältnis von Omega-6- und Omega-3-Fettsäuren liegt bei 1:1 bis 3:1. Kostengünstiges Pflanzenfett sowie eine aktuell massiv getreidebetonte Ernährung (Getreideeinsatz auch als Mastfutter für Geflügel, Stalltiere und Zuchtfischbetriebe) hat dieses Verhältnis mittlerweile auf sagenhafte 25:1 hochgedrückt, zugunsten von Omega-6-Fettsäuren, mit allen negativen und ungesunden Konsequenzen für uns Menschen.

FETTE HILFE NAHT!

Mit der Men's Health-Ernährung wird sich die Fettsäurezufuhr verbessern. Für die Praxis bedeutet dies: Verzichten Sie auf Sonnenblumen-, Distel- und Maiskeimöl und daraus hergestellten Margarinesorten. Schränken Sie den Konsum von Getreideprodukten ein. Essen Sie regelmäßig Fisch, Fleisch aus artgerechter Haltung, Wildfleisch, Nüsse und verwenden Sie Raps-, Oliven- und Nussöle.

MEN'S HEALTH UND DIE EMPFEHLUNG ZUM „VERSTECKTEN FETT"

Men's Health empfiehlt Fett, und zwar aus natürlichen Lebensmitteln

Aber: Meiden Sie, so weit wie möglich, die Kombination aus Kohlenhydraten und verstecktem Fett, zum Bespiel in Croissants, Knabberartikeln (Chips, Kekse, Flips), Kuchen, Süßigkeiten und Co.! Ansonsten könnte dies für Sie einen wahren schnellen Hüftring bedeuten!

- Verstecktes Fett in Käse oder Wurst ist empfehlenswert, denn diese Nahrungsmittel enthalten überwiegend Eiweiß und Fett.
  ABER: Falls Sie eine Gewichtsabnahme anstreben, kann ein zu hoher Verzehr davon den Erfolg mindern.

- Falls Sie Nudeln oder Brot essen möchten, meiden Sie die fettreichen Käse-Sahne-Soßen bzw. den fettreichen Aufschnitt. Sonst würden Sie sich ja wieder die Kombination von vornehmlich Kohlenhydraten und Fett einverleiben. Essen Sie zu den Nudeln besser Thunfisch- oder Bolognesesoße. Auf das Brot legen Sie fettarmen Aufschnitt, zum Bespiel Schinken, Pute oder Corned Beef. Möchten Sie aber ein Stück Salami essen, dann streichen Sie das Brot und genießen dazu Tomaten, zum Bespiel mit Kräutersalz, Gewürzgurken oder roter Paprika.

> Meiden Sie Lebensmittel, die viele Kohlenhydrate und Fette kombiniert enthalten!

- Was ist mit Nudeln und Pesto?
  Pesto enthält gesundes Fett. Hier kommt es wieder einmal auf die Menge an. Bedenken Sie: Die Portionsgröße ist wirklich klein. Sie entspricht etwa einem Teelöffel. Im Vergleich zu drei Esslöffeln Käse-Sahne-Soße ist das richtig wenig.

Tipp: Essen Sie zu Nudeln mit Pesto einen Salat, zum Bespiel mit Thunfisch und Essig-Öl-Dressing. So nehmen Sie Eiweiß und Ballaststoffe auf. Das macht satt!

In der Tabelle finden Sie Lebensmittel, die Sie meiden sollten. Und die gute Botschaft: Es gibt Alternativen.

SO ISST MANN SEIN FETT WEG

Meiden Sie	Essen Sie, ABER nehmen Sie keine größere Portion!
Fettreiche „Kleinteile", z. B. Croissant mit 30 % Fett u. ä.	Dünne Scheibe Sauerteigbrot, Pumpernickel oder Vollkornbrot
Fettreiche Süßigkeiten, z. B. Schokokekse mit 30 % Fett	Zartbitterschokolade, Schokoküsse
Kräcker und Chips mit 30 % Fett	Parmesancracker*, Kokosflocken sowie Nüsse
Pommes frites mit 30 % Fett	Gemüsechips*
Sahneeis	Buttermilcheis

Wenn folgende Lebensmittel mit Brot oder Beilagen gegessen werden, dann wählen Sie unbedingt die fettarmen eiweißreichen Alternativen aus:

Meiden Sie	Essen Sie, ABER nehmen Sie keine größere Portion!
Fettreiche Wurstsorten, z. B. Salami, Mettwurst, Teewurst mit 30 % Fett	Fettarmer Aufschnitt, z. B. gekochter oder roher Schinken ohne Fettrand, Corned Beef, Roastbeef, Geflügelwurst mit ca. 1-5 % Fett, Würstchen mit 5 % Fett
Schnittkäse über 45 % Fett i.Tr.	Hüttenkäse, Quark, Frischkäse
Käse- oder Sahnesoße mit 20-30 % Fett	Tomaten-, Arrabiatasoße, Gemüse- oder Joghurtsoße mit jeweils 2-5 %
Crème fraîche mit 30-40 % Fett oder Schmand mit 24 % Fett	Saure Sahne mit 10 % Fett, Milch, Joghurt, Buttermilch

*Quelle: Das neue große LOGI-Kochbuch, Franca Mangiameli & Heike Lemberger, systemed Verlag (2009).

UND DIESE WERTE BETREFFEN IHRE GESUNDHEIT

Schlanker Körper, aber gesundheitlich ein Wrack? Das will sicher keiner von uns. Deswegen darf bei allem Schlankheitswunsch Ihre Gesundheit nicht aus den Augen gelassen werden und diese spiegelt sich unter anderem in Ihren Blutwerten wider.

TRIGYLZERIDE
Natürlich vorkommende Fette werden auch als Neutralfette oder Triglyzeride bezeichnet. Sie sind aufgebaut aus einem Glyzerinmolekül, an dem drei Fettsäu-

ren hängen. Um Triglyzeride aus der Nahrung aufnehmen zu können, werden diese im Darm zum größten Teil aufgespalten. Anschließend werden sie von den Zellen des Darms aufgenommen und wieder zusammengesetzt. Gebunden an Eiweißen, werden sie als Chylomikronen und VLDL (very low density lipoproteins) – Körperchen im Blut transportiert und gelangen so zu den verschiedenen Organen.

Neben der Aufnahme der Triglyzeride mit der Nahrung ist der Körper über die Leber fähig, Triglyzeride selbst herzustellen. Triglyzeride dienen als Energiespeicher. So werden im Fettgewebe eines normalgewichtigen Erwachsenen ungefähr acht Kilogramm Triglyzeride gespeichert. Dies entspricht etwa dem Energiebedarf für 40 Tage!

CHOLESTERIN UND LIPOPROTEINE

Cholesterin ist eine fettähnliche Substanz, die ausschließlich in tierischen Fetten vorkommt. Der Körper benötigt es für die Herstellung von Hormonen. Cholesterin fördert auch als Bestandteil der Gallensäure die Verdauung.

Ein hoher Anteil an HDL senkt das Erkrankungsrisiko für Herz-Kreislauf-Erkrankungen.

Der größte Teil des Cholesterins wird vom Körper in der Leber gebildet, nur der kleinere Teil wird über die Nahrung aufgenommen. Im Übrigen passt der Körper die Cholesterinproduktion dem Bedarf an, das heißt, er produziert weniger, wenn wir mehr Cholesterin mit der Nahrung aufnehmen, und entsprechend mehr, wenn wir weniger tierische Fette zu uns nehmen. Da Cholesterin chemisch eine fettähnliche Struktur hat, kann es sich weder in Wasser noch in Blut lösen. Deshalb braucht es ein Transportmittel. Und diese Aufgabe übernehmen die Lipoproteine, die sich an das Cholesterin anlagern und es – im Blut gelöst – überall dorthin bringen, wo es im Körper gebraucht wird.

DAS „BÖSE" LDL-LIPOPROTEIN

Das Lipoprotein LDL (= low density lipoproteins) hat nur eine geringe Dichte. Das bedeutet, es besteht aus einem geringen Anteil Eiweiß und viel Fett. Zwei Drittel des gesamten Cholesterins wird mit LDL transportiert.

DAS „GUTE" HDL-LIPOPROTEIN

Das Lipoprotein HDL (= high density lipoproteins) hat eine hohe Dichte, weil es viel Eiweiß und wenig Fett enthält. Es kann deshalb nicht viel Cholesterin transportieren.

Der Anteil an HDL oder LDL kann unterschiedlich sein. Menschen mit einem höheren Anteil an HDL sind besser vor Arteriosklerose und Herz-Kreislauf-Erkrankungen geschützt. Denn der hohe Anteil an HDL nimmt überschüssiges Cholesterin aus Arterien und Gewebe auf und transportiert es in die Leber. Hier wird es weiterverarbeitet und schließlich ausgeschieden. Menschen mit einem geringen Anteil an HDL-Cholesterin dagegen weisen ein erhöhtes Risiko für Herzinfarkt und Schlaganfälle auf.

NORMWERTE FÜR BLUTFETTE

Normwerte sind Richtwerte. Sie können individuell stark schwanken, ohne dass dies einen Krankheitswert hätte. Erhöhte Werte sind deshalb nicht gleich Anlass zur Sorge. Der Arzt wird eine Kontrolluntersuchung oder weitere Tests veranlassen.

SO ISST MANN SEIN FETT WEG

Normwerte von Blutfetten für Männer

Triglyzeride	bis 200 mg/dl	Cholesterin, gesamt	bis 200 mg/dl
LDL-Cholesterin	70-180 mg/dl	HDL-Cholesterin	35-55 mg/dl

Wie viele Eier darf ich essen?

So viele, wie Sie Lust haben! Ein Ei hat gerade einmal 100 Kalorien, bestehend aus 7 Gramm hochwertigem Eiweiß, 7 Gramm gesundem Fett (einfach ungesättigt und Omega-3-Fettsäuren) sowie zahlreichen Vitaminen und Mineralstoffen. Eine wahre Nährstoffbombe und das auf so wenige Kalorien! Kein anderes natürliches Lebensmittel kann dem kleinen Ei „das Wasser reichen". Es soll ein Leben daraus entstehen, also hat die Natur das Ei auch wertvoll „gepackt". Leider hat das Ei auf Grund einer Cholesterinzufuhrempfehlung, die nicht wissenschaftlich belegt ist, einen schlechten Ruf. Im Vergleich zu anderen Lebensmitteln enthält ein Ei viel Cholesterin. Dieses Cholesterin beeinflusst Ihren Blutcholesterinwert aber nicht ungünstig!!!

Fatburner – Wundermittel oder leere Versprechungen?

Fatburner sind Substanzen, die Ihre körpereigene Fettverbrennung fördern und damit das Abspecken beschleunigen sollen. Einige gehen sogar so weit und behaupten, dass solche Fettkiller die Fettverbrennung des Körpers ganz unabhängig von Sport und Bewegung künstlich steigern können. Dieser Effekt wird einem veränderten Stoffwechsel, einer erhöhten Körpertemperatur, einer schnelleren Fettverbrennung oder stärkeren Fettausscheidung zugeschrieben. Für Verbraucher ist es oftmals schwer, zu unterscheiden, welche Mittel tatsächlich wirksam und gleichzeitig unbedenklich sind, und Angeboten, die bestenfalls wirkungslos und „nur" teuer sind sowie solchen, die darüber hinaus sogar gesundheitsschädigend sind.

WELCHE NÄHRSTOFFE MACHEN SCHLANK?
DIE BEKANNTESTEN „FETTKILLER"

Koffein: Turnt Ihre Fettverbrennung an. In Kaffee, Tee (schwarz, grün, Mate). Koffein kurbelt Ihren Stoffwechsel an. Der Energieumsatz ist über einige Stunden so erhöht und Sie verbrennen mehr Fett. Dieser Effekt ist natürlich gefährdet, wenn man Kaffee oder Tee mit Zucker beziehungsweise die klassische zuckerhaltige Cola trinkt. Ein Glas Cola enthält sieben Würfel Zucker, da verbrennt Ihr Körper kein Fett mehr.

Kalzium: Lässt Ihr Fett schmelzen! Hauptquellen sind Milch und Milchprodukte wie Käse, Quark, Joghurt etc. Aktuelle Untersuchungen zeigen, dass der Mineralstoff Kalzium offensichtlich die Fähigkeit besitzt, Fettpolster zu verheizen. Bereits vor 11 Jahren konnten amerikanische Forscher in einer Studie zur blutdrucksenkenden

Wirkung von Kalzium eine Gewichtsabnahme in der behandelten Gruppe feststellen. In einer neuen Studie, die am Universitätsklinikum Eppendorf in Hamburg durchgeführt wurde, konnte nachgewiesen werden, dass das Körpergewicht um fast acht Kilo niedriger liegt, wenn täglich etwa 1.000 Milligramm mehr Kalzium aufgenommen werden. Eine hohe Kalziumzufuhr aktiviert verschiedene Gene, die die Ausschüttung von Hormonen stimuliert, die wiederum die Einlagerung von Fett in die Fettzellen bremst. Es sorgt, egal, ob man sich kalorienarm oder kalorienreich ernährt, dafür, dass das Fett aus den Fettzellen verbrannt wird. Auch die Wärmeabgabe steigt.

Chili: Schlank und scharf! Chili befindet sich in Cayennepfeffer, Pepperoni, Chilischoten. Der Wirkstoff der Pfefferschoten, Capsaicin, kurbelt Ihren Stoffwechsel an, fördert die Durchblutung und sorgt für eine geregelte Verdauung. Eine Studie aus Australien konnte weiterhin eine Senkung des Insulinspiegels um 32 Prozent messen. Das hilft beim Abnehmen, denn Insulin gibt dem Körper das Signal, Fett einzulagern.

Omega-3-Fettsäuren: Fett essen, um Fett zu verlieren! Omega-3-Fettsäuren sind in Leinöl, Rapsöl, Walnüssen, Fisch, Fleisch aus artgerechter Haltung enthalten. Die langkettigen, hoch ungesättigten Fettsäuren aktivieren bestimmte Gene im Körper, die für Ihre Fettverbrennung zuständig sind. Dadurch regen sie den Fettabbau an und helfen, Übergewicht abzubauen.

WELCHE STOFFE BRINGEN NICHTS?

Finger weg von ...
Enzymen, zum Beispiel Papain aus der Papaya, Bromelain aus der Ananas. Enzyme sind eine Art Biokatalysatoren, die Substanzen wie Fett, Eiweiß und Kohlenhydrate spalten, sodass Ihr Körper sie verwerten kann. Normalerweise reicht die körpereigene Bildung von Verdauungsenzymen aus und ein Mangel ist nur bei einseitiger massiver Zufuhr von Kohlenhydraten und Proteinen denkbar. Wer dann auch noch verdauungsfördernde Enzyme schluckt, der stellt sicher, dass alle Nährstoffe tatsächlich auch schnell und vollständig aufgenommen werden. Das Gegenteil dessen, was Sie wollen. Die Kalorien werden besser vom Körper aufgenommen.

Zusätzlich sollten Sie wissen, dass Enzyme bereits im Magen gespalten werden und dort schon ihre fettverbrennende Wirkung verlieren.

L-Carnitin kommt in rotem Muskelfleisch (Lamm, Schwein) und Fisch vor. Auch Milch, Obst und Gemüse enthalten Carnitin, allerdings nur sehr wenig. L-Carnitin ist eine Eiweißverbindung, die vom Körper aus den Aminosäuren Lysin und Methionin gebildet und mit der Nahrung aufgenommen wird. Überschüsse werden ausgeschieden. Das körpereigene Carnitin ist mitverantwortlich für die Energiegewinnung aus Fettsäuren und wird benötigt, um Fettsäuren in die Verbrennungsöfen der Zelle, die Mitochondrien, zu befördern. Eine zusätzliche Aufnahme kann aber die Fettstoffwechselprozesse nicht weiter beschleunigen. L-Carnitin kurbelt die Schweißproduktion an, was häufig als Fettverbrennungszeichen gedeutet wird. Das ist aber ein Trugschluss: Es handelt sich dabei ausschließlich um Wasserverlust. Achtung: Ab drei bis vier Gramm können Übelkeit, Erbrechen und Durchfall auftreten.

DAS HEMMT DIE FETTVERBRENNUNG

Was Sie vermeiden sollten, wenn Ihnen weniger Bauch lieber ist!
- Fett-Zucker-Kombinationen: Brot mit Käse oder fettiger Wurst, Nudeln in Käse-Sahne-Soße, Schweinebraten mit Knödeln, Torte, Schokolade sowie Kräcker.
- Crash-Diäten: Verursachen Heißhungerattacken und Jo-Jo-Effekt.
- Regelmäßige Fernsehabende und somit Bewegungsarmut.
- Stress: Der Körper versucht, seine Reserven gegen die „Gefahr" zu schützen.
- Hochprozentiges: Wenige Nährstoffe, viele Kalorien.
- Essen direkt nach dem Sport: Der Körper will die Fettdepots plündern, aber durch die direkte Nahrungsaufnahme wird die Energie jedoch geliefert.
- Kälte: Der Körper verheizt zwar Energie, um warm zu bleiben, das allerdings macht hungrig. Gleichzeitig hütet er sein Fett, um gegen die Kälte warm gepolstert zu sein.

Liebe geht durch den Magen
Essen ist Triebbefriedigung, genau wie Sex: Beides sorgt für Lustgefühle. In der Triebhierarchie kommt das Essen jedoch vor dem Sex. Schließlich ist die Nahrungsaufnahme fürs nackte Überleben wichtiger als die Fortpflanzung. Von daher wird man mit grimmigen Hungergefühlen im Bauch wohl kaum Lust auf ein Schäferstündchen verspüren. In Zeiten der Nahrungsknappheit ist ein gutes Mahl der ideale Wegbereiter für die Liebe. Aber auch in modernen Wohlstandsgesellschaften scheint kaum ein Mann einem guten Essen „vorher" abgeneigt zu sein. Gute Köchinnen haben daher gute Karten, frei nach dem Motto: Mit Speck fängt man Mäuse.

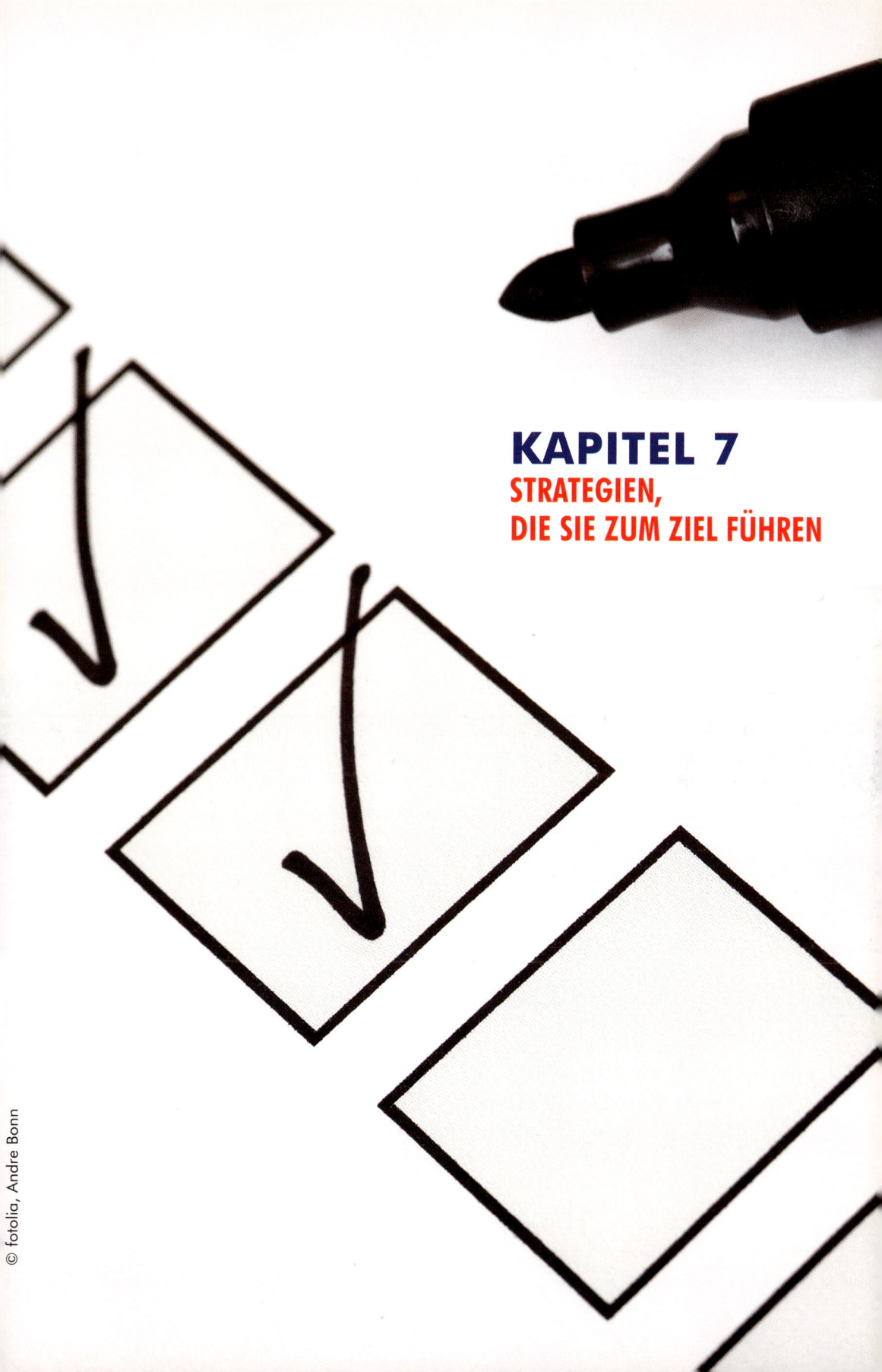

KAPITEL 7
STRATEGIEN,
DIE SIE ZUM ZIEL FÜHREN

SO ISST MANN SEIN FETT WEG

Strategien, die Sie zum Ziel führen

Übergewichtige wissen alles über Diäten. Aber sie scheitern an der Umsetzung. Das liegt unter anderem daran, dass sie die Psychologie des Essens und des Abnehmens vernachlässigen. Es gibt deshalb so unendlich viele Diäten und Abspeckprogramme, die in kürzester Zeit wahre Wunder versprechen. Aber Fakt ist, dass keine einzige Diät davon wirklich hilft. Denn die Grundlage eines jeden erfolgreichen Abnehmvorhabens ist immer noch eine gesunde, aber maßvolle und vor allem genussvolle Ernährungsweise, kombiniert mit körperlicher Aktivität. Wer dauerhaft schlank sein will, muss seine Gewohnheiten dauerhaft umstellen. Aber, keine Furcht! Schwierig ist nur die Anfangsphase der Umstellung. Denn, wie wir wissen, ist der Mensch ein Gewohnheitstier.

ABNEHMEN PASSIERT IM KOPF

Nach einer britischen Studie ist der Kopf der Ort des Geschehens, wenn es ums Abnehmen geht. Die Forscher ließen über 50 Übergewichtige über einen Monat lang täglich eine von 15 gegensätzlichen Verhaltensweisen wählen, die diese dann den ganzen Tag lang praktizieren mussten. Dazu zählte, unter anderem, ein ruhiges oder lebendiges Wesen zu spielen. Zum Beispiel musste sich eine gern im Mittelpunkt stehende Person zurückhalten und eine in sich gekehrte Person musste sich besonders extrovertiert geben. Die Testpersonen mussten außerdem noch typische Alltagsrituale ändern. So mussten einige entgegen ihrer sonstigen Gewohnheit zum Frühstück statt Popsongs Klassikmusik hören, und wieder andere mussten einen anderen Weg zur Arbeit gehen. Die Teilnehmer waren am Ende der vier Monate nicht nur besser gelaunt, sie hatten im Schnitt auch vier Kilogramm abgenommen. Das hatte die Änderung der festgefahrenen Gewohnheiten bewirkt, ganz ohne Diät. Aber wie sollen Sie das schaffen, Ihre lieb gewonnenen und Ihnen teilweise gar nicht bewussten Gewohnheiten aufzugeben und durch figurverträglichere zu ersetzen? Nicht jeder kann an einer Studie teilnehmen, wo ihm genau gesagt wird, was er tun und lassen soll. Viele Diätprogramme, die auch eine individuelle Betreuung beinhalten, sind sehr teuer, kosten viel Zeit und – wenn sie die innere Einstellung zum Essen und Abnehmen nicht berücksichtigen – sind sie ebenfalls zum Scheitern verurteilt. Spätestens nach Abschluss des Programms. Für einen dauerhaften Erfolg kommen Sie nicht drumherum, sich auch innerlich damit zu befassen, dass und wie Sie abnehmen wollen.

SCHLIESSEN SIE EINEN VERTRAG MIT SICH SELBST
Dauerhaft schlank werden erfordert Zeit und – anfangs auch – Mühe. Sie müssen Ihren Fokus darauf richten und dürfen es nicht verdrängen. Wollen Sie dauerhafte Veränderungen in Ihrem Leben haben, und zwar aus den richtigen Gründen? Kein anderer als Sie kann Ihre Pfunde purzeln lassen. Im Gegenteil, Druck von außen, insbesondere von Ihnen besonders nahe stehenden Menschen, macht es nur schwieriger. Wenn Sie abnehmen wollen, dann nur, weil Sie es wollen. Wenn Sie ernsthaft abnehmen

wollen, sollten Sie versuchen, möglichst viele andere Probleme in Ihrem Leben vorher zu lösen. Denn es kostet viel mentale und körperliche Energie, entsprechende Verhaltensänderungen herbeizuführen und vor allem beizubehalten. Deshalb sollten Sie nicht gleichzeitig andere schwierige Lebenssituationen, etwa Beziehungs- oder Geldprobleme, nebenher bewältigen müssen. Das richtige Timing ist der Schlüssel zum Erfolg. Fragen Sie sich, ob Sie wirklich bereit sind, Ihre Ernährungs- und einige andere Gewohnheiten zu ändern. Wenn ja, geben Sie sich im Geiste die Hand darauf.

SEIEN SIE EHRLICH ZU SICH SELBST

Gerade Männer tendieren mehr dazu, auf Besserung zu hoffen, statt Besserung herbeizuführen. Wer sich nur auf die Hoffnung verlässt, genießt jedoch einen Zustand, den er noch gar nicht erreicht hat. Das eigentliche Ziel bleibt auf der Strecke. In Studien zur Selbsteinschätzung neigte ein Großteil der Männer dazu, ihre Körperfülle trotz eines BMI von über 26 zu verharmlosen. Nur ganz wenige ordneten Fotos von fremden Übergewichtigen einigermaßen objektiv ihrem eigenen Gewicht zu. Aber: Schlanke Gedanken machen schlank. Entwickeln Sie ein inneres Bild von sich, wie Sie nach erfolgreichem Abnehmen aussehen wollen. Stellen Sie sich dabei ganz genau vor, wie es ist, Ihr Wunschgewicht bereits erreicht zu haben. Wem das schwerfällt, der kann auch Fotos von sich (für eine Vorher-nachher-Dokumentation und als Ansporn) machen und/oder sich ein Figurvorbild suchen. Es müssen ja nicht gleich die Kerle vom Men's Health-Cover sein! Ein flüchtiger Blick in den Spiegel wird Ihre Gewohnheiten nicht so nachhaltig ändern wie ein Foto.

VERFOLGEN SIE IHR NEUES ZIEL GANZ ENTSCHLOSSEN!

Sie „hoffen" oder „versuchen" abzunehmen? Mit diesen sprachlichen Schlupflöchern geben Sie sich selbst einen Freibrief, sich mit allem, was passiert, zufriedenzugeben. Formulieren Sie Ihre Ziele eindeutig und unmissverständlich: „Ich werde abnehmen!"

MACHEN SIE SICH BEWUSST: SIE SCHAFFEN ES!

Sie glauben nicht, dass Sie jemals schlank sein werden? Sammeln Sie Artikel über Menschen, die mit bleibendem Erfolg abgenommen haben. Sagen Sie sich: Was die können, kann ich auch!

ERSTELLEN SIE EINEN PLAN

Planen Sie genau wann, wo, was und wie oft Sie etwas essen möchten. Und für den Fall, dass Ihre alten Gelüste Sie überkommen, schaffen Sie sich einen Notfallplan. Halten Sie für den Notfall etwa anstelle der Tafel Vollmilchschokolade Zartbitterschokolade oder Ähnliches bereit.

SETZEN SIE SICH REALISTISCHE ZIELE

Sie sollten hinsichtlich der Frage, wie viel Sie in welcher Zeit abnehmen wollen, unbedingt realistisch bleiben. Gesunder Gewichtsabbau geht zwar stetig, aber langsam voran. Nehmen Sie sich ein bis maximal zwei Pfund pro Woche vor. Um das zu erreichen, müssen Sie pro Tag 250 bis 500 Kalorien mehr verbrennen, als Sie aufnehmen. Schnellerer Gewichtsverlust als ein Kilo pro Woche bedeutet, dass es entweder nur Wasser oder nur Muskelmasse ist, die Sie loswerden, nicht aber Fett.

SO ISST MANN SEIN FETT WEG

Bestimmen Sie Ihre Ziele nicht zu „Ergebniszielen", sondern zu „Prozesszielen". Das heißt, richten Sie Ihr Augenmerk nicht so sehr darauf, dass Sie am Ende 20 Kilo abgenommen haben wollen, sondern darauf, dass Sie zum Beispiel jeden Tag einen 30-minütigen Spaziergang machen, und das fünfmal die Woche. Richten Sie Ihre Aufmerksamkeit auf Ihre neuen, erwünschten Gewohnheiten. Die Gewichtsabnahme kommt dann ganz von selbst. Und besonders wichtig: Übertreiben Sie nicht! Mit geballten Fäusten und zusammengebissenen Zähnen den Verzicht auszuhalten, ist nicht zielführend. Bestand hat nur, was Sie auch gerne machen, genießen.

VERZICHTEN SIE AUF PERFEKTIONISMUS

Seien Sie ehrgeizig, aber nicht fanatisch. Wer dem Alles-oder-nichts-Motto folgt, läuft Gefahr, dass er sich schon bei dem kleinsten Rückfall als Versager fühlt. Das ist weder der Motivation noch dem Durchhaltewillen förderlich. Verzichten Sie auf Verbissenheit. Gewöhnen Sie sich an den Gedanken, dass Sie hin und wieder gegen Ihr Programm verstoßen werden. Die Gefahr bannen Sie am besten, wenn Sie sie kontrolliert einplanen. Beispiel: Planen Sie für jeden zweiten Tag eine Auszeit Ihres Abnehmprojekts ein. Oder für jeden dritten Tag – je nachdem, was Ihnen mehr zusagt. Ein solcher Verstoß wird Sie mental nicht zurückwerfen.

BELOHNEN SIE SICH

Für kleine Erfolge kleine Belohnungen und für große Erfolge entsprechend große. Ein Kinobesuch oder auch mal eine Karte fürs nächste Fußballländerspiel etwa. Ihrer Fantasie setzen nur Sie die Grenzen.

ERFOLGREICHE ZIELSETZUNG – SO GELINGT SIE IHNEN

Die Zielsetzung entscheidet zwischen Erfolg und Misserfolg. Wenn Sie es richtig machen, wird Ihr Plan Sie motivieren und Ihre Aufmerksamkeit auf das Wesentliche richten.

Wenn Sie es falsch machen, werden Sie scheitern. Denn unrealistische und aggressive Pläne, etwa fünf Kilo pro Woche abzunehmen oder innerhalb von zwei Monaten aus einer Mordswampe einen Waschbrettbauch zu machen, sind fast unerreichbare Ziele. Und wenn Ihre Ziele unerreichbar sind, ist es sehr wahrscheinlich, dass Sie bald entmutigt von Ihrem Abspeckvorhaben Abstand nehmen. Hier sechs Tipps, wie Ihre Zielsetzung Ihnen hilft, abzunehmen, und Sie nicht daran hindert.

Maßschneidern Sie Ihre Ziele. Setzen Sie sich Ziele, deren Erreichen in Ihren Möglichkeiten liegt und nehmen Sie Rücksicht auf Ihre Grenzen. Berücksichtigen Sie auch Ihren individuellen Fitnesszustand, Ihren gesundheitlichen Status, die Zeit, die Sie zur Verfügung haben und Ihren Leidensdruck, aus dem sich Ihre Motivation ergibt.

Bestimmen Sie kurz- und langfristige Ziele. Kurzfristige Ziele halten Sie über den Tag hinweg in der Spur, etwa jeden Tag 30 Minuten zu laufen. Langfristige helfen Ihnen, die notwendige Spannung aufzubauen, um aus einer Aneinanderreihung von vielen kleinen erreichten Zielen ein größeres zu erreichen, etwa an einem Marathon teilzunehmen.

Schreiben Sie Ziele und Zwischenetappen auf und führen Sie Buch über Ihre Zwischenerfolge. Wann wollen Sie mit welchem Schritt Ihres Plans anfangen? Was brauchen Sie dafür (zum Beispiel bestimmte Rezepte etc.)? Setzen Sie sich unbedingt Zwischenetappen, geben Sie sich bis dahin ein Zwischenziel vor. Es ist einfacher, in kleinen Schritten zu arbeiten!

Legen Sie den Termin fest. Das richtige Timing für den Startschuss ist wichtig. Bestimmen Sie einen Zeitpunkt, an dem Sie mit Ernährungsumstellung und Bewegungsprogramm anfangen und verschieben Sie diesen Termin für nichts anderes. Fangen Sie klein an. Es ist einfacher und übersichtlicher, in kleinen Schritten voranzuschreiten, die aufeinander aufbauen. Es hilft Ihnen, sich Ihrem großen Ziel beständig zu nähern, denn was Sie vorhaben, ist nur über längere Zeit zu erreichen. Wenn Sie zu viel zu schnell versuchen, werden Sie stranden, weil es zu anstrengend wird.

Plan für Rückschläge. Es gibt immer auch Rückfälle, wenn man etwas so hartnäckig Beständiges wie seine Gewohnheiten ändern will. Überlegen Sie sich im Vorfeld, wie Sie wieder in Ihre Spur kommen wollen, wenn Sie beim Essen wieder mal über die Stränge schlagen oder eine „Trainingssession" ausfallen lassen müssen.

Prüfen Sie Ihre Fortschritte. Überprüfen Sie jede Woche, ob Sie Ihren Plan eingehalten und welche Fortschritte Sie gemacht haben. Haben Sie Ihr Soll erfüllt? Checken Sie, was geklappt hat und was nicht. Und lassen Sie Ihre Erfahrungen in den Plan für die folgende Woche einfließen.

Passen Sie Ihren Plan Ihren Fortschritten an. Wenn Sie klein angefangen haben, dann können Sie jetzt vielleicht zum nächsten Schwierigkeitsgrad übergehen. Wenn Sie bisher nur auf Süßigkeiten und Knabberzeug vorm Fernseher verzichtet haben, dann wäre es jetzt vielleicht Zeit, mittags auf die Beilage aus Kartoffeln, Reis oder Nudeln zu verzichten.

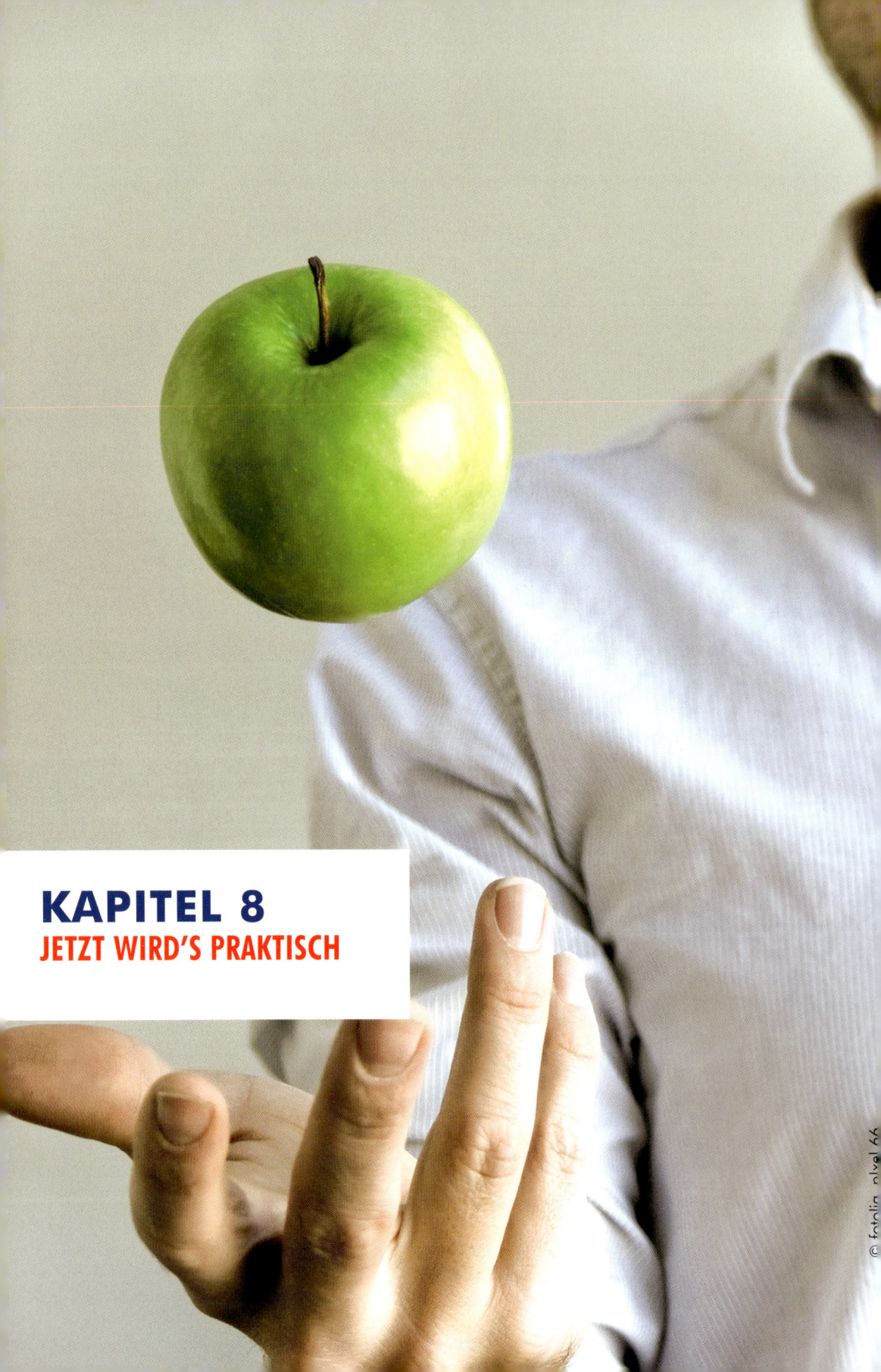

KAPITEL 8
JETZT WIRD'S PRAKTISCH

© fotolia_pixel 66

SO WERDEN SIE DIE WAMPE LOS!
DIE PRAXIS. LOS GEHT'S!

Warum nimmt man zu? Drei Gründe für die Wampenexplosion:

1. Ihr Essverhalten: Jeder zweite Mann bevorzugt Portionen, an denen er sich richtig satt essen kann.
2. Ihre Nahrungsmittelauswahl: Sie kombinieren die falschen Lebensmittel miteinander.
3. Ihre Bequemlichkeit: Ihr Faulheitsgen dominiert, Sie bewegen sich nicht.

Abrüstungstipps 1: Ihr Essverhalten

„Gut gekaut, ist halb verdaut", wäre für Hunde ein völlig unsinniger Spruch, denn sie sind von Natur aus Schlinger. Menschen bekommt das Essen dagegen besser, wenn es gut gekaut wird. Dabei werden die Bissen eingespeichelt und schon mal mit stärkeabbauenden Verdauungsenzymen zersetzt. Wer hastig isst und kaum kaut, dem liegt das Essen mitunter schwer im Magen. Eine aktuelle amerikanische Studie der University of Rhode Island in Kingston zeigt, dass langsame Esser mehr genießen, schneller und besser satt werden und weniger Kalorien im Rahmen einer Mahlzeit aufnehmen.

Ihre Kalorienaufnahme hängt somit nicht nur von dem ab, was Sie essen, sondern auch davon, wie schnell Sie essen.

Sie sind der Meinung, Sie essen nicht zu schnell, und wenn Sie satt sind, hören Sie auf? Machen Sie einen kleinen Test und schauen Sie selbst, ob das stimmt.

Sie essen schnell und merken nie, dass Sie satt sind?   Ja ☐   nein ☐

Sie nehmen in der Regel eine zweite Portion, obwohl Sie keinen Hunger mehr haben?   Ja ☐   nein ☐

Regelmäßig haben Sie das Gefühl, „man, bin ich wieder satt"?   Ja ☐   nein ☐

Sie können nie was im Topf lassen und essen lieber alles auf?   Ja ☐   nein ☐

Sie sind schneller mit dem Essen fertig als Ihr Gegenüber?   Ja ☐   nein ☐

Sie haben das Gefühl, das Essen liegt Ihnen wie ein Stein im Magen?   Ja ☐   nein ☐

SO ISST MANN SEIN FETT WEG

Genuss braucht Zeit:
Sie essen doch so
gerne, also genießen
Sie Ihre Mahlzeiten!

HIER IHRE AUSWERTUNG:

Sie haben **keine** Antwort mit **Ja** angekreuzt. Das ist lobenswert! Sie essen nicht zu schnell, Ihre Wampenvergrößerung hat andere Gründe. Lesen Sie trotzdem dieses Kapitel, Sie finden bestimmt Tipps, die Ihnen helfen, weiter so genussvoll zu essen.

Sie haben **eine** bzw. **mehrere** Fragen mit **Ja** beantwortet, dann essen Sie zu schnell und zu viel. Unglücklicherweise schlägt dieses Verhalten auf Ihre Hüften, sodass Sie langsam anfangen sollten, nicht nur wegen der Gewohnheit, des Appetits oder wegen der guten Gesellschaft zu essen. Sie essen gerne, also essen Sie langsamer, so haben Sie doch länger was davon. Unter Stress einfach was Nahrhaftes „reinschieben" lohnt sich nicht. Es sind Kalorien, die Sie nicht genießen können. Sie werden nicht gleich verhungern, nur weil ein Mittagessen mal ausgefallen ist.

Kennen Sie jemanden, der „natürlich schlank" ist? Oder jemanden, der zunehmen würde, wenn er zu viel äße? Ja? Dann beobachten Sie ihn mal. Natürlich schlanke Menschen hören einfach auf, wenn sie satt sind. Meistens essen sie sogar langsamer als andere.

Der Schlankheitscode:
Ich genieße mein Essen und höre auf, wenn ich satt bin!

Karsten, 41 Jahre, natürlich schlank, war zum Essen eingeladen. Es gab ein leckeres Nudelgericht. Der Gastgeber hatte seinen Teller zuerst leer gegessen und wartete, bis Karsten auch fertig war, um eine weitere Portion zu essen. Es dauerte ca. fünf Minuten, dann war Karsten auch fertig. Auf die Frage, ob er noch eine weitere Portion möge, antwortete er mit: „Nein, danke. Ich bin satt!" Da war der Gastgeber beeindruckt. „Es schmeckt dir doch, oder?" Karsten: „Ja, sehr lecker, aber ich bin trotzdem satt".

Was lernte der Gastgeber daraus? Karsten isst LANGSAM, genießt und hört bei Sättigung auf. Genial!

GRÜNDE FÜRS SCHNELLESSEN

Beruflicher und privater Stress führen dazu, dass wir uns fürs Essen und Trinken wenig Zeit nehmen. In solchen Momenten greifen viele auf Lebensmittel zurück, die schnell verfügbar sind und das Hungergefühl ohne großen Aufwand beseitigen. (Fast) jeder liebt Süßigkeiten und Fast-Food-Produkte. Im Grunde ist dies ein entscheidender Fehler, denn zu wenig Obst und Gemüse, zu wenig Flüssigkeit und zu wenig Eiweiß in Kombination mit unregelmäßigen Essenszeiten machen uns noch anfälliger für Stress und verstärken somit die körperliche und psychische Belastung! Zwar können weder Vitamine noch bestimmte Nahrungsmittel das Stresspotenzial an sich verringern, aber eine richtige und vor allem ausgewogene Ernährung ermöglicht es, mit der Belastung besser fertig zu werden.

ESSEN UNTER ZEITDRUCK

MORGENS WENIG ZEIT!

Morgens muss es immer schnell gehen. Sie bleiben bis zur letzten Minute lieber im Bett, als sich um das Frühstück zu kümmern. Oder die Kinder müssen in den Kindergarten beziehungsweise in die Schule gebracht werden. Alles Gründe für ein schnelles Verlassen der Wohnung. Sie haben gehört, zu frühstücken ist wichtig, und deswegen essen Sie auf die Schnelle irgendwas oder Sie springen rasch beim Bäcker rein und holen sich etwas auf die Hand.

Abrüstungstipps: So werden Sie die Wampe los!

Warum essen Sie ohne Hunger? Weil frühstücken wichtig ist? Viele Bürotäter frühstücken nicht, weil es ihnen schmeckt, sondern weil sie denken, morgens müssten sie essen wie ein Kaiser, mittags wie ein König und abends wie ein Bettelmann.

Machen die Kalorien, die wir abends zu uns nehmen, tatsächlich eher einen Bauch und sind somit ungesünder als Kalorien in Lebensmitteln, die wir morgens oder auch mittags essen?

Diese Kaiser-König-Bettelmann-Empfehlung stammt aus einer Zeit, in der die Menschen körperlich hart arbeiten mussten. Da war es wichtig, dass sie morgens etwas im Bauch hatten, um den Anforderungen des Tages gewachsen zu sein. Heute sehen unsere Lebensbedingungen ganz anders aus. Ihr Körper ist kein Bürotäter, der um 17 Uhr seine Arbeit beendet und dann nichts mehr verbrennt. Ein gutes Beispiel sind die überwiegend schlanken Franzosen: Sie nehmen ihre Hauptmahlzeit abends ein und lassen sich dabei viel Zeit. Sie essen langsamer und ihr Dessert ist ein Stück Käse (Eiweiß und Fett). Das „schließt" ihren Magen und sie müssen nicht zu Knabbereien greifen.

Zurück zu Ihrem Frühstück. Wenn Sie morgens keinen Hunger haben, dann essen Sie auch nichts. Nehmen Sie sich ein Stück Obst und einen Joghurt mit, das reicht bis mittags.

Sie haben morgens Hunger? Dann achten Sie auf eine eiweißhaltige Mahlzeit. Kochen Sie sich Eier ab. Nach dem Duschen sind die Eier fertig. Neben Eiweiß brauchen Sie noch Vitamine und weitere Nährstoffe, wie zum Beispiel in Tomaten, Paprika oder Gurken. Gemüse mögen Sie morgens nicht? Dann waschen Sie einen Apfel oder ein anderes Obststück ab und essen es.

Bäckerei macht süchtig

Das geht weg wie warme Semmeln! Während des Backens können in der Kruste Aromastoffe entstehen, die chemisch mit Opiaten verwandt sind, das heißt, sie wirken auf unsere Psyche. Deswegen können wir begierig frisches Brot und frische Brötchen essen, selbst ohne jedes Hungergefühl. Der Duft genügt, und uns läuft das Wasser im Mund zusammen. Da Brötchen im Vergleich zu Brot mehr Kruste haben, dürfte der Effekt bei ihnen noch ausgeprägter sein.

Der Duft frischer Backwaren hat Suchtcharakter.

SO ISST MANN SEIN FETT WEG

WENIG ZEIT IN DER KANTINE

Mittags essen Sie in der Kantine. Sie müssen auf die Uhr schauen, denn in 30 Minuten ist die Pause vorbei. Der Zeitdruck, die hektische und laute Atmosphäre verführt zu schnellem Essen.

Abrüstungstipps: So werden Sie die Wampe los!
Um Zeit zu sparen, essen Sie einfach einen Salat, da ist die Schlange kürzer. Auch in einem Kantinensalat sind viele Nährstoffe enthalten. Wo haben Sie denn schon so eine große Auswahl? Mehrere grüne Salatsorten, Gurken, Tomaten, Paprika, Rote Bete, Mohrrüben und vieles mehr stehen zu Verfügung. Essen Sie ein Stück Fleisch oder Fisch dazu.
Sie könnten Ihre Mittagspause auch draußen an der frischen Luft verbringen. Denken Sie daran, Ihr Essen mitzunehmen. Dank der Frischhalteboxen ist das heutzutage ganz einfach. Eine Scheibe Vollkornbrot mit fettarmem Aufschnitt, Käse, Frikadelle, Würstchen, Buttermilch, gekochte Eier und ein Stück Obst – eine riesige Auswahl.

Wenn Sie Bedenken haben, dass Sie dann den Kontakt zu den Kollegen verlieren, könnten Sie nachmittags auf einen Kaffee vorbeischauen.

ESSEN AUS LANGWEILE, FRUST ODER DIE GEWOHNHEIT ZU NASCHEN

Kennen Sie das? Sie haben Langeweile und um diese zu überwinden, schauen Sie, was der Kühlschrank so hergibt und stopfen wahllos in sich hinein? Eine solche Verhaltensweise kann sich langfristig auf der Waage bemerkbar machen.

Abrüstungstipps: So werden Sie die Wampe los!
Setzen Sie sich zum Essen neben Scarlett Johansson. Oder stellen Sie es sich zumindest vor. Ihr Essverhalten und -tempo wird sich vermutlich ruckartig ins Gesündere wandeln, auch wenn Sie in Unterhosen vor dem Fernseher sitzen.

KÜHLSCHRANK ALS NOTFALLSCHRANK

Sie haben den ganzen Tag wenig gegessen. Sie stürmen nach Hause, und der Kühlschrank dient als Notfallschrank. Sie reißen die Lebensmittelpackungen auf und stopfen unkontrolliert alles in den Mund.

Abrüstungstipps: So werden Sie die Wampe los!
Stopp! Hören Sie damit auf! Verhalten Sie sich so, weil Sie keine Zeit zum Essen haben? Falls ja, nehmen Sie sich etwas zur Arbeit mit. Zwei bis drei Minuten Zeit findet Sie sicherlich immer zum Essen.
Oder essen Sie tagsüber nichts, weil Sie abnehmen möchten und so hoffen, Kalorien zu sparen? Ihr Körper ist clever. Kommen Sie abends zur Ruhe, sinkt die

Konzentration der Stresshormone und Ihr Körper signalisiert Hunger. Der Zuckerspiegel ist so niedrig, dass Sie instinktiv über alles Essbare herfallen. Da ein lecke angemachter Salat sowie Gemüsegerichte nicht im Kühlschrank warten, essen Sie Lebensmittel, die viele Kalorien und wenig Volumen liefern. Ihr Magen misst leider keine Kalorien. Das hat zur Folge, dass Sie, wenn Sie satt sind, viel zu viele Kalorien verschlungen haben. Denken Sie daran: Jeder Mann hat ein Recht auf drei Mahlzeiten. Schlanke Personen essen ja auch mehrmals am Tag. Den ganzen Tag nichts essen und zu Hause völlig ausgehungert den Kühlschrank plündern, ist nicht gesund und, kalorisch gesehen, schlichtweg unnütz! Versuchen Sie, tagsüber zwei leichte Mahlzeiten einzuhalten – auch, wenn Sie abnehmen möchten. Nehmen Sie sich dann bewusst mehr Zeit für Ihr Abendessen und genießen Sie es.

STELLEN SIE SICH FRAGEN!
DIE ANTWORTEN DARAUF SIND EINE GUTE BASIS
HIN ZUR VERHALTENSÄNDERUNG

* In welcher Situation kam Langeweile auf und warum?
* Musste ich in dieser Situation unbedingt etwas essen?
* Wie könnte ich meine Langweile anders vertreiben?
* Würde ich mich besser fühlen, wenn ich nichts gegessen, sondern etwas anderes getan hätte, um mir die Langeweile zu vertreiben?

SCHREIBEN SIE EINE WOHLFÜHLLISTE!
Oft haben wir es bereits in der Kindheit gelernt: Wir trösten und belohnen uns mit Essbarem, und wir vertreiben damit Ärger und Langeweile. Auch wenn sich diese Verhaltensweisen im Erwachsenenalter verfestigt haben, können Sie umlernen! Überlegen Sie sich Alternativen, die beispielsweise für Beschäftigung sorgen. Erstellen Sie eine Liste mit Aktivitäten, die Ihnen besonders viel Spaß machen:
* Ein Buch lesen,
* Zeitschriften lesen,
* Musik hören,
* Reparaturarbeit,
* Freunde treffen und
* Sport treiben, zum Beispiel kicken.

Je öfter Sie bei Langeweile eine Aktivität aus Ihrer Wohlfühlliste umsetzen, desto schneller wird das neue Verhalten zur Routine. Sie werden sehen, bald gehört Essen aus Langeweile der Vergangenheit an.

SUCHEN SIE SICH EIN HOBBY!
Was wollten Sie schon immer mal machen?
* ein Bild malen,
* ein Instrument spielen,
* ein Buch schreiben oder
* eine Sprache lernen.

SO ISST MANN SEIN FETT WEG

Wenn Sie es nicht versuchen, werden Sie nie erfahren, welche Talente in Ihnen stecken.

Tipps, wie Sie langsamer essen können und wie Sie lernen, bei Sättigung aufzuhören:

- Nicht im Stehen essen. Setzen Sie sich hin!

- Legen Sie das Besteck mal zur Seite und kauen Sie zu Ende, ohne dass der nächste Bissen schon auf der Gabel hängt.

- Machen Sie den Fernseher aus.

- Legen Sie die Zeitung zur Seite.

- Geben Sie Ihr Essen auf einen großen Teller und achten Sie darauf, dass die Portion klein ist. So essen Sie langsamer und ein geleerter Teller löst Sättigungssignale aus.

WIE KANN ICH DEN „INNEREN SCHWEINEHUND" ÜBERWINDEN, UM MEIN ESSVERHALTEN ZU VERÄNDERN?

Das kommt auf Ihren Schweinehund an.

IST ES DIE ZEIT?
Das beliebteste Argument des inneren Schweinehunds ist die mangelnde Zeit für gesunde Ernährung. Natürlich geht es schneller, einen Burger zu kaufen, als ein Gericht mit frischen Zutaten zu kochen. Aber heutzutage gibt es Tiefkühlgerichte, die sich in 10 Minuten zubereiten lassen. Es gibt Plastikdosen, in denen man gesunde Snacks mitnehmen kann. Im Restaurant gibt es, unabhängig von der Nationalität, gesunde Gerichte. Wenn Sie eine Änderung wollen, dann schieben Sie es bitte nicht auf mangelnde Zeit!

LUST?
Durch Verabredungen mit Freunden zum Kochen und Klönen kann man sich gegenseitig motivieren.

UTOPISCHE ZIELE?
Vor allem ist es wichtig, dass Sie nicht übertreiben! Genuss ist die wichtigste Voraussetzung für eine dauerhafte Änderung Ihres Essverhaltens.

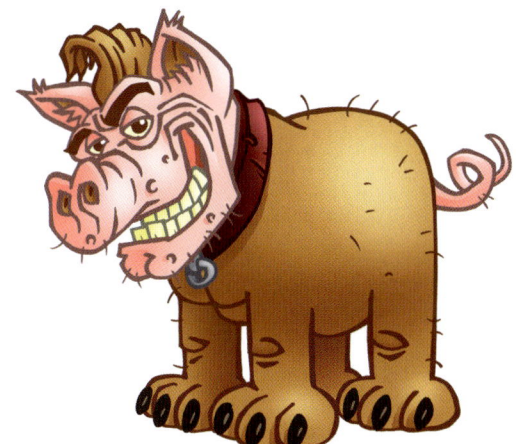

Quelle: www.gfe-ev.de, Illustration: Alexander von Wieding

Setzen Sie sich also nicht zu hohe Ziele! Möchten Sie etwa jede Woche ein bis zwei Kilo abnehmen, wehrt sich Ihr Körper gegen so hohe Gewichtsverluste. Lassen Sie sich Zeit! Was ist ein Jahr Gewichtsreduktion im Vergleich zu Jahrzehnten mit schlanker Figur?

EINE WOCHE KONTROLLE!

Auf Seite 109 finden Sie ein Ernährungsverhaltensprotokoll. Kopieren Sie sich das Protokoll siebenmal, sodass Sie eine Woche lang Ihr Essverhalten überprüfen können. Kreuzen Sie an, warum Sie essen. Aufschreiben hilft der Selbsterkenntnis und somit der Selbstkontrolle!

Ziel ist es, dass Sie nur Kreuze bei langsamem Essen, Hunger, Gewohnheit – festen Zeiten, Appetit und satt machen.

Warum gibt es keine dicken Tiere mit Ausnahmen der Haustiere?
Ein Eichhörnchen flieht vor einer Katze. Es rennt den Baum hoch und entkommt. Dem Eichhörnchen legt man unbegrenzt Nahrungsmittel (Nüsse) hin. Was macht das Eichhörnchen? Es frisst sich satt. Den Nahrungsrest vergräbt es in der Erde. Das Eichhörnchen überfrisst sich nicht, denn es käme nicht mehr den Baum hoch und würde gefressen werden. Das ist ein instinktives Verhalten, welches der Mensch nicht mehr benötigt. Wir müssen nicht mehr fliehen, sodass „Überessen" für uns kein Todesurteil mehr bedeutet.

SO ISST MANN SEIN FETT WEG

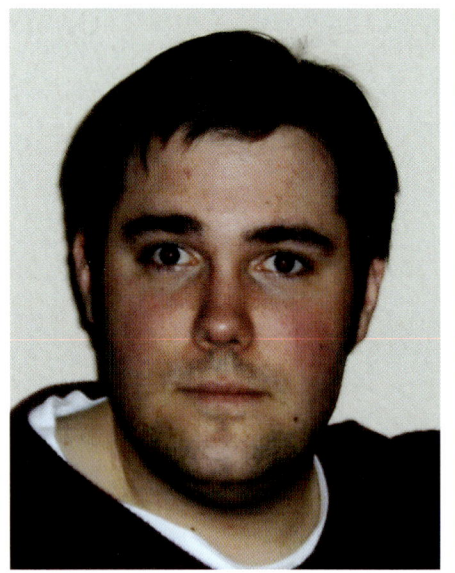 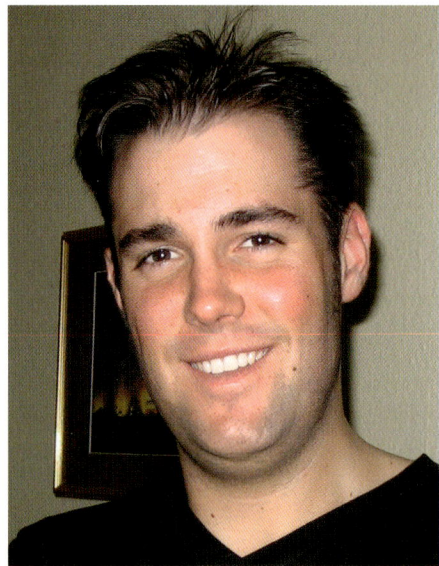

Vorher   Nachher

BJÖRN WINKLER, 29 JAHRE, AUS PLETTENBERG, FAST 50 KILO IN EINEM JAHR!

Ich nehme mir Zeit fürs Essen

Langeweile, Gemütlichkeit und zu viel Zeit vor dem PC ließen mich schon früh in die Breite gehen. Bewegung fand ich blöd. Jetzt weiß ich, dass das keine günstige Kombination ist, um schlank zu bleiben.

Durch ein privates Ereignis beschloss ich, meinen Pfunden den Kampf anzusagen. Von einem Tag auf den anderen hatten Zucker, Weißbrot und fettige Fertiggerichte im Kühlschrank keinen Platz mehr. Anstelle von Dosenfutter gab es frische Lebensmittel, wie Gemüse, Fisch, Fleisch, Eier, Früchte und Nüsse. Klar, am Anfang war das eine krasse Umstellung, aber die Mühe wollte ich auf mich nehmen, denn ich hatte ein Ziel!

In der Zeit, in der ich stark abgenommen habe, aß ich viel bewusster und mit Bedacht. Die Tatsache, dass ich nicht einfach einen Doseninhalt erwärmte, sondern frische Lebensmittel zubereitete, veranlasste mich auch, langsamer und genussvoller zu essen als vorher. Zudem stelle ich fest, dass man bei langsamerem Essen einfach zum richtigen Zeitpunkt merkt, dass man satt ist. Ich habe annähernd 50 Kilo abgenommen und in die Hose von damals passe ich nun zweimal rein.

ERNÄHRUNGSVERHALTENSPROTOKOLL

Tag: _____

	Frühstück	Zwischenmahlzeiten	Mittagessen	Zwischenmahlzeiten	Abendessen	Spätmahlzeit
I. Ich habe … gegessen						
… schnell	☐	☐	☐	☐	☐	☐
… langsam	☐	☐	☐	☐	☐	☐
II. Warum habe ich gegessen?						
Gewohnheit – feste Zeiten	☐	☐	☐	☐	☐	☐
Hunger	☐	☐	☐	☐	☐	☐
Appetit	☐	☐	☐	☐	☐	☐
Langeweile	☐	☐	☐	☐	☐	☐
Stress	☐	☐	☐	☐	☐	☐
Gesellschaft	☐	☐	☐	☐	☐	☐
Frust	☐	☐	☐	☐	☐	☐
Lust	☐	☐	☐	☐	☐	☐
Aus Unbedachtheit	☐	☐	☐	☐	☐	☐
III. Ich war …						
… satt	☐	☐	☐	☐	☐	☐
… pappsatt	☐	☐	☐	☐	☐	☐
… nicht satt	☐	☐	☐	☐	☐	☐

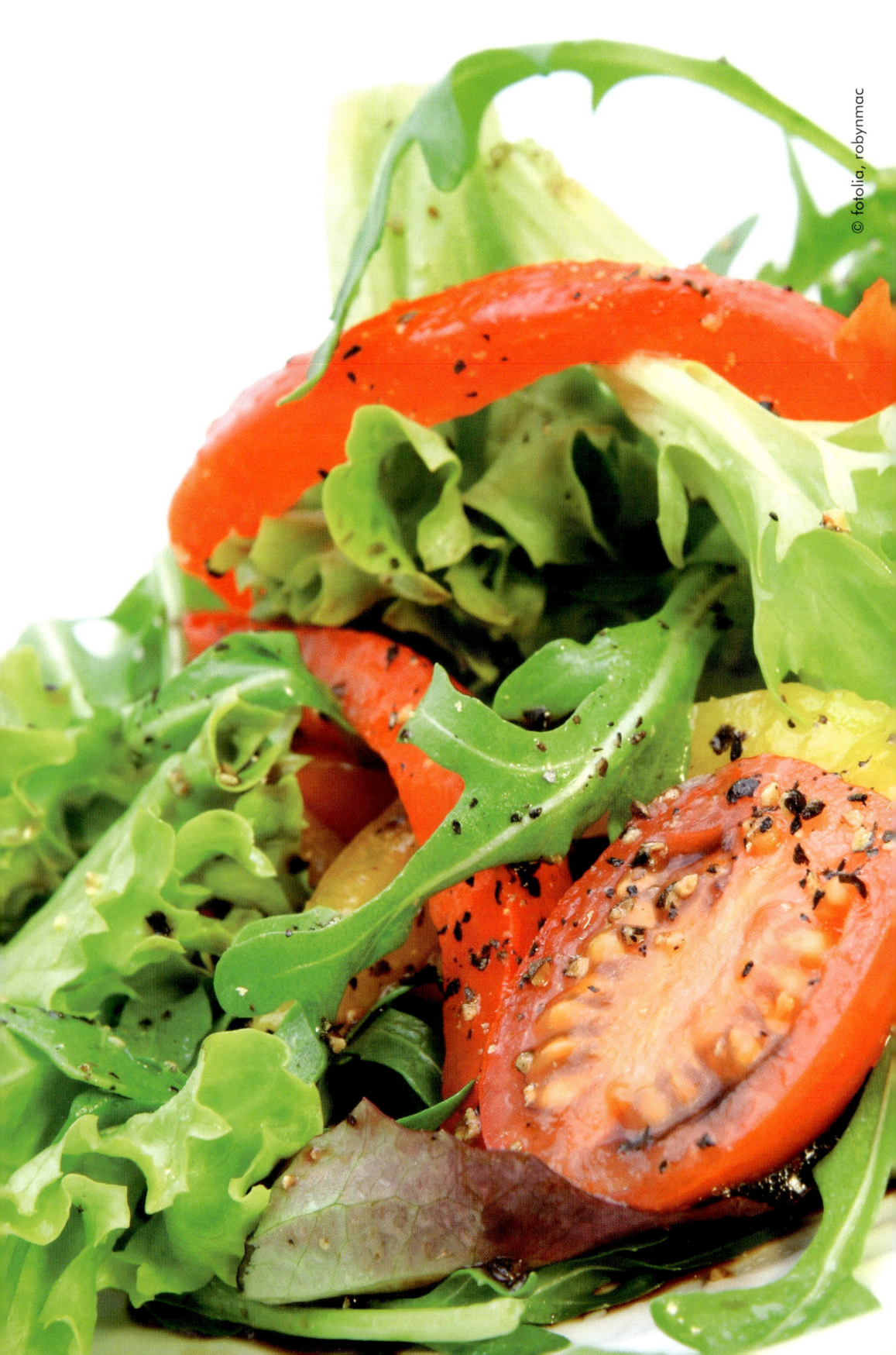

Abrüstungstipps 2: Mit kleinen Änderungen in der Auswahl der Speisen

Ist Ihnen schon aufgefallen, dass natürliche Lebensmittel entweder fett- und eiweißreich (Nüsse, Fleisch, Fisch) oder kohlenhydratreich (Getreide, Reis oder Kartoffeln) sind? Eine Ausnahme bilden die Hülsenfrüchte (Linsen, Erbsen, Erdnüsse und Bohnen). Da kombiniert die Natur Eiweiße mit Kohlenhydraten.

Was in unserer Entwicklungsgeschichte nicht vorgesehen war, ist die Kombination Kohlenhydrate mit Fett, zum Beispiel Schokolade, Chips, Flips, Kekse, Kuchen, aber auch Pommes, Bratkartoffeln, Kroketten, Nudeln mit Käse-Sahne-Soße, Kartoffeln in Mehlsoße oder Brot mit Salami, Mettwurst, Teewurst oder Käse. Das sind alltägliche Lebensmittelkombinationen, die bei zu geringer sportlicher Aktivität den maskulinen Bauchäquator über die magische Grenze von 94 Zentimeter steigen lassen.

Die beste Gehirnnahrung ist ausgewogen und vitalstoffreich. Hochwertiges Eiweiß für Ihr Gehirn und gesundes Fett für den Informationsfluss. So erhalten Sie langfristig Ihre Leistung!

DIESE MEN'S HEALTH-REGELN GELTEN AB HEUTE:
- Essen Sie täglich nicht mehr als drei Mahlzeiten!
- Ihr Bauch muss weg, also essen Sie ab heute nicht mehr als 80 Gramm Kohlenhydrate am Tag!
- Essen Sie fünfmal am Tag Gemüse, Salat, Pilze und Obst: drei Portionen Gemüse, Salat, Pilze und maximal zwei Portionen Obst. Eine Portion passt in Ihre Hand!
- Essen Sie sich an Eiweiß satt! Essen Sie zu jeder Mahlzeit eine große Portion Eiweiß!
- Genießen Sie gesundes Fett!
- Vermeiden Sie die Kalorienzufuhr aus Getränken!
- Kaufen Sie gesunde Lebensmittel ein! Eine Einkaufsliste finden Sie im Kap. 9 Seite 134/135.

SO FÄNGT DER TAG GUT AN

Deutschland ist Brotland Nummer 1. Wir konsumieren am meisten, und wir haben die größte Vielfalt an Sorten. Der Aufruf der Ernährungsgesellschaften lautet: „Esst mehr Brot, Kohlenhydrate machen nicht dick, sondern sind gesund". Die offizielle Empfehlung lautet fünf Scheiben Brot und zwei Brötchen. Das sei der Maßstab einer gesunden Ernährungsweise. Man beklagt, dass wir diesen Konsum nicht schaffen. Der Ernährungsbericht zeigt zwar, dass wir mehr Kohlenhydrate essen, aber die Empfehlung von 55 Prozent der Gesamtenergiezufuhr ist noch nicht erreicht. Woher stammen solche Empfehlungen? Steckt da ein wirtschaftliches Interesse dahinter, oder meint man es wirklich gut mit uns?

Die Datenlage jedenfalls sieht nämlich anders aus.

Wichtige Institutionen, amerikanische Fachgesellschaften und Forschungseinrichtungen schwenken auf Ernährungsempfehlungen um, die eine eiweißreiche Ernährungsweise unterstützen. Das weltweit renommierte Forschungsinstitut für Diabetes, das Joslin Diabetes Center an der Harvard-Universität in Boston, USA, hat im Jahr 2005 neue Ernährungsempfehlungen für Übergewichtige, Prädiabetiker und Typ-2-Diabetiker herausgegeben. Diese entsprechen weitgehend unseren Prinzipien.

Das weltweit anerkannte Zentrum für evidenzbasierte Medizin, das Cochrane-Institut, bestätigt, dass moderne eiweißreiche Ernährungsformen eine bessere Wirkung hinsichtlich der Gewichtsabnahme und Verbesserung des Blutfettprofils zeigen als herkömmliche fettarme, kohlenhydratreiche Diäten. Die Folgen dieser Cochrane-Übersicht spiegeln sich nun auch in den neuen Empfehlungen (von 2008) amerikanischer Fachgesellschaften, wie der „American-Diabetes-Association (ADA)", wider, denn diese erkennt Low-Carb-Methoden als leitliniengerecht an.

So weit die Theorie – wie sieht es aber im Männeralltag aus?

1. FRÜHSTÜCK:
Morgens essen die Deutschen am liebsten Brot, Toast oder Brötchen mit Marmelade. Wichtig zu wissen, dass der Körper morgens am besten Kohlenhydrate verwerten kann, also zu diesem Zeitpunkt eigentlich kein wirkliches Wampenproblem besteht. Aber die Wahrscheinlichkeit ist sehr hoch, dass Sie nach zwei Stunden wieder Appetit bekommen und zu einem weiteren Brötchen greifen. Vielleicht halten Sie es bis zum Mittagessen aus. Aber spätestens dann stürzen Sie sich auf ein Nudelgericht, und das tägliche Wampenproblem startet doch noch.

Fakt: Essen Sie morgens eine Scheibe Brot mit zehn Gramm Streichfett und 25 Gramm Marmelade oder Honig, nehmen Sie 38 Gramm Kohlenhydrate sowie acht Gramm Fett zu sich. Die Kohlenhydrate locken Insulin und öffnen Türen (Rezeptoren) für Ihre Fettzellen, das Nahrungsfett wird so bestens eingelagert. Das Frühstück deckt an die 50 Prozent der Tages-Kohlenhydratmenge. Sie sollen ja 80 Gramm pro Tag nicht überschreiten.

Ein kleiner Abrüstungsvorschlag, um die Kombination Kohlenhydrat und Fett zu meiden:
Eine Scheibe Vollkornbrot mit 50 Gramm Quark und einem Teelöffel Marmelade oder Honig.
Bilanz: Die Kohlenhydratmenge ist geblieben, anstelle von Fett essen Sie Eiweiß. So sind Sie länger satt!

Abrüstungstipps: So werden Sie die Wampe los!
So sieht ein gesundes Frühstück aus:
- eine Scheibe Vollkornbrot mit Frischkäse und zwei Scheiben fettarmem Aufschnitt, dazu mindestens eine Tomate oder
- eine Scheibe Vollkornbrot mit zwei Eiern und zwei Tomaten oder
- Obstshake mit 250 Gramm Beerenfrüchten und 250 Gramm Quark.
Bilanz: Sie essen ca. 20 Gramm Kohlenhydrate, und somit sparen Sie fast die Hälfte der Kohlenhydrate ein.

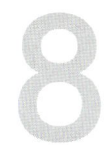

DIE KANTINE

Wer einer geregelten Arbeit nachgeht, der isst meistens in einer Kantine. Nach einer Studie der Agrarmarketing-Organisation CMA statten jährlich 2,24 Milliarden Besucher den deutschen Kantinen einen Besuch ab. Worauf haben Sie in der Kantine zu achten?

Abrüstungstipps: So werden Sie die Wampe los!
Wenn Sie auf das Mittagessen in der Kantine oder in anderen Imbissrestaurants angewiesen sind, gelten folgende Ernährungsregeln:
* Salat kommt vor Fleisch.
* Achten Sie darauf, dass die Hälfte des Tellers mit Gemüse oder Salat bestückt ist. Mithilfe modernster Geräte, wie Heißluft- und Dampfgarer, wird das Gemüse meist weitaus vitaminschonender zubereitet, als im heimischen Kochtopf.
* Die Mahlzeit sollte zur Hälfte aus Salat und Gemüse, zu 40 Prozent aus Eiweiß und höchstens 10 Prozent aus Kohlenhydraten bestehen.
* Essen Sie unpanierte Gerichte! Falls das Schnitzel paniert ist, verzichten Sie gänzlich auf Beilagen.
* Wenn es geht, stellen Sie Ihr Gericht oder den Salat selbst zusammen! Falls das nicht möglich ist, dann äußeren Sie den Wunsch nach mehr Gemüse statt Kartoffeln.
* Nehmen Sie kein süßes Dessert, sondern genießen Sie ein Stück Käse oder ein gekochtes Ei. Eiweiß und Fett schließt Ihren Magen, Sie sind lange satt!
* Wenn Sie sich vom Salatbuffet bedienen, dann achten Sie auf eine große Portion Hühnchen, Eier, Thunfisch. Sie können auch einen Becher Hüttenkäse oder Eier von zu Hause mitbringen und zum Salat geben.

SIE GEHEN NICHT IN DIE KANTINE UND BRAUCHEN MITTAGS ETWAS WARMES?

Kein Problem! Viele Gerichte lassen sich auf Vorrat gut vorbereiten und einfrieren. Bereiten Sie am Abend vorher einfach etwas mehr vor. Im Büro findet sich bestimmt eine Mikrowelle.

Abrüstungstipps: So werden Sie die Wampe los!
* Braten Sie Fleisch und Fisch an. Dazu nehmen Sie Tomaten oder Gurken mit.
* Machen Sie sich am Vorabend einen leckeren Salat und ruck zuck ist eine gesunde Mahlzeit für den Arbeitsplatz fertig.
* Wie wäre es mit: Wiener Würstchen mit Senf, gebratenen Hähnchenschenkeln, Frikadelle, Schnitzel oder Steak?

Wenn Sie sich an diese Regeln halten, werden Sie kein Nachmittagskoma verspüren. Ihre mentale Leistungsfähigkeit hält bis zum Abend. Sie erledigen Ihre Arbeit schneller und hetzen ihr nicht mehr hinterher!

SO ISST MANN SEIN FETT WEG

Möchten Sie wissen, ob Ihre Kantine den Men's Health-Standards entspricht? Die meisten Kantinen sind nicht so schlecht wie ihr Ruf. Machen Sie den Kantinencheck.

Der Kantinencheck:

- [ ] Wird täglich frisches Gemüse und frischer Salat angeboten?
- [ ] Wird täglich frisches Obst angeboten?
- [ ] Werden mehrere Gerichte angeboten?
- [ ] Ist eine eigene Zusammenstellung des Mittagessens möglich?
- [ ] Variiert die Lebensmittelmenge?
- [ ] Werden die Gerichte vielfältig angeboten?
- [ ] Werden vegetarische Gerichte angeboten?
- [ ] Liegt ein saisonales und regionales Angebot vor?
- [ ] Gibt es unpaniertes Fleisch und unpanierten Fisch?
- [ ] Gibt es unpanierte Beilagen, zum Beispiel Pell-, Salz- oder Folienkartoffeln?
- [ ] Wird mindestens einmal pro Woche Fisch angeboten?
- [ ] Werden gesunde Snacks für den kleinen Hunger zwischendurch angeboten?
- [ ] Gibt es Gerichte mit frischen Kräutern?
- [ ] Gibt es Gerichte ohne Fertigsoßen?

Nachfragen lohnt sich:

- [ ] Wird Salz mit Jod und Fluor angeboten?
- [ ] Wird Raps- und Olivenöl verwendet?

Das Kantinenessen ist recht gut, wenn über die Hälfte der Fragen angekreuzt werden können!

ZWISCHENMAHLZEITEN: FUTTERN FÜR DIE NERVEN

Eigentlich sind Sie satt und trotzdem greifen Sie nach Gummibärchen oder Keksen? Sie sind gestresst und möchten sich mit Zucker trösten?

In besonders stressigen Phasen helfen Vitamin B_1, Magnesium und Kalzium dem Gehirn, sich zu konzentrieren. Alle diese guten Stoffe sind in Nüssen und Milch reichlich enthalten und sind gesünder als der Griff zum Schokoriegel.

Abrüstungstipps: So werden Sie die Wampe los!
Legen Sie sich 25 Gramm Nüsse in eine kleine Schale. Knabbern Sie langsam und genießen Sie den leckeren Geschmack. Sie können auch Buttermilch oder einen Milchshake trinken, den Sie sich von zu Hause mitgebracht haben.

Interessant ist, was der Internist Prof. Achim Peters innerhalb einer Studie am Universitätsklinikum Lübeck zum Thema Stress und Hunger herausgefunden hat.

Die Forschungsgruppe aus Medizinern, Psychiatern, Hirnforschern und Mathematikern ist dem Phänomen des „selbstsüchtigen Gehirns" auf den Grund gegangen. Die Experten sind der Meinung, dass das Gehirn durch seine Sonderstellung im Organismus das Ziel, die eigene Energieversorgung sicherzustellen und konstant zu halten, mit Priorität verfolgen kann. Das Gehirn kann beinahe seinen gesamten Energiebedarf mit Zucker, speziell mit Glukose, decken und verbraucht dabei 100-120 Gramm Glukose. Da es Energie nur in geringen Mengen speichern kann, benötigt es ständig Nachschub. Nach Meinung des Forscherteams kann das Gehirn dafür sorgen, dass sich der Energieschub von inneren Organen wie Muskulatur, Fettgewebe und Leber in seine Richtung erhöht und in der Folge der Körper mehr glukosehaltige Nahrung aufnehmen muss, als ihm bekommt. Auslöser dafür sind psychische Belastungen wie Stress und fehlende Entspannung, die mit zuckerhaltigen Nahrungsmitteln besänftigt werden wollen. Schon vorher hatten Untersuchungen ergeben, dass 70 Prozent aller Menschen unter Stress mehr essen. Allerdings ging man bisher davon aus, dass allein das in der Nebennierenrinde freigesetzte Stresshormon Cortisol für die Gewichtszunahme verantwortlich sei. Schon seit der Steinzeit animiert es den menschlichen Körper zur Anlage von Energiedepots, wie zum Beispiel Bauchfett, um die Flucht aus einer gefährlichen Situation zu ermöglichen.

Wussten Sie, dass Lärmstress dick macht?

Auf der Straße der Autolärm, beim Nachbarn der Rasenmäher, im Kinderzimmer lauter Hip-Hop: Da möchte man sich am liebsten die Ohren zuhalten. Stattdessen aber – so eine Studie der Pennsylvania State University – wird zur Beruhigung oft zu kalorienträchtigen Snacks und Süßigkeiten gegriffen. Und wer dem Lärmstress zunächst standhält, ist anfällig für spätere Fressattacken – wenn es endlich still ist.

ZWISCHENMAHLZEITEN: DIE KOHLENHYDRATFALLE

Zwischenmahlzeiten verhindern, dass Ihr Körper Fett verbrennt. Man kann nur Fett verbrennen, wenn man einfach mal nichts isst. Zudem sind Zwischenmahlzeiten meistens kohlenhydratreich, zum Beispiel Kekse, Gummibärchen, Brötchen, Kuchen etc. So wird Insulin gelockt und die Kohlenhydratfalle schlägt wieder zu.

Neben Stress kann der Zuckerspiegel auf Grund der falschen Zusammenstellung der Lebensmittel nach mehr Zucker schreien. Haben Sie eine große Portion Beilage gegessen und als Dessert gab es eine gezuckerte Obstspeise? Falls ja, dann fällt „Mann" in ein „Nachmittagszuckerloch"! Sie müssen das Mittagessen umstellen, um dem Zuckerjieper zu entkommen.

Abrüstungstipps: So werden Sie die Wampe los!

Sie arbeiten bis spät abends und müssen zwischendurch etwas essen? Bevor Sie zu den Keksen oder Gummibärchen greifen, legen Sie einen blutzuckerfreundlichen Vorrat an:

SO ISST MANN SEIN FETT WEG

- Nüsse,
- Kürbiskerne,
- Buttermilch,
- Käse,
- Möhren, Kohlrabi, Paprika,
- Ballaststoffreiches Obst, zum Beispiel Beerenfrüchte, Zitrusfrüchte oder Melone. Kalter Tipp für heiße Zeiten: Schlecken Sie tiefgefrorene Himbeeren oder Erdbeeren einfach wie Bonbons – lecker und kalorienarm!

SITZUNGEN

Sie hetzen von Sitzung zu Sitzung und überall stehen Kekse auf dem Tisch. Was tun, um sie zu meiden?

Ein Keks hat ca. 100 Kalorien und das ohne Schokoladenüberzug. Die Kombinationsbombe Kohlenhydrat und Fett schlägt nun zu. 10 Sekunden Genuss und ein Leben lang auf der Hüfte.

Abrüstungstipps: So werden Sie die Wampe los!
Hier ist Disziplin gefragt! Sie können in wenigen Stunden lecker zu Hause essen, warum jetzt unnötige Kalorien futtern? Schieben Sie die Keksdose weg und trinken Sie lieber viel Wasser und bzw. oder eine Tasse Kaffee.

Wenn Sie sündigen, dann bitte ganz bewusst und mit Genuss! Nichts ist befriedigender als der erste Bissen von etwas Verbotenem. Wer sich den so richtig auf der Zunge zergehen lässt, kann vielleicht nach dem zweiten aufhören.

GESUNDES ESSEN IM BÜROALLTAG

DER GESUNDE BÜROTELLER SORGT FÜR GEISTIGE LEISTUNG, KÖRPERLICHE FITNESS UND EINEN SCHLANKEN BAUCH!
Die Tabelle auf den Folgeseiten teilt die Lebensmittel in deren Lebensmittelgruppen ein und gibt an, welche Lebensmittel Sie aus welcher Gruppe bevorzugt aussuchen sollten. Sie gibt keine Mengenangabe vor!

FRÜHSTÜCK

Das passt nicht auf Ihren gesunden Büroteller:	Das passt manchmal auf Ihren gesunden Büroteller:	Das gehört auf Ihren gesunden Büroteller:
Eiskaffee, Eistee, Instantpulver für Cappuccino, Café au Lait und Kakao (gesüßt)	Kaffee über vier Tassen, Instantpulver für Café au Lait (ungesüßt)	Kaffee 3-4 Tassen, Kräuter- und Früchtetee, schwarzer und grüner Tee, Getreidekaffee
Limonade, Colagetränke, Energydrinks, Fruchtsaftgetränke, -nektar	Obst-Direktsäfte oder aus Konzentrat (100 % Frucht, ungesüßt) Saftschorlen, Light-Getränke	Wasser, Gemüsesäfte
Haushaltszucker, Traubenzucker, Rohrzucker, Fruchtzucker	Süßstoff, Honig, Ahornsirup, Apfel- und Birnendicksaft	–
Cornflakes, Honigpops, Frosties, Schokomüsli, Müsli mit Zuckerzusatz	Früchtemüsli ohne Zucker bzw. Schokolade, Haferflocken	Kokosflocken, Sojaflocken
Baguette, Weißbrötchen, weißer Toast, Croissants, Knäckebrot, Bagels, Laugengebäck, Fladenbrot	Misch- und Graubrot, Vollkorntoast, -knäcke, -croissants	Pumpernickel, Vollkornbrot, Hirsevollkornbrot
Marmelade, Konfitüre, Nussnougatcreme	Fruchtaufstrich, Nussnougatcreme mit mind. 50 % Nüssen	Erdnussmus

SO ISST MANN SEIN FETT WEG

Vermeiden	Reduzieren	Bevorzugen
Fettreiche Wurst, z. B. Streichwurst, Salami, Mettwurst, Bratwurst, Blutwurst etc.	Wurst über 10 % Fett, z. B. Bierschinken, Fleischwurst	Magere, hochwertige Geflügelwurst, roher, gekochter Schinken ohne Fettrand, Corned Beef, Roast Beef, Lachsschinken, Aspik, Sülze
Fettiger Käse mit 70 % F .i. Tr., Schmelzkäse, Kochkäse	Frischkäsezubereitungen	Kräuterquark, Hüttenkäse, Harzer Roller, Korbkäse, Käse mit 45 % Fett, z. B. Feta, Mozzarella, Gouda, Emmentaler etc.
Margarine mit gehärteten Fetten, Halbfettmargarine, Palmöl, Back- und Frittierfett, Sonnenblumen-, Distel- und Maisöl	Margarine ohne gehärtete Fette, Butter, Sesam-, Kürbis-, Weizenkeimöl-, Soja- und Traubenkernöl	Oliven-, Lein-, Raps- und alle Nussöle, Schmalz

Richtig frühstücken, gut durchstarten!

- Wer frühmorgens nicht viel zu sich nehmen kann, kann dies in der Kantine nachholen.
- Brötchen immer mit Salatblättern, Gurkenscheiben oder Tomaten „bestücken".
- Brötchen lieber mit Rührei, Frischkäse und Gemüse oder Putenbrust statt mit fettiger Wurst oder Fertigsalaten belegen.
- Vollkornbrot dem Brötchen vorziehen.
- Obstmilchshake.
- Vollkornbrot mit körnigem Frischkäse, Tomaten und Putenfleisch.
- Greifen Sie zu Rohkost und zum Stück Obst!

MITTAGESSEN

Das passt nicht auf Ihren gesunden Büroteller:	Das passt manchmal auf Ihren gesunden Büroteller:	Das gehört auf Ihren gesunden Büroteller:
Salat und Gemüse – immer und so viel wie Sie können und wollen!		
Mais, Tütensuppen	Salat und Tiefkühl-Gemüsezubereitung mit fertiger Soße, fertige Gemüsesuppen und -gerichte mit Zusatzstoffen und Aromastoffen	Frisches Gemüse aus der Region und Saison, Tiefkühlgemüse (ohne Zusätze und Soßen), Gemüse aus dem Glas und Tomaten aus der Dose, Oliven, italienische Antipasti und Avocado (Frucht)
	Hülsenfrüchte aus der Dose	Sprossen, Erbsen, Linsen, weiße Bohnen, Kichererbsen, grüne Bohnen, Kidneybohnen, Sojasprossen, Tofu
Fleisch, Fisch, Meerestiere und Eiergerichte – das macht satt und darf nicht fehlen!		
Paniertes Fleisch		Fleisch von Schwein, Rind, Wild, Lamm, Geflügel, Kalb etc.
Panierter Fisch, Fischstäbchen	Ölsardinen, Aal, Fischkonserven in Fertigsaucen	Fisch und Meeresfrüchte, frischen oder tiefgefroren, Thunfisch aus der Dose im eigenen Saft

SO ISST MANN SEIN FETT WEG

BEILAGEN – NICHT SO VIEL!

Kartoffelfertigprodukte, z. B. Pommes, Kroketten, etc.	Kartoffelbrei, Salzkartoffeln	Pellkartoffeln
Teigwaren mit Käse verarbeitet, z. B. Käsespätze	Nudeln (Hartweizengrieß, weich gekocht)	Tofunudeln, Vollkornnudeln (Hartweizengrieß, al dente gekocht)
Polierter Reis		Wildreis, Naturreis
Pizza mit dickem Teig und fettiger Wurst sowie viel Käse	Pizza mit dünnem Teig, dazu Meeresfrüchte, Thunfisch mit Spinat, gekochtem Schinken und Ananas oder Geflügel	–

SOSSEN – SO SCHMECKT DAS GEMÜSE UND DER SALAT

Ketchup, fertige Grillsaucen	Sahnemeerrettich, süßer Senf, Sojasauce, Mayonnaise	Tomatenmark, scharfer Senf, scharfer Meerrettich
Salz, Fertigwürzen, Instant-Fleischbrühe	Kräutersalz, Gewürzmischungen, Instant-Gemüsebrühe	Jodsalz mit Fluor und Folsäure, frische Kräuter und Tiefkühlkräuter
Saucenbinder, Stärke	Mascarpone, Crème fraîche 30 %, Schlagsahne	Saure Sahne 10 %

DESSERT – GENIESSEN SIE SPARSAM!

| Sojaprodukte mit Zuckerzusatz, Milch- und Sauermilcherzeugnisse (zum Beispiel Joghurt, Quark, Dickmilch, Molke, Milch) mit Fruchtzusätzen, Aromastoffen und Zucker | Milch und Sauermilcherzeugnisse mit Fruchtstücken ohne lange Zusatzstoffliste | Frische Früchte und dazu Naturjoghurt, Dickmilch, Quark, Kefir, Sauermilch oder Sojajoghurt |

Richtig Mittagessen, gut weiterarbeiten – ohne Leistungstief! So soll Ihr Teller in der Kantine aussehen!

- Vermeiden Sie den Verzehr von panierten Lebensmitteln und fettigen Mehlspeisen! Das Fett enthält viel Energie. Die Kohlenhydrate belasten den Blutzucker. Die fatale Kombination lastet auf den Hüften und macht Sie müde!

- Kombinieren Sie Pflanzenstoffe mit Eiweiß, dazu wenig Kohlenhydrate und Fett, also Steak mit Gemüse, Thunfischsalat etc.

- Fastfood sinnvoll ergänzen: Sie lieben Currywurst mit Pommes, Fischstäbchen, Pizza oder Nudelgericht mit Käse-Sahne-Soße? Fügen Sie doch immer einen Salat dazu! Zusätzlich sollten die fehlenden Vitamine, Mineral- und Ballaststoffe zwischendurch oder abends durch Gemüse, Obst, Milchprodukte ergänzt werden.

- Wenn es etwas Süßes sein muss, genießen Sie es direkt nach dem Mittagessen. So wird es vom Stoffwechsel gleich mit verarbeitet und löst nicht am Nachmittag einen erneuten Insulinschub aus.

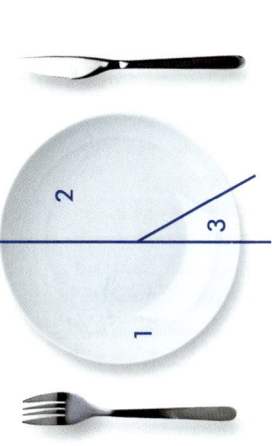

1 = Salat, Gemüse
2 = Fleisch, Fisch, Eier
3 = Beilage, zum Beispiel Nudeln

AM NACHMITTAG

Dosenobst, Bananenchips	Bananen, Weintrauben	Obst aus der Region und Saison wie Äpfel, Birnen, Kirschen, alle Beeren, Kaki, Wassermelonen, Ananas, Mango, Pflaumen, Zitrusfrüchte sowie Tiefkühlobst
Kartoffelchips, Erdnussflips, Nachos, Brotchips, Kräcker, süßes Popcorn	Salziges Popcorn, Vollwertreiscracker, Studentenfutter, Salzstangen	Nüsse und Kerne
Vollmilchschokolade, Schokoriegel, Weingummi, Bonbons, Pralinen	Nuss-Vollmilch-Schokolade Vollkornkekse, Schokoküsse	Zartbitterschokolade (ab 70 % Kakao), Kokosflocken
Süßes Gebäck und Sahnetorte	Nuss-, Obstkuchen, Fruchtschnitte (ungesüßt)	Gemüsesticks pur oder mit Kräuterquark

MARCO MORSCH, 35 JAHRE, GIESSEN

Fit im Beruf – mentale Fitness – mehr Leistung – mehr Freizeit

Als Dipl.-Bankbetriebswirt verbringe ich die meiste Zeit sitzend im Büro. Zum Mittagessen gehe ich öfters in unsere Kantine. In der Vergangenheit wählte ich am liebsten Nudel-, Kartoffel- und Reisgerichte aus. Ich dachte, das sei gesund, eben eine leichte Mahlzeit bei meiner sitzenden Büroarbeit. Aber immer, eine knappe Stunde nach dem Mittagessen, setzte dann auch prompt die Müdigkeit ein und ich fühlte mich richtig schlapp. Dann mussten Kaffee, Kekse und Schokolade her, um mich wach und für den Rest des Tages über Wasser zu halten.

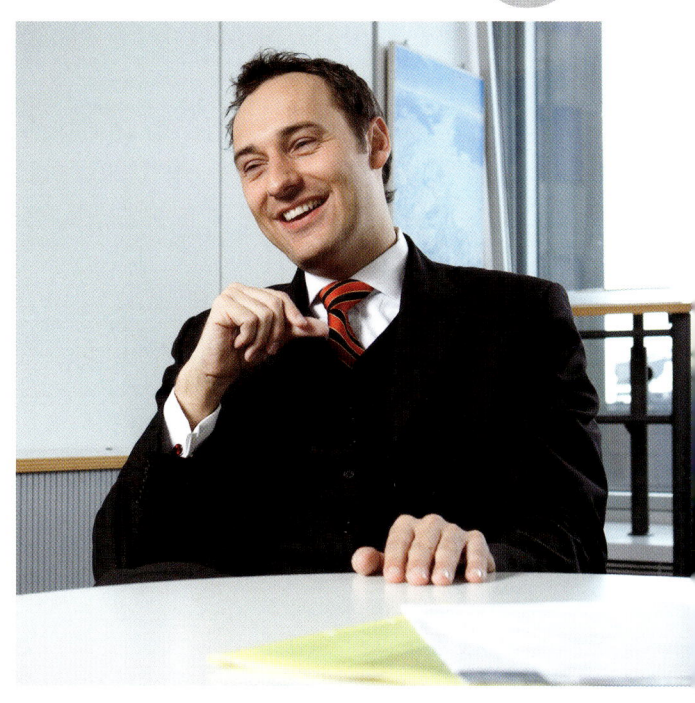

Durch eine Freundin kam ich auf den Trip, mich eiweißreich und kohlenhydratarm zu ernähren. Ziel war es, nämlich abzunehmen und sie betonte immer wieder, dass diese Ernährungsweise auch für schlanke Personen geeignet sei, denn sie würde Müdigkeit verschwinden lassen wie die Kilos. Sie empfahl mir eine Ernährungsberaterin, die sich besonders auf die LOGI-Methode spezialisiert hatte. Diese LOGI-Trainerin kreuzte auf einem Ernährungsprotokoll an, welche Lebensmittel in welcher Kombination in mein Ernährungskonzept passen würden und gab mir viele weitere Tipps. An Steak oder Fisch mit viel Gemüse und Salat durfte ich mich satt essen. Beilagen wie Pommes, Nudeln oder Brot kamen aber erst gar nicht auf das Tablett.

Während der ersten Tage hatte ich allerdings das Gefühl, mir fehlt etwas und ich bräuchte unbedingt ein paar Kekse. Aber die LOGI-Trainerin hatte mich schon darauf vorbereitet. Also aß ich jedes Mal, wenn mich die Lust auf etwas Süßes überkam, Nüsse, etwa Erdnüsse, Pistazien oder Walnüsse, so wie sie es mir geraten hatte. Ich hätte es nicht gedacht, aber schon nach ein paar Tagen merkte ich, dass die Müdigkeit ausblieb und ich effektiver arbeiten konnte.

Die Leistungssteigerung kam mir auch zeitlich zugute. Ich erledige meine Arbeit schneller und hetze ihr nicht mehr hinterher wie früher. Ach, und nicht zu vergessen, den Gürtel darf ich jetzt gewollt enger schnallen. Ich habe nämlich, ohne es zu merken, acht Kilo abgenommen und das steht mir sehr viel besser.

SO ISST MANN SEIN FETT WEG

ABENDESSEN MIT DER FAMILIE

Endlich zu Hause angekommen, das Essen steht auf dem Tisch. Die Frau oder die Lebensgefährtin hat Nudeln mit Bolognese gekocht oder es gibt Abendbrot, also Brot mit Käse und Salami. Was tun?

Abrüstungstipps: So werden Sie die Wampe los!
Verzichten Sie abends auf Kohlenhydrate, also essen Sie kein Brot oder Beilagengerichte. So nehmen Sie am schnellsten ab und das sollte Ihre Süße unterstützen.
- Wie wäre es mit Paprikabrot? Rote Paprika aufschneiden, das Gehäuse entfernen, mit Frischkäse bestreichen und mit rohem Schinken bestücken.
- Salami- und Käsewürfel mit Radieschen. Schmeckt lecker und frisch und ist schnell zubereitet.
- Anstelle von Nudeln: Gemüsetagliatelle. Ersetzen Sie einen Teil Ihrer Bandnudeln oder Spaghetti durch Gemüsestreifen aus Möhren, Pastinaken, Zucchini oder Petersilienwurzeln. Das Gemüse putzen, waschen und mit einem Gemüseschäler in dünne Streifen – ähnlich Bandnudeln – hobeln. Das Wasser salzen und die Gemüsestreifen darin zwei Minuten blanchieren. Mit kaltem Wasser abschrecken und in einem Sieb abtropfen lassen. Dazu essen Sie die üblichen Nudelsoßen. Es schmeckt gut und macht Sie pappsatt.
- Einfache und schnelle Rezepte finden Sie in Kap. 12, S. 162.

DER SINGLE

Sie leben alleine und kochen finden Sie doof? Also schneiden Sie zwei bis drei Scheiben Brot ab, beschmieren es mit Streichfett und belegen es mit Salami, Teewurst oder Käse.

Abrüstungstipps: So werden Sie die Wampe los!
Machen Sie sich einen bunten Teller: Nehmen Sie Schnittkäse und schneiden Sie daraus Würfel zurecht. Fisch aus der Dose, Rollmops aus dem Glas, geräucherter Lachs oder Forelle. Dazu gibt es Cherry-Tomaten und Radieschen, die müssen Sie nur abwaschen. Oliven, Gemüse im Glas, zum Beispiel Mixed Pickles, eingelegte Paprika oder Gewürzgurken sind ebenfalls empfehlenswert.

DAS SOFA

Sie liegen auf dem Sofa und könnten wie jeden Abend Chips oder andere Leckereien essen?

Abrüstungstipps: So werden Sie die Wampe los!
Legen Sie keine Wampenvorräte zu Hause an. Wo nichts ist, kann auch nichts gegessen werden oder unterbrechen Sie diesen Kreislauf! Gehen Sie kurz an der

frischen Luft spazieren oder fangen Sie an, etwas zu reparieren. Wenn Sie mehrmalig den Kreislauf (Ihre Gewohnheit) verändern, schaltet sich das Signal „Sofa und Chips essen" aus.

Denken Sie auch immer daran, dass Sie in ein paar Stunden ins Bett gehen und es einfach dumm ist, am Ende des Tages so viele Kalorien zu vernaschen.

Gut zu wissen: Schlafen Sie gut und reichlich. Einen Energieverlust durch Schlafmangel versucht der Körper durch erhöhte Nahrungsaufnahme auszugleichen.

Was tun bei Heißhungerattacken? Überfall auf die Wampe

Heißhungerattacken kommen plötzlich und gnadenlos. Aber welche Gedanken gehen einem dabei durch den Kopf, was lösen sie aus und wie können sie vermieden werden?

Nachmittags kommt die Müdigkeit – und mit ihr diese Gier nach etwas Süßem, der offenbar „jeder Mann" machtlos ausgeliefert ist. Es scheint, als könne nur der geliebte Schokoriegel dieses Gefühl zur Räson bringen. Wie gut, dass es nicht so ist.

Wer bei einem solchen Anfall checkt, was er sich zur Mittagspause genehmigt hat, kann dem Hungerteufel schnell einen Namen geben. Zu viel Pommes, Pasta oder Kartoffeln sind die Übeltäter. Sie enthalten leicht verwertbare Kohlenydrate, sogenannte *Stärke*, die so schnell ins Blut gelangen wie Traubenzucker, was den Blutzuckerspiegel innerhalb von wenigen Minuten in die Höhe schnellen lässt. Das daraufhin ausgeschüttete Hormon Insulin baut den Zucker binnen kurzer Zeit wieder ab. Das Ergebnis: Der Körper giert nach mehr. Diese sogenannte *postprandiale Hypoglykämie,* wie das starke Absinken des Blutzuckerspiegels wenige Stunden nach dem Verzehr einer überwiegend aus schnellen Kohlenhydraten bestehenden Mahlzeit im Fachjargon heißt, kann neben dem Drang zu sofortiger Nahrungsaufnahme, also Heißhunger, auch schlimmere Folgen haben: Müdigkeit oder Kopfschmerzen zum Beispiel. Eine Reaktion des Körpers, die spät abends im Restaurant noch ein Dessert einfordert, aber auch einen Nachmittag im Büro lästig werden lässt. Dabei ist die Lösung simpel: Eiweiß. Die Verstoffwechslung von Eiweißen dauert länger, weil der enthaltene Stickstoff erst von der Leber umgewandelt werden muss. So gewinnt der Körper nur langsam Zucker, ebenso ausgeglichen steigt der Spiegel im Blut. Wer also von Pasta Gorgonzola auf Fisch oder Fleisch und Gemüse umsteigt, wird den Rest des Tages entspannter überstehen.

Gibt es überhaupt Möglichkeiten, eine Heißhungerattacke zu überstehen? Ablenkung hilft. Ein Spaziergang oder entspanntes Jogging können als Sofortmaßnahme die Folgen einer Stresssituation ausgleichen. Es kann sogar genügen, ein Streichholz anzuzünden, und der brennenden Flamme zuzusehen. Und auch Eiweiß kommt wieder ins Spiel: Es enthält die Aminosäure Tryptophan, die stimmungsaufhellend und schlaffördernd, also entspannend wirkt und so von der Ersatzbefriedigung ablenken kann. Ungewöhnlich, aber wirkungsvoll: Für Notfälle ein gekochtes Ei parat zu haben.

SO ISST MANN SEIN FETT WEG

ESSEN AUF GESCHÄFTSREISEN

Sie sind viel unterwegs und haben keine Lust, sich etwas zum Essen mitzunehmen? Kein Problem! Mittlerweile finden Sie viele gesunde Snacks in den Bahnhöfen und zahlreiche Restaurants in den Flughäfen sind ebenso mit vielen gesunden Lebensmitteln ausgestattet.

Sie müssen nur zugreifen!

Abrüstungstipps: So werden Sie die Wampe los!
- Wrap mit Hühnchen, Thunfisch oder Käse.
- Burger mit 2-3 Fleischstücken. Die Portion ist sehr groß, sodass man den oberen Brötchendeckel nicht mitessen muss.
- Fischgerichte, Meeresfrüchtesalat.
- Frikadelle, Leberkäse, Hähnchen, Bratwurst ohne Brötchen.
- Obstsalat.
- Käsespieß.

IM FLIEGER

Von der Fluggesellschaft nett gemeint, aber meiden Sie die billigen Kohlenhydratsnacks wie Croissant, Laugenstange, Kräcker oder Chips.

Abrüstungstipps: So werden Sie die Wampe los!
- Falls der kleine Hunger Sie überfällt, dann greifen Sie eher zum salzigen Snack als zum süßen Snack.
- Trinken Sie lieber ein Glas Tomatensaft, das sättigt, enthält wenige Kalorien und viele Nährstoffe.
- Gesund und passt gut in jede Tasche: Nüsse oder ein Stück Obst.

ESSEN IM RESTAURANT

Sie sind viel unterwegs und müssen abends essen gehen? Sie haben es gut! Sie werden bekocht und können sich die leckeren bauchfreundlichen Mahlzeiten aussuchen. In jeder Küche finden Sie „Men's Health-Gerichte". Sie müssen Sie nur auswählen. Um Ihnen die Entscheidung zu erleichtern – Gesundheit beginnt bei der Auswahl der Lebensmittel –, vergleichen wir für Sie verschiedene internationale Spezialitäten auf den bauchfreundlichen Faktor.

Abrüstungstipps: So werden Sie die Wampe los!
Tipps, die immer gelten:
- Essen Sie immer eine kohlenhydratarme Vorspeise.
- Vermeiden Sie Panade. Diese enthält die figurschädliche Kombination aus Fett und Stärke.

- Essen Sie ruhig scharf, denn das kurbelt die Fettverbrennung und die Fettverdauung an!
- Essen Sie zu Ihrem Hauptgericht nur wenig Reis, Nudeln oder Kartoffeln.
- Verzichten Sie auf gebratene Reis- und Nudelgerichte!
- Trinken Sie viel Wasser und maximal ein Glas Wein oder 0,5 Liter Bier.

IM DEUTSCHEN RESTAURANT

Die Auswahl ist enorm, die angepriesenen Gaumenfreuden reichen vom einfachen Schnitzel über das raffinierte Steak bis hin zu vielfältigen Salaten und Gemüsegerichten.

Sie müssen nur darauf achten, dass Sie die Kohlenhydrat-Fett-Kombination meiden. Grundsätzlich bestellen Sie die stärkehaltigen Beilagen ab und essen dafür mehr Salat, Gemüse sowie Pilze. Verzichten Sie auf panierte Lebensmittel. Meiden Sie Rahmsuppen, denn diese werden häufig mit Mehl oder Kartoffeln gebunden.

Men's Health-Menüvorschläge: Als Vorspeise wählen Sie klare Brühe, Suppe ohne Beilagen oder einen Salat mit Kraut, Rote Bete, Möhren, dazu ein leckeres Joghurt-Öl-Dressing.

Als Hauptspeise genießen Sie Rumpsteak mit Zwiebeln und Gemüse, Schnitzel mit Paprikagemüse, Braten mit Rotkohl, Fisch mit Gemüse oder einen großen Salatteller mit Schinken oder Thunfisch. Falls Sie ein Dessert möchten, nehmen Sie eine Obstspeise mit Sahne.

ESSEN BEIM ITALIENER

Für viele ist die italienische Küche längst zum Inbegriff von Genuss und Lebensfreude geworden, im wohlverdienten Urlaub in südlichen Ländern ebenso wie beim Italiener um die Ecke. Isst eine typisch italienische Familie zu Abend, sind sechs Gänge ganz normal. Den zu Übergewicht neigenden Mitteleuropäer verwundert diese Tatsache, da wenige Italiener übergewichtig sind. Die Südländer haben den Dreh raus. Ganz bewusst wird ein Gang nach dem anderen genossen. Diese Form der Nahrungsaufnahme hat den schönen Nebeneffekt, dass sich ein Sättigungsgefühl schneller einstellen kann und so in der Summe oftmals weniger gegessen wird!

Vermeiden Sie Gerichte, die gleichzeitig fett- und kohlenhydrathaltig sind wie Gnocchi in Gorgonzolasoße, Nudeln mit Käse-Sahne-Soße. Diese Kombination ist für den Bauch besonders schädlich. Die gute Nachricht: Da in Italien Nudeln als Vorspeise (primo Piatto) gegessen werden, ist die Portionsgröße der Nudelgerichte beim Italiener nicht zu groß. Zu Hause würden Sie bestimmt die doppelte Menge Nudeln essen.

Ihnen ist bestimmt auch schon aufgefallen, dass beim Italiener der Pizzateig dünn ist und der Belag nicht aus Salami und Käse besteht, sondern aus Thunfisch, Spinat, Schinken, Rucola und Meeresfrüchten. Beim Italiener finden Sie auch nicht viel Käse auf der Pizza.

SO ISST MANN SEIN FETT WEG

Men's Health-Menüvorschläge: Als Vorspeise wählen Sie Minestrone, Antipasti, Salat oder Vitello Tonnato. Als Hauptspeise genießen Sie Saltimbocca, Fisch vom Grill, beides mit Gemüse und Salat, Meeresfrüchtesalat, einen italienischen Salatteller mit Thunfisch, Ei, Schinken, Käse, Oliven, Zwiebeln und Peperoni oder eine kleine Pizza mit Meeresfrüchten und Zwiebeln, Parmaschinken und Rucola oder Thunfisch mit Spinat. Als Dessert reicht ein Espresso aus.

ASIATISCHES ESSEN

Die Chinesen sind stolz auf ihre 5.000 Jahre alte Zivilisation und dieser Stolz schließt die Küche, in der Essen nicht nur Nahrungsaufnahme, sondern ein fester kultureller Bestandteil des täglichen Lebens darstellt, mit ein. Die Chinesen haben uns diesbezüglich einiges voraus. Für dieses asiatische Volk gilt auch heute noch das 2.000 Jahre alte Zitat, dass „alles, was sich mit dem Rücken zum Himmel gewandt bewegt", verzehrt werden kann.

Gilt bei uns der Stern auf dem Autokühler als ultimatives Statussymbol, so zeigt ein Chinese, dass er es zu etwas gebracht hat, indem er seinen Gästen ein mehrgängiges Menü, bestehend aus den exotischsten Zutaten, anbietet. Bei einem Festessen wird der Gastgeber stets so viel auffahren, dass es für seine Gäste unmöglich ist, auch nur die Hälfte zu verzehren. Leer gegessene Teller bedeuten nicht, dass es dem Gast ausgezeichnet geschmeckt hat, sondern er lässt seinen Gastgeber vielmehr als knauserigen Pfennigfuchser, der nicht genügend zu essen angeboten hat, dastehen. Nun wird Ihnen vielleicht klar, warum Sie es selten schaffen, in einem chinesischen Restaurant tatsächlich jeden Bissen zu verzehren. Das hat nichts mit Ihrem kleinen Magen oder mangelndem Appetit zu tun!

Men's Health-Menüvorschläge: Als Vorspeise genießen Sie Gemüsesuppe, Chop-Suey-Suppe mit Hühnerfleisch oder einen asiatischen Salat mit Erdnüssen. Als Hauptspeise können Sie alle Gerichte wählen. Bestellen Sie den Reis und die Glasnudeln ab. Wie wäre es mit Ente süß-sauer auf Champignons, Bambus, Morcheln und Paprikagemüse oder Satee (Schweine-, Hühner- oder Rindfleisch) mit Erdnusssoße. Als Dessert sind Früchte geeignet.

ESSEN WIE IN GRIECHENLAND

Für viele ist die mediterrane Küche längst zum Inbegriff von Genuss und Lebensfreude geworden. Im wohlverdienten Urlaub in südlichen Ländern ebenso wie beim Griechen um die Ecke genießen wir diese Küche. Dass ein hoher Anteil an frischem Obst und Gemüse, Fisch, Oliven- oder Rapsöl die Beste aller Ernährungsformen ist und nachweislich eine gesundheitsfördernde Wirkung hat, ist fast zu schön, um wahr zu sein. Diese Ernährungsform gewährleistet die beste Vorbeugung vor Herz-Kreislauf-Erkrankungen und stellt eine Grundlage zur Verhütung von Übergewicht, Bluthochdruck und anderen Zivilisationskrankheiten dar.

Die mediterrane Ernährung verbietet kaum etwas, schränkt nicht ein, sondern öffnet Wege zu neuen Genüssen und Gaumenfreuden. Auch wir Mitteleuropäer können uns „die Sonne auf den Teller legen".

Men's Health-Menüvorschläge: Als Vorspeise genießen Sie griechischen Salat mit Schafskäse, griechische Bohnensuppe, Tintenfischsalat in Essig-Öl-Dressing oder Auberginen, gefüllt mit Schafskäse. Als Hauptspeise wählen Sie Lachssteak in Zitronensoße mit Bohnen und Salat oder Gyros mit Tsatsiki und Auberginengemüse oder einen Souvlakispieß mit Salat und Paprikagemüse. Als Dessert empfiehlt sich ein Cappuccino ohne Zucker.

Extra: Kohlenhydratbomben entschärfen: Simple Esstricks für weniger Bauch Was können Sie zu Hause tun?

Kohlenhydratbomben sind schuld, wenn Knöpfe abplatzen und Hosennähte krachen. Hier kommen die besten Abrüstungsvorschläge für Ihre Küche.

Kalte Gerichte:

Bombe 1: Brot mit süßem Aufstrich

Ein Brot mit Nuss-Nougat-Creme hat gewiss seine Reize, denen Sie jedoch allenfalls an einem Sonntag erliegen sollten. Der Genuss verringert sich allerdings auch nicht, wenn Sie anstelle des Brotes (Kohlenhydrate) Milchprodukte (Eiweiß) hinzufügen.

Men's Heath Esstrick: Sie mögen es morgens gerne süß? Dann nehmen Sie die Marmelade oder Honig und rühren diese in 200 Gramm Quark ein. Sie sparen ca. 20 Gramm Kohlenhydrate.

Bombe 2: Brot mit fettreicher Salami

Das ist eine einschlagende Kohlenhydratfettbombe. Mit einer immensen Sprengkraft öffnen die Kohlenhydrate Ihre Fettzellen und das Fett schwimmt direkt hinterher.

Men's Heath-Esstrick: Feinschmecker wissen es, Putenwurst schmeckt köstlich. Eine Scheibe Putenwurst à 30 Gramm enthält fast kein Fett, dafür jedoch viel (15 Gramm!) Eiweiß zur Stärkung Ihrer Gegenwehr. Eine weitere Alternative, die definitiv keine Polster hinterlässt, ist Wurstsülze. Kein Gramm Fett, nur Eiweiß. Eine Scheibe à 30 Gramm enthält 10 Kalorien, nur ein Zehntel im Vergleich zur Fettgranate Leberwurst. Anstelle des Brotes essen Sie ganz einfach Gurken oder Tomaten dazu.

So sieht der Men's Health-Burger aus: Eine Scheibe Gurke, eine Scheibe Putenwurst, dann eine Scheibe Tomate und eine Scheibe Käse und so weiter, je nachdem, wie groß Ihr Mund ist. Sie sparen ca. 20 Gramm Kohlenhydrate pro Scheibe Brot.

Bombe 3: Croissant aus Blätterteig

Ein Croissant von 70 Gramm enthält 32 Gramm Kohlenhydrate, 23 Gramm ungesundes Fett und nur fünf Gramm Eiweiß. Also nur sieben Prozent der 350 Gesamtkalorien stammen aus Eiweiß.

SO ISST MANN SEIN FETT WEG

Men's Heath-Esstricks: Ein Laugenbrötchen von 70 Gramm enthält zwar ein Drittel weniger Kalorien, aber diese bestehen hauptsächlich aus Kohlenhydraten. Essen Sie zu einem halben Laugenbrötchen einen Becher à 200 Gramm Hüttenkäse. Diesen schön mit Salz und Pfeffer würzen. Fügen Sie Cherry-Tomaten hinzu. Lecker! Sie sparen ca. 10 Gramm Kohlenhydrate.

Warme Gerichte

Bombe 1: Eisbein mit Knödeln

Absoluter Volltreffer! Das schlägt ein! Eisbein mit deftiger Soße, die den ganzen Teller füllt, dazu Knödel. Das Gericht mit einer Portionsgröße von 200 Gramm Eisbein, 200 Gramm Knödeln und 60 Gramm Soße schlägt mit 870 Kalorien zu. Das sind ca. 40 Prozent des Tagesenergiebedarfs.

Men's Heath Esstrick: Sie sollten Ihrem Feind, den Kohlenhydratkalorien, den Garaus machen, indem Sie Gemüse und Fleisch bevorzugen. Bestellen Sie die Knödel ab und essen Sie mehr Sauerkraut. Sie sparen 30 Gramm Kohlenhydrate.

Bombe 3: Nudelgericht mit Carbonarasoße

Sie erblicken voller Freude ein Nudelgericht. Sie denken sich: Einmal in der Woche ein Kohlenhydratgericht ist „harmlos"! Stimmt, aber müssen die Kohlenhydrate gleich wieder mit Fett kombiniert werden? Wo bleibt da das Eiweiß oder das gesunde Fett? Mit einer Portion Nudeln mit Carbonara nehmen Sie bereits über 900 Kalorien auf.

Men's Heath Esstrick: Essen Sie Möhrentagliatelle! Anstelle von Nudeln verwenden Sie Möhren, siehe 6. Tag beim Abspeckplan S. 139. Sie sparen ca. 70 Gramm Kohlenhydrate.

Zwischenmahlzeiten und Naschereien

Diese Bomben sind geschickt getarnt: Klein und harmlos wie Chinaböller, verführen sie Sie dazu, sich immer weiter zu bedienen. Ihr Zerstörungspotenzial für Augenmaß und gute Vorsätze nimmt daher schnell die Ausmaße von mehreren Stangen Dynamit an. Beispiele für diese Bombe und ihre Alternativen:

Bombe 1: Sachertorte

Aber bitte mit Sahne - ein Schlag geht noch. Der Nachtisch sollte Ihren Magen schließen, aber nicht Ihre schlanke Linie liquidieren. Dieser Angriff schlägt bei 100 Gramm pro Kuchenstück mit 340 Kalorien und 16 Gramm Kohlenhydraten zu.

Men's Heath Esstrick: Nehmen Sie frisches Obst und fügen einfach die Sahne hinzu! Lecker und sehr erfrischend! Sie sparen ca. 32 Gramm Kohlenhydrate.

Bombe 2: Kräcker

Ein netter Abend mit Freunden, kleine Leckereien auf dem Tisch, man greift zu und schon sitzt man in der Falle. Eine Packung Kräcker können Sie leicht „wegstecken", denken Sie. Essen Sie nur 100 Gramm, was der Hälfte einer Packung entspricht, „knallt" das mit 500 kcal und ca. 25 Gramm Kohlenhydrate auf Ihren Körper.

Men's Heath Esstrick: Wie wäre es mit 25-30 Gramm Nüssen? Geben Sie diese in eine kleine Schüssel und genießen Sie den Snack langsam! Sie werden merken, dass das Fett und das Eiweiß Sie sättigen! Sie sparen ca. 25 Gramm Kohlenhydrate.

Bombe 3: Ein Glas Fruchtsaft

Mit einem Glas Fruchtsaft nehmen Sie ganz nebenbei an die 24 Gramm Zucker zu sich. Das entspricht über 200 Kalorien. Zuckermoleküle begünstigen die Entstehung von Karies. Außerdem laufen Sie Gefahr, dass Sie bei mehreren Gläsern über Ihren Kalorienbedarf kommen und sich somit ungewollt der „Flaschenfigur" angleichen.

Men's Heath-Esstrick: Das Einzige, was der Körper braucht, ist Wasser. Es eignet sich hervorragend als Durstlöscher und enthält überhaupt keine Kalorien. Sie essen doch gerne, warum sollten Sie Kalorien trinken? Diese machen Sie nicht satt, im Gegenteil, dieser Zucker fördert eher noch den Appetit. Sie sparen ca. 24 Gramm Kohlenhydrate.

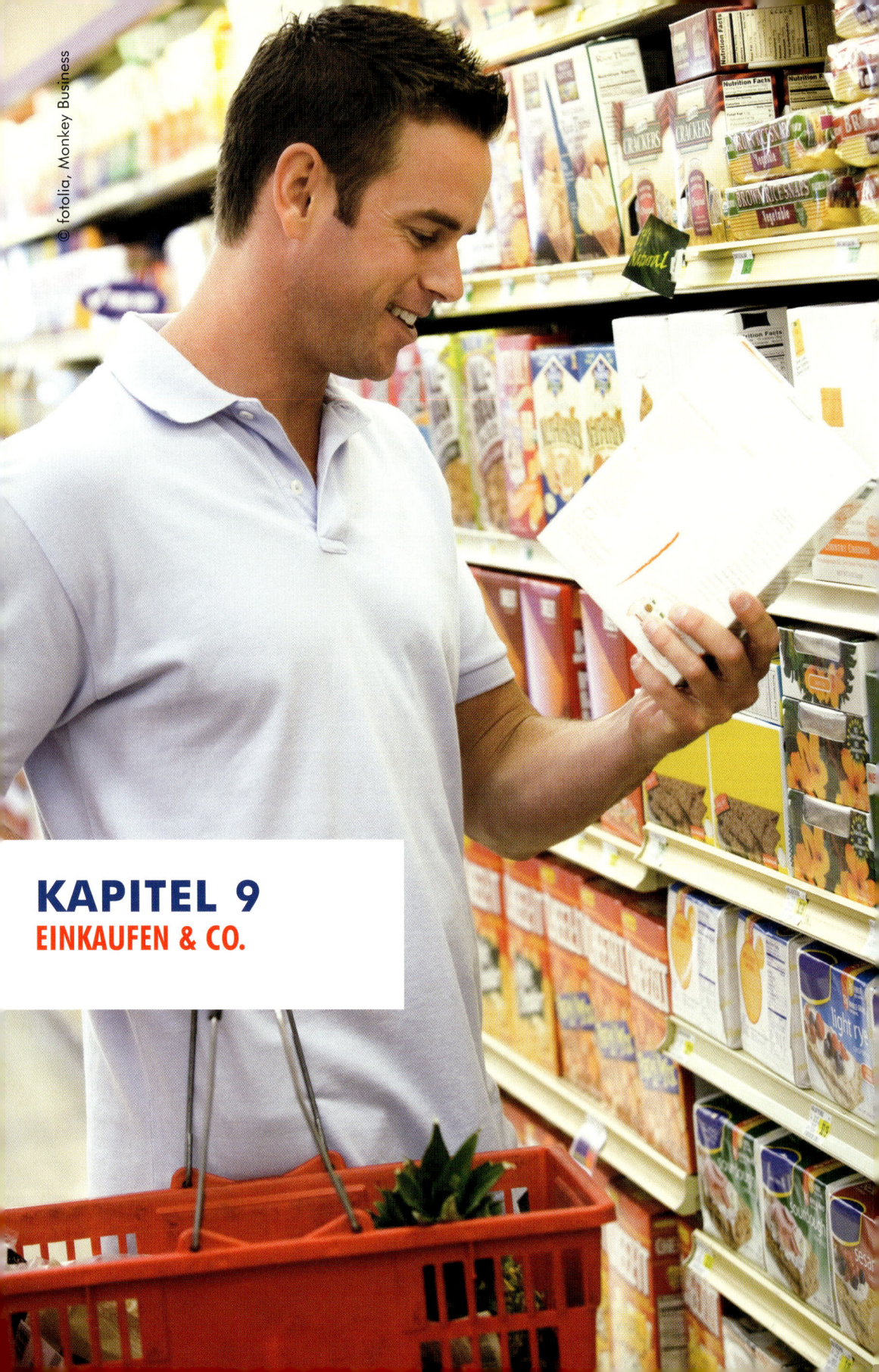

KAPITEL 9
EINKAUFEN & CO.

ABSPECKFAHRPLAN AUF EINEN BLICK

IHR SCHLANKHEITSCODE „PORTIONSGRÖSSE": MIT WELCHER MENGE KÖNNEN SIE ABNEHMEN?

Die folgenden Mengenangaben stellen eine Orientierungshilfe dar. Mit der Men's Health Ernährung zählen Sie keine Kalorien!

Für den schlanken Bauch ist es jedoch wichtig, ein Gefühl für Portionsgrößen zu entwickeln. Men's Health empfiehlt, sich an Eiweiß satt zu essen, aber das bedeutet nicht, täglich „ein ganzes Schwein zu verdrücken".

1. **Achten Sie bei kalten Mahlzeiten auf folgende Portionsgröße:**
- Mindestens 300 Gramm Gemüse oder maximal 200 Gramm Obst, dazu 200 Gramm Eiweiß
- und maximal eine Scheibe Brot.

Oder
- 200-250 Gramm Milchprodukte,
- dazu ein Stück Obst,
  mit 25 Gramm Nüssen
  und maximal einem Esslöffel Haferflocken.

2. **Meiden Sie Zwischenmahlzeiten! Falls der Hunger kommt, gilt Folgendes:**
- 25 Gramm Nüsse, 25 Gramm Kokosflocken, ein Riegel Zartbitterschokolade, 500 ml Buttermilch, ein gekochtes Ei, ein Stück (à 30 g) Salami oder (à 30 g) Käse.

3. **Für warme Mahlzeiten gilt:** Wer schnell abnehmen möchte, meidet gänzlich Brot sowie Beilagen!
- Mindestens 300 Gramm Gemüse, Salat oder Pilze.
- Mit 200 Gramm fettarmes Fleisch, Fisch, Eiergericht oder Meerestiere.
- Gegebenenfalls maximal zwei kleine Kartoffeln, zwei Scheiben Baguette oder zwei Esslöffel Reis oder Nudeln.

So sieht Ihr Teller mittags aus:

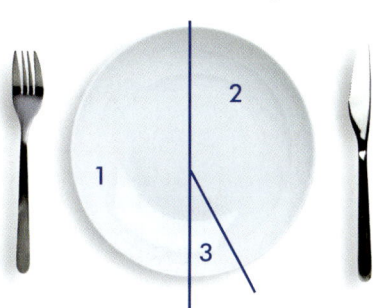

So sieht Ihr Teller abends aus:

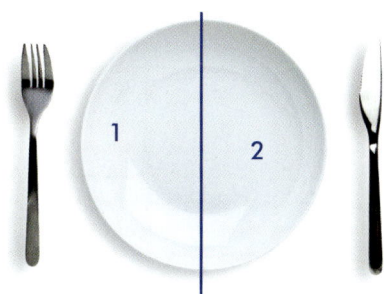

1 = 50 % Gemüse
2 = 40 % Fleisch, Fisch, Eier
3 = 10 % Beilage, z.B. Nudeln

1 = 50 % Gemüse
2 = 50 % Fleisch, Fisch, Eier

SO ISST MANN SEIN FETT WEG

DIE MAHLZEITEN SIND VIELFÄLTIG UND BUNT

Zum Gemüse oder Salat fügen Sie folgende eiweißhaltige Lebensmittel hinzu:

- Warme, 150-Gramm-Ziegenrolle mit einem Teelöffel Feigenmarmelade.
- 200 Gramm Hüttenkäse.
- Drei Eier in allen Variationen, Rührei, Spiegelei, gekochtes Ei.
- 150 Gramm Mozarella.
- 200 Gramm Speck (5 Prozent Fett).
- 200 Gramm Pute.
- 150 Gramm Lachs-, 200 Gramm Forellenaufschnitt.
- 150 Gramm Thunfisch aus der Dose im eigenen Saft.
- 200 Gramm Krabben.
- 200 Gramm fettarmen Aufschnitt in allen Variationen.
- 200 Gramm Tofu, z. B. mit Mandeln und Nüssen.
- 200 Gramm Linsen.
- 200 Gramm Kichererbsen.

Jedes Böhnchen gibt ein Tönchen

Die unangenehmen Folgen des Bohnen-, Linsen- und Erbsengenusses liegen an den enthaltenen Kohlenhydraten (Stachyose), die von den menschlichen Verdauungssäften nicht aufgeschlossen werden können. Sie gelangen unverdaut in die tieferen Darmabschnitte, wo sich die Darmbakterien an ihnen gütlich tun. Die Kleinstlebewesen produzieren eine Menge Gase, die das dringende Bestreben haben, den Körper zu verlassen. Kümmel, Anis, Fenchel, Melisse, Kamille und Pfefferminze wirken hingegen krampflösend und entblähend. Also, trinken Sie einen Pfefferminztee oder würzen Sie das Bohnengericht mit Kümmel.

GEHEN SIE EINKAUFEN: IHRE EINKAUFSLISTE

Es gibt nichts Schlimmeres, als eine Veränderung im Ess- und Ernährungsverhalten mit einem leeren Kühlschrank zu starten. Damit Sie bestens gerüstet sind, haben wir eine Einkaufsliste sowie einen Sieben-Tage-Men's-Health-Abspeck-Fahrplan zusammengestellt.

WAS SOLLTEN SIE ZU HAUSE HABEN? AM BESTEN DIESE GRUNDNAHRUNGSMITTEL!

Gehen Sie mindestens ein- bis zweimal in der **Woche** einkaufen. Die wöchentliche Portionsmenge ist auf eine Person bezogen. Wir gehen davon aus, dass Sie alles mögen. Tiefkühlprodukte, Lebensmittel in Konserven und Gläsern sind hilfreich. Schließlich hat man manchmal eben keine Zeit, einkaufen zu gehen!

Einkaufsliste für Ihre Grundausstattung: Kreuzen Sie an, ob Sie auch alles zu Hause haben. Mit diesen Lebensmitteln kommen Sie gut eine Woche über die Runden.

- [ ] Gemüse (frisch)
  Rohkost, z. B. Tomaten, Gurken, Salat — ab 1.400 Gramm
- [ ] Tiefkühlgemüse: — mindestens 2 Packungen
- [ ] Gemüse aus dem Glas: — 2 Gläser
  z.B. Gewürzgurke, Rote Bete etc.
- [ ] Obst (frisch): — ca. 1.400 Gramm
- [ ] Tiefkühlobst: — mindesten 2 Packungen
- [ ] Pilze (frisch): — ca. 300 Gramm
- [ ] Tiefkühlpilze: — 1 Packung
- [ ] Fleisch (frisch): — ca. 150-200 Gramm pro Tag
- [ ] Tiefkühlfleisch: — ca. 3 Packungen
- [ ] Fisch (frisch): — ca. 150-200 Gramm pro Tag
- [ ] Tiefkühlfisch: — ca. 3 Packungen
- [ ] Meeresfrüchte (frisch): — ca. 150-200 Gramm pro Tag
- [ ] oder Tiefkühlprodukte: — ca. 1 Packung
- [ ] Eier: — mindestens 6 Stück
- [ ] Tofu, natur oder mit „Geschmack": — 1 Packung
  z. B. Mandel-Nuss, Bärlauch etc.
- [ ] Hülsenfrüchte (frisch): — ca. 150-300 Gramm pro Tag
- [ ] Erbsen und Bohnen aus der Tiefkühltruhe: — mind. 1 Packung
- [ ] Fettarmer Aufschnitt: — 3-4 Packungen à 200 Gramm
- [ ] Hüttenkäse, Harzer Rolle: — 2 Becher bzw.
  Rollen à 200 Gramm
- [ ] Käse mit 45 % F .i. Tr.: — 1 Packung à 200 Gramm
- [ ] Milch und Milchprodukte (natur): — 4 Packungen à 150 Gramm
- [ ] Kokosmilch: — 1 Dose
- [ ] Nüsse und Kerne: — 1 Packung à 150-200 Gramm
- [ ] Oliven-, Raps-, Walnussöl — jeweils eine Flasche
- [ ] Sonstiges: — Pfeffer, Salz, Senf, Curry, Oregano, Basilikum, Thymian, Schnittlauch, Petersilie, Rosmarin, Estragon und Gemüsebrühe

SIEBEN-TAGES-MEN'S-HEALTH-ABSPECK-FAHRPLAN

Starten Sie morgen mit Ihrem Sieben-Tage-Men's-Health-Abspeck-Fahrplan. Er bietet verschiedene Frühstücksmöglichkeiten und Vorschläge für die Hauptmahlzeiten.

Um schlank zu bleiben, darf ein Mann ohne sportliche Aktivität 2.200-2.600 Kalorien essen. Die Tagespläne liefern zwischen 1.500 und 1.700 Kalorien und ca. 80 Gramm Kohlenhydrate auf drei Mahlzeiten verteilt. Am siebten Tag können Sie auch mal 100 Gramm Kohlenhydrate essen. Mit Getränken oder Snacks, zum Beispiel Latte macchiato, kommen Sie dann auf insgesamt ca. 1.800 Kalorien und 100 Gramm Kohlenhydrate. Diese Tagesgrenze für Kohlenhydrate sollten Sie nicht überschreiten.

SO ISST MANN SEIN FETT WEG

WAS SIE WISSEN SOLLTEN:

- Selbstverständlich können Sie auch variieren, indem Sie zum Beispiel am ersten Tag das Frühstück vom fünften Tag essen oder die Hauptmahlzeiten untereinander tauschen. Sie können die Gerichte auch mehrmals in der Woche essen.

- Die Angabe der Lebensmittelmenge von Salat, Gemüse und Pilzen können Sie in unbegrenzter Menge – je nach Lust und Geschmack – in größerer Menge verzehren.

- Morgens kann der Körper am besten Kohlenhydrate vertragen und abends am wenigsten. Also morgens eher Brot essen und abends eher die warmen Gerichte ohne Beilagen. Sollten Sie zusätzlich eine der am Ende aufgeführten Zwischenmahlzeiten oder Snacks essen, bedenken Sie, dass Sie damit zusätzlich Energie und Kohlenhydrate aufnehmen.

- Falls bei Milch und Milchprodukten keine Fettangaben vorhanden sind, nehmen Sie immer die Vollfettstufe.

- Vielleicht mögen Sie nicht täglich kochen. Dann nehmen Sie von den Rezepten doch die doppelte Portion und teilen Sie sich die Menge auf. Sie dürfen dann aber wirklich nur die Hälfte sofort essen, egal, wie gut es schmeckt! Der Rest ist dann für einen anderen Tag!

- Kalorien der Getränke zählen mit! Mehr als 200 Kalorien sollten Sie mit den unten stehenden Getränken nicht aufnehmen! Rechnen Sie für folgende Getränke die Kalorien noch dazu:

200 ml Milch 3,5 %	130 kcal
200 ml Milch 1,5 %	95 kcal
200 ml Fruchtsaft	110 kcal
200 ml gezuckerte Limonaden	110 kcal
330 ml Bier	140 kcal
330 ml alkoholfreies Bier	80 kcal
200 ml Wein, trocken	150 kcal
200 ml Wein, lieblich	200 kcal

  Am besten trinken Sie nur kalorienfrei, wie zum Beispiel Wasser und Kaffee sowie Tee in allen Variationen.

- Auch ohne sportliche Aktivitäten sollten mindestens kalorienfreie 1,5-2,0 Liter pro Tag getrunken werden. Bei sportlichen Aktivitäten sollten zusätzlich ca. einen Liter pro Stunde Sport getrunken werden. Für Ihre Leistungsfähigkeit ist es wichtig, regelmäßig über den Tag verteilt zu trinken.

- Diese Haushaltsgeräte sollten vorhanden sein: Gemüseschäler, Mixer, Pürierstab, Parmesanreibe, Haushaltswaage.

JETZT GEHT ES LOS – DER WAMPE WIRD DER KAMPF ANGESAGT!

1. TAG

Frühstück	Warme Mahlzeit	Kalte Mahlzeit
1 Scheibe à 50 g Vollkornbrot, 1 EL Senf, 4 Scheiben à 30 g Kochschinken, 300 g Gurken und Tomaten	Schnitzel in exotischer Obstsoße (Rezept Kap. 12 auf S. 168/169)	Großer bunter Salat mit 150 g Käse, z. B. Feta in Essig-Öl-Dressing

Gesamtenergie: 1.650 Kalorien. 142 g (35 E%) Eiweiß, 92 g (52 E%) Fett, 60 g (13 E%) Kohlenhydrate. Die Energiedichte liegt bei nur 118 kcal pro 100 g, das Nahrungsvolumen bei 1.400 g.

2. TAG

Frühstück	Warme Mahlzeit	Kalte Mahlzeit
1 Scheibe à 50 g Vollkornbrot, 1 EL Senf, 2 Scheiben à 25 g Käse 45 %, 300 g Gurken, Tomaten, Salat und Paprika	Geflügelspieße mit Mangoscheiben und Paprikaschoten, (Kap. 12 auf S. 169)	300 g Antipasti mit 250 g gebratenen Putenstreifen

Gesamtenergie: 1.600 Kalorien. 138 g (35 E%) Eiweiß, 79 g (46 E%) Fett, 80 g (19 E%) Kohlenhydrate. Die Energiedichte liegt bei nur 101 kcal pro 100 g, das Nahrungsvolumen bei 1.585 g.

3. TAG

Frühstück	Warme Mahlzeit	Kalte Mahlzeit
Quarkcreme mit Mangopüree 150 g Mango, 100 g Magerquark, 150 g Joghurt 3,5 %,	Gegrilltes Nackensteak (Kap. 12 auf S. 170)	180 g Käseteller mit 250 g Mixed Pickles, Rote Bete, Gemüsepaprika aus dem Glas

10 g Kokosraspel,
1 TL Honig,
10 g Walnusskerne

Gesamtenergie: 1.635 Kalorien. 113 g (28 E%) Eiweiß, 95 g (54 E%) Fett, 79 g (18 E%) Kohlenhydrate. Die Energiedichte liegt bei nur 117 kcal pro 100 g, das Nahrungsvolumen bei 1.400 g.

4. TAG

Frühstück	Warme Mahlzeit	Kalte Mahlzeit
2 Scheiben à 45 g Vollkornbrot, 1 EL Senf, 200 g Thunfisch (aus der Dose, im eigenen Saft), 150 g Tomaten, 150 g Gewürzgurken, Pfeffer	„Leichtes" Schwein (Kap. 12 auf S. 167)	125 g Mozarella, 300 g Tomaten, 2 EL Olivenöl, Basilikum

Gesamtenergie: 1.590 Kalorien. 148 g (23 E%) Eiweiß, 82 g (59 E%) Fett, 50 g (18 E%) Kohlenhydrate. Die Energiedichte liegt bei nur 108 kcal pro 100 g, das Nahrungsvolumen bei 1.470 g.

5. TAG

Frühstück	Warme Mahlzeit	Kalte Mahlzeit
1 Scheibe Vollkornbrot mit Frischkäse, 3 gekochten Eiern, 3 Cherry-Tomaten, Apfel	„Sportliches" Entrecôte (Kap. 12 auf S. 171)	300 g geräucherte Forelle mit 300 g Gurkensalat (erhältlich im Supermarkt an der Salattheke)

Gesamtenergie: 1.580 Kalorien. 159 g (41 E%) Eiweiß, 79 g (47 E%) Fett, 56 g (12 E%) Kohlenhydrate. Die Energiedichte liegt bei nur 100 kcal pro 100 g, das Nahrungsvolumen bei 1.577 g.

6. TAG

Frühstück	Warme Mahlzeit	Warme Mahlzeit
Beerenshake in Kokosmilch 300 g Beerenfrüchte (TK-Produkte), 100 ml Kokosmilch, 20 g Honig	Gemüsesuppe mit Huhn und Parmesan (Kap. 12 auf S. 163)	Möhrentagliatelle: 300 g Möhren, 1 Zwiebel, 1 EL Rapsöl, 200 g Hackfleisch, 200 ml Tomatensoße aus dem Glas, 20 g Tomatenmark, Salz und Pfeffer nach Belieben

Zubereitung der Möhrentagliatelle: Die Möhren putzen, waschen und mit einem Gemüseschäler in dünne Streifen – ähnlich Bandnudeln – hobeln. Das Wasser salzen und die Möhrenstreifen darin zwei Minuten blanchieren. Mit kaltem Wasser abschrecken und in einem Sieb abtropfen lassen. Zwiebel schälen, in kleine Würfel schneiden, und in der Pfanne anbraten. Hackfleisch hinzufügen und mit Tomatensoße und Tomatenmark abschmecken. Mit Salz und Pfeffer würzen.

Gesamtenergie: 1.740 Kalorien. 106 g (25 E%) Eiweiß, 105 g (56 E%) Fett, 85 g (19 E%) Kohlenhydrate. Die Energiedichte liegt bei nur 95 kcal pro 100 g, das Nahrungsvolumen bei 1.830 g.

7. TAG

Frühstück	Snack	Warme Mahlzeit
1 Vollkornbrötchen, Rührei aus zwei Eiern mit 150 g Krabben und 200 g Paprika, 100 g Möhren. 1 Weißbrot mit 50 g Magerquark und 1 EL Marmelade	500 ml Buttermilch mit 100 g Apfelmus	Seelachs auf Spinatbeet (Kap. 12 auf S. 174)

Gesamtenergie: 1.590 Kalorien. 113 g (29 E%) Eiweiß, 79 g (46 E%) Fett, 103 g (25 E%) Kohlenhydrate. Die Energiedichte liegt bei nur 98 kcal pro 100 g, das Nahrungsvolumen bei 1.620 g.

SO ISST MANN SEIN FETT WEG

KORBINIAN KOBLITZ, 20 JAHRE, AUS NACKENHEIM, VON 120 KILO AUF 84 KILO IN SECHS MONATEN

Zufällig schlank und gesund

Ich war schon als Jugendlicher dick. Ich habe ständig gegessen, bevorzugt Süßes. Damals haben meine Eltern mich zu einem Ernährungskurs geschickt. Dort wurden mir Grundkenntnisse über gesunde Ernährung vermittelt. Ich nahm ein wenig ab. Aber da ich selbst nicht motiviert war, sondern meine Eltern, habe ich die Ernährungsumstellung nicht durchgehalten und hatte die Kilos schließlich bald wieder drauf. Und was Sport angeht, da habe ich gemäß dem Garfield-Motto gelebt: „Sport ist Mord".

Während eines Praktikums arbeitete ich die Pausen durch, sodass ich nicht zum Essen kam. Ich nahm ab, ohne mir darüber klar zu werden. Als mich Freunde darauf ansprachen, fiel es mir auch auf. Nicht nur die Komplimente halfen mir, weitere Kilos zu verlieren, auch mein ganz eigener Ehrgeiz war geweckt. Ich merkte, dass sich meine Fitness um einiges verbesserte und mein Ehrgeiz stieg. Wir wohnen auf einem Hügel, und von Tag zu Tag kam ich besser zu Fuß die Steigung hoch.

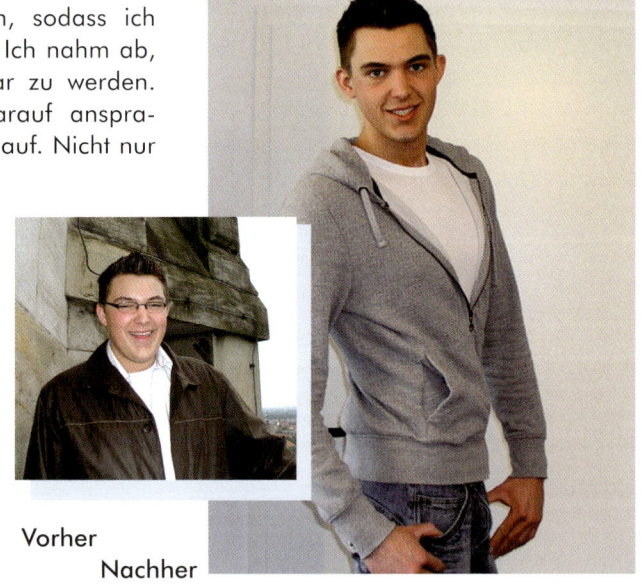

Vorher

Nachher

Als dann die Nadel der Waage stehen blieb, meldete ich mich im Fitnessstudio an und lernte dort von Mitstreitern das Low-Carb-Prinzip kennen, das ich auch direkt befolgt habe und bis heute umsetze.

Morgens frühstücke ich 2-3 Brötchen, das sind 60-80 Gramm Kohlenhydrate, dazu gibt es Aufschnitt, zum Beispiel Hähnchenbrust. Mittags esse ich mal ein Stück Obst und abends gibt es Salat mit Fleisch oder Gemüse und Fisch oder Meeresfrüchte satt. Kohlenhydrate meide ich abends komplett. Das Verlangen nach Süßem ist mittlerweile vollkommen weg.

Ich bin begeistert, denn meine Blutwerte haben sich verbessert. Schon in jungen Jahren sind bei mir die Harnsäurewerte, die Gicht verursachen, und die Bluttfettwerte zu hoch gewesen. Durch die Low-Carb-Ernährung ist der Harnsäurewert von 8,6 mg/dl auf 4,7 mg/dl gefallen. Bis 7,0 mg/dl ist für einen Mann normal. Die Bluttfettwerte haben sich auch im gesunden Bereich eingependelt.

Ich halte mein Gewicht, weil ich ehrgeizig bin. Das hilft mir, durchzuhalten und diszipliniert zu sein. Ich weiß, wenn ich wieder zu viel Süßes esse, würde ich zunehmen, also mache ich das nicht. Es ist keine Seltenheit, dass ich mich bei Leuten ein zweites Mal vorstellen muss. Die Leute sind dann sehr verwundert, hätten mich nicht wieder erkannt und wären, ohne zu grüßen, an mir vorbeigelaufen.

Der Energieverbrauch schrumpft durch das Weglassen der Alltagsbewegungen um 200 Kalorien. Das sind in 35 Tagen .7000 Kalorien und somit ein Kilogramm Körperfett mehr auf den Rippen

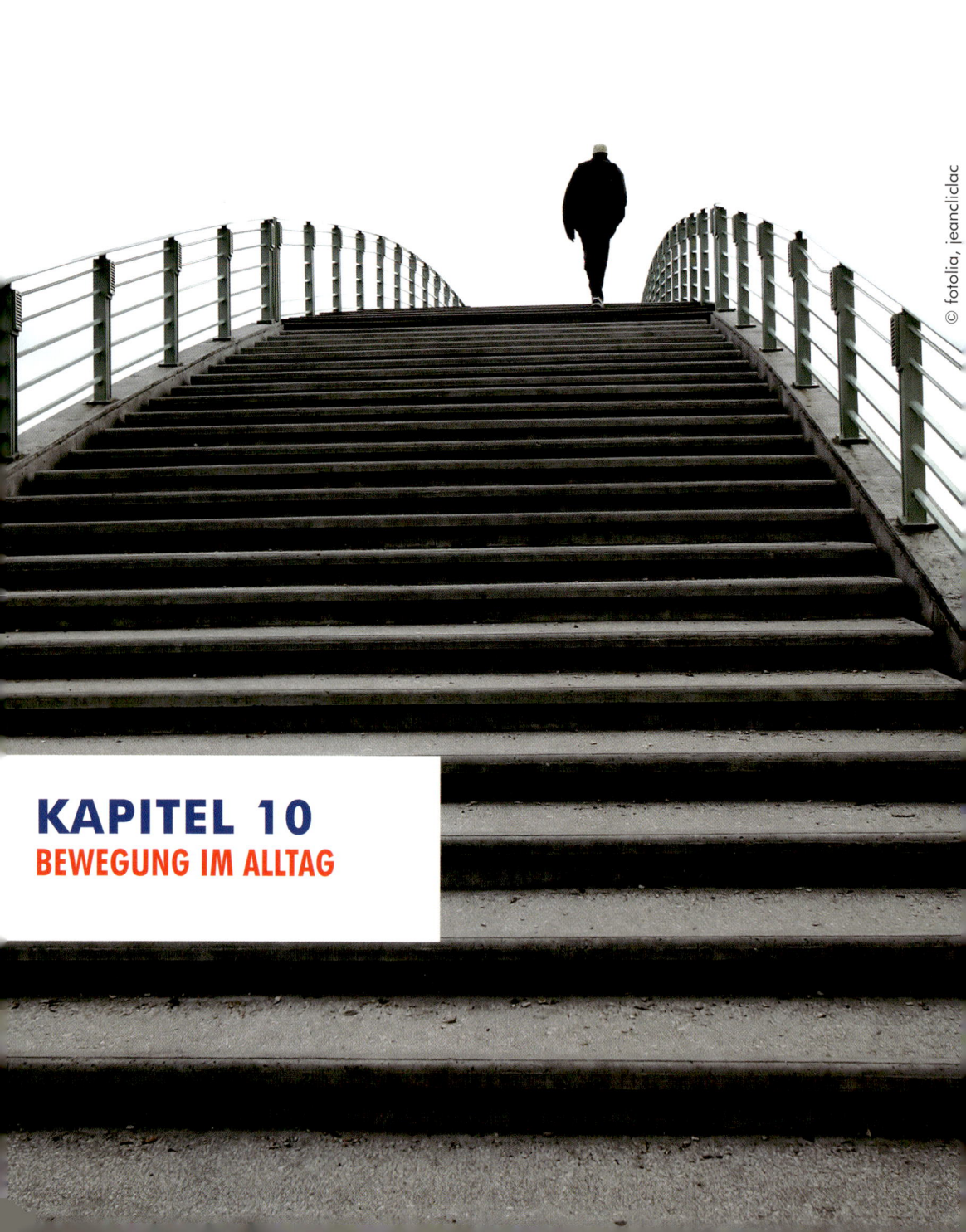

© fotolia, jeancliclac

KAPITEL 10
BEWEGUNG IM ALLTAG

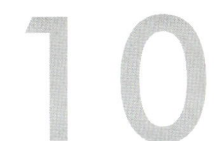
OHNE BEWEGUNG BEWEGT SICH NICHT VIEL!

Sport, ganz gleich ob Ausdauer- oder Krafttraining, kräftigt Muskeln und Knochen, stärkt das Herz-Kreislauf-System sowie die körpereigenen Abwehrkräfte. Sportliche Menschen haben daher seltener mit Übergewicht zu kämpfen und sind insgesamt besser „auf Draht" als weniger Aktive.

MEHR BEWEGUNG: IHR ACHT-PUNKTE-PROGRAMM!

1.   DAS RICHTIGE TRAINING BEGINNT IM KOPF!
Überlegen Sie sich Folgendes: Warum habe ich mich bisher nicht aufraffen können, Sport zu treiben? Habe ich keine Zeit? Sind mir die Beiträge im Fitnessstudio zu hoch? Geben Sie sich eine ehrliche Antwort!

2.   SIE SUCHEN NACH DER IDEALEN SPORTART?
ENTSCHEIDEN SIE SICH FÜR EINE, DIE IHNEN SPASS MACHT!
Welche körperliche Bewegung ist denn für Sie die Beste? Es ist die, die Ihnen am besten gefällt. Denn was hilft es, wenn Schwimmen schrecklich gesund ist und fit macht, Sie jedoch beim Gedanken an das kalte Wasser sofort zu frösteln beginnen? Ideal sind natürlich die Bewegungsarten, die den Körper gleichmäßig fordern und gleichzeitig viele unterschiedliche Bewegungsabläufe verlangen, wie Gymnastik, Tanzen, Schwimmen, Boxen und vor allem Spielsportarten. Wenn Sie aber viel lieber Inlineskates fahren, dann machen Sie das! Buchen Sie einen Einsteigerkurs, bei dem vor allem auch das richtige Bremsen geübt wird. Im Grunde genommen kommt es bei der gewählten Sportart darauf an, dass Sie eine Bewegungsart finden, die Sie „bei der Stange" hält.

3.   SIE HABEN KEINE LUST AUF SPORT?
HIER FINDEN SIE GARANTIERT ETWAS BESSERES
Sportmüde? Das geht nicht nur Ihnen so. Vielleicht verbinden Sie mit Sport Vereinsmeierei. Und darauf haben Sie wirklich keine Lust. Brauchen Sie auch nicht: Um sich etwas Gutes zu tun, genügt es, sich ausreichend zu bewegen. Bewegung haben Sie beispielsweise, wenn Sie in Ihrem Garten arbeiten. Und dazu sind Sie noch an der frischen Luft. Sie haben keinen Garten? Dann machen Sie stattdessen ausgedehnte Spaziergänge. Genießen Sie einfach die herrliche Natur.

4.   SPORT IST IHNEN ZU LANGWEILIG?
DANN SUCHEN SIE SICH GLEICHGESINNTE, DIE MITMACHEN
Der Abend rückt näher und wieder sind Sie zu schlapp, um zum Sport zu gehen. Fragen Sie einen Freund, ob er Lust hat, mitzumachen. Zu zweit ist es leichter. Es macht mehr Spaß, Sie sehen Ihren Freund regelmäßig und können die News austauschen. Eine weitere Möglichkeit: Suchen Sie sich ein Team, in das Sie einsteigen können. Ballspiele machen sehr viel Spaß und fördern die Kommunikation untereinander. In einer Gruppe muss sich einer auf den anderen verlassen können, man

spielt zusammen und pflegt neben Bewegungen auch soziale Kompetenzen. So geraten Sie selbst in Zugzwang.

5. SIE SIND FÜR DEN SPORT ABENDS ZU MÜDE? DANN MOTIVIEREN SIE SICH SCHON MORGENS

Falls Sie mit dem Auto zur Arbeit fahren, nehmen Sie Ihre Sporttasche gleich mit. Wer erst mal abends auf dem Sofa lümmelt, kommt schwer wieder hoch. Suchen Sie sich ein Studio oder einen Verein in der Nähe Ihres Arbeitsplatzes oder Ihrer Wohnung. Weite Anfahrten sind Motivationskiller.

6. SIE SIND ZURZEIT IN EINEM STIMMUNGSTIEF? DENKEN SIE DARAN: SPORT MACHT GUTE LAUNE

Beim Sport und bei zügigen Bewegungen schüttet Ihr Körper Botenstoffe aus, die zu mehr Wohlbefinden und Ausgeglichenheit führen. Sie werden merken, dass Sie nach dem Sport entspannt und besser gelaunt sind. Irgendwann wollen Sie diesen wunderbaren Zustand nicht mehr missen.

7. ES LOHNT SICH NICHT, JETZT NOCH MIT SPORT ANZUFANGEN? NIEMAND IST ZU ALT FÜR SPORTLICHE AKTIVITÄTEN

Die Ausrede, für den Sport zu alt zu sein, ist schlichtweg falsch. Jeder kann etwas Passendes für sich finden. Im Alter sind es vor allem die sanften Bewegungen, beispielsweise Yoga, die die Knochen gelenkig und die Sehnen geschmeidig halten. Auch leichtes Schwingen auf einem Pezziball kann Ihre Wirbelsäule entlasten und die Beine stärken. Und wenn Sie schon jetzt gern Golf spielen, so ist das im Alter ein idealer Sport, denn das Golfspiel hält nachweislich Körper und Geist jung.

8. NOCH EIN GUTES ARGUMENT: MIT SPORT MACHEN SIE EINE BESSERE FIGUR UND ERNÄHREN SICH GESÜNDER

Beim Sport verbrennen Sie kaum so viele Kalorien, dass sich das sofort auf der Waage auswirkt. Bewegung führt allerdings zu verändertem Essverhalten: Sie werden sich gesünder und kalorienbewusster ernähren. Nach dem Sport haben Sie weniger Lust auf eine üppige Mahlzeit und trinken ein erfrischendes Wasser und weniger Bier oder Wein. Weil Sport entspannt, wird Frust seltener mit Alkohol heruntergespült. Ein weiterer positiver Nebeneffekt ist ein durchtrainierter und gesunder Körper.

Schritt für Schritt zu Bewegung im Alltag

Sport – damit können Sie nichts anfangen? Außerdem sind Sie der Meinung, dass Ihnen die Zeit fehlt? Auch mit wenig Zeit können Sie Herz und Kreislauf in Schwung bringen. Es ist ein guter Einstieg für das Sporttreiben, auf mehr Alltagsbewegungen zu achten. Dafür brauchen Sie keine festen Termine und Gelegenheiten gibt es genug.

ANFANGSSCHRITT:
NOTFALLPLAN, UM DIE WAMPE STABIL ZU HALTEN

- Beginnen Sie den Tag mit Bewegung! Wie wäre es mit kleinen Übungen beim Zähneputzen? Spannen Sie Ihre Gesäß- und Oberschenkelmuskeln an und halten Sie die Spannung 10 Sekunden. Anschließend entspannen Sie die Muskulatur wieder. Wiederholen Sie die Übung, bis Sie das Zähneputzen beendet haben.

- Steigen Sie eine Bus- oder U-Bahnstation früher aus, damit Sie das letzte Stück laufen können. Sie nehmen das Auto? Parken Sie es ein Stück vom Ziel entfernt.

- Fahren Sie mit dem Fahrrad zur Arbeit.

- Bei der Arbeit gehen Sie Treppen und nehmen nicht den Fahrstuhl.

- Bleiben Sie nicht den ganzen Tag sitzen, sondern stehen Sie zum Telefonieren oder Lesen auf.

- Nehmen Sie ein Headset zum Telefonieren und bewegen Sie sich bei Gesprächen.

- Wenn Sie längere Besprechungen haben, ermuntern Sie Ihre Gesprächspartner doch einfach, sich dabei draußen zu bewegen.

- Verändern Sie Ihre Blickrichtung im Büro nach draußen; so werden Sie motiviert, auch tatsächlich mal rauszugehen.

- Stellen Sie Ihren Papierkorb in die entfernteste Ecke Ihres Büros.

- Nutzen Sie den Kopierer auf dem anderen Stockwerk.

- Wenn Sie etwas mit den Kollegen klären müssen, dann schreiben Sie keine E-Mail, sondern gehen Sie persönlich zu ihnen.

- Verbringen Sie Ihre Mittagspause an der frischen Luft und spazieren Sie ein wenig umher.

- Parken Sie zum Einkaufen das Auto weiter weg.

- Nehmen Sie keinen Wagen während des Einkaufs, sondern tragen Ihre Einkäufe (rückengerecht!) selbst; so kaufen Sie bewusster ein und stärken sich dabei!

- Betrachten Sie den Hausputz als Bewegungstherapie.

- Legen Sie das Telefon zu Hause weiter weg, sodass Sie aufstehen müssen, wenn es klingelt.

- Machen Sie zu einer festen Fernsehzeit, zum Beispiel während der „Tagesschau", Kräftigungsübungen, siehe Übungen 1-6 (S. 146-147).

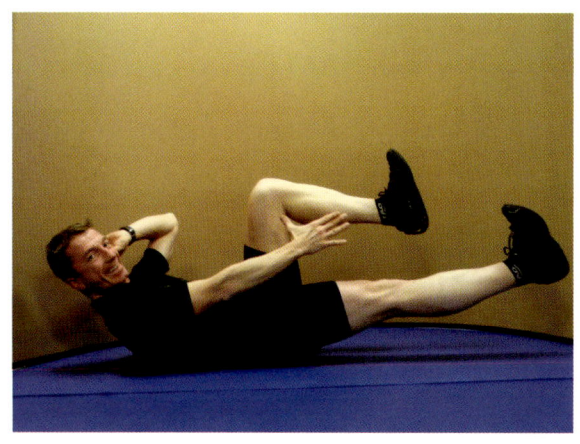

ÜBUNG 1:

Bauch-Crunch
Kräftigung von oberer und unterer Bauchmuskulatur.
- Ein Bein maximal zur Brust, das andere Bein schwebend über den Boden.
- Hände zum Hinterkopf bringen.
- Rumpf maximal anheben.
- Wechselseitiges Ausstrecken der Beine nach vorn.
- Hände gleichseitig nach vorne strecken.

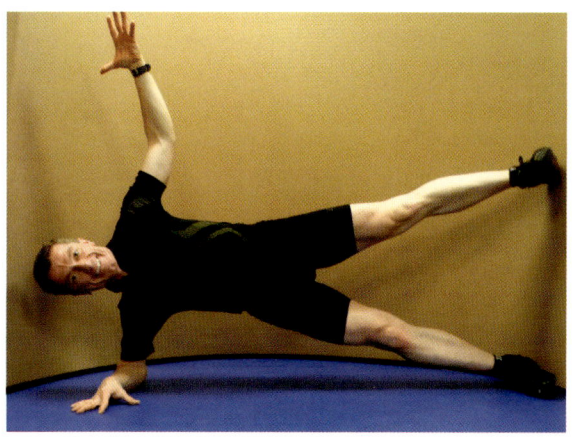

ÜBUNG 2:

Seitstütz
Kräftigung der seitlichen Rumpfmuskulatur.
- Körper seitlich im Unterarmstütz, Schuhaußenrand in den Boden drücken.
- Den gesamten Rumpf und die Beine anheben; Ganzkörperspannung.
- Mit dem Ausatmen Kontraktion des Rumpfs nach oben.
- Arm dabei seitlich über dem Kopf ausstrecken, oberes Bein anheben.

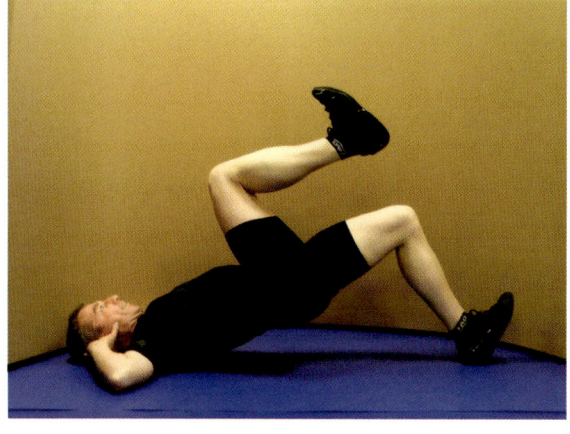

ÜBUNG 3:

Beckenlift
Kräftigung der hinteren Beinmuskulatur und des Gesäßes.
- In Rückenlage ein Bein maximal zur Brust heben.
- Das andere Bein Fersenzug im Boden.
- Dabei das Becken maximal anheben.
- Wechselseitige Durchführung.

ÜBUNG 4:

Rückenheber

Kräftigung des mittleren Rückens und des Bauchs.

- Arme und Beine in Rückenlage gebeugt aufstellen.
- Oberkörper durch Druck der Arme bezeihungsweise Ellenbogen gegen die Matte anheben.
- Füße überkreuzen und mit anheben.
- Ganzkörperspannung.

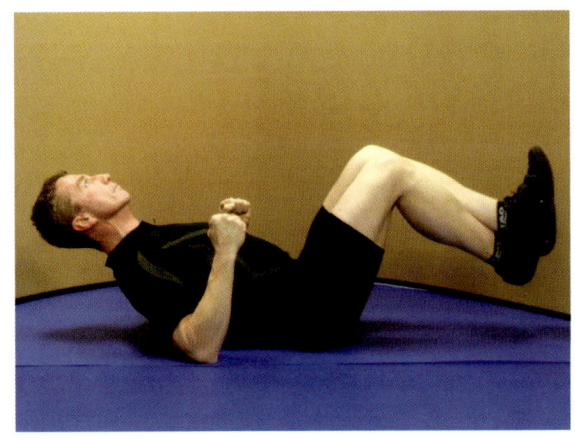

ÜBUNG 5:

Enger Liegestütz

- Enge Handstellung, Finger zeigen nach vorne.
- Rumpf und Kopf befinden sich in einer geraden Linie.
- Führung der Arme eng am Körper.
- Beugen und Strecken der Arme.

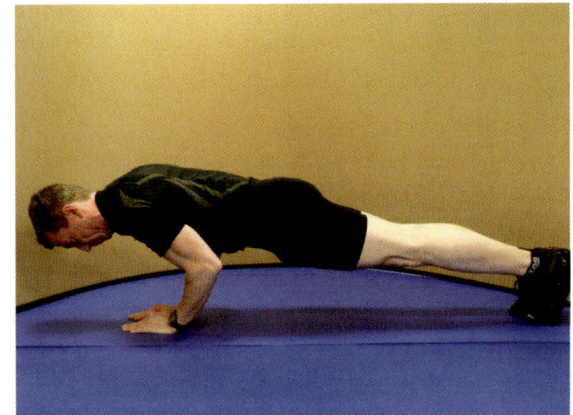

ÜBUNG 6:

Einbeinbeuge

Kräftigung der Bein- und der Gesäßmuskulatur.

- Füße hüftbreit aufstellen.
- Ausfallschritt nach hinten.
- Knie vom hinteren Bein beugen.
- Wechselseitige Durchführung.

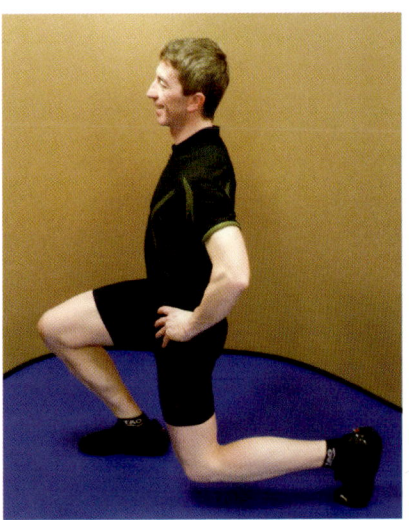

SO ISST MANN SEIN FETT WEG

ERSTER SCHRITT FÜR EIN LEICHTES, BEWEGTES LEBEN: PEDOMETER, DIESER MINICOMPUTER ZÄHLT JEDEN SCHRITT!

Sich jeden Tag viel bewegen zu wollen, ist ein netter Vorsatz, doch oft hapert es an der nötigen Motivation. Wissen Sie eigentlich, wie viel Sie sich täglich bewegen? Mit einem Pedometer können Sie genau nachvollziehen, wie viele Schritte Sie tatsächlich täglich gehen. Ein Pedometer ist ein ausgezeichnetes Gerät zur Motivation, um Erfolge zu messen, die Übersicht zu behalten und eigene Schritterfolge zu dokumentieren. Mit Bewegung ist hier nicht ausschließlich Sport gemeint, sondern auch die alltäglichen Bewegungen wie Einkaufen gehen, Auto waschen, spazieren gehen etc. Manchmal reichen schon ein paar Schritte, um aktiv zu sein.

IHR ELEKTRISCHER PERSONAL TRAINER IM ALLTAG

Die Empfehlung lautet: „10.000 Schritte pro Tag". Doch wer schafft das schon? Laut Bundesministerium für Gesundheit kommen Angestellte mit vorwiegend sitzender Tätigkeit gerade mal auf 1.200 Schritte pro Tag. Das entspricht noch nicht einmal einem Kilometer. Weil es eher unwahrscheinlich ist, dass jemand, der bisher 1.200 Schritte pro Tag gegangen ist, von heute auf morgen täglich 10.000 bewältigt, starten Sie mit wenigen Extraschritten. Das Bundesministerium für Gesundheit motiviert die Bürger mit der Aktion „Jeden Tag 3.000 Schritte extra" zu einem Plus an Bewegung. 3.000 Schritte entsprechen einem Spaziergang von 30 Minuten.

Gut zu wissen: 3.000 Schritte entsprechen etwa einer Strecke von 2,4 Kilometern.

Starten Sie jetzt! Setzen Sie sich ein Ziel, wie viele Schritte Sie pro Tag oder pro Woche zurücklegen wollen. Sie möchten gesünder leben, sich grundsätzlich mehr bewegen? Dann sollten Sie pro Tag mindestens 6.000 Schritte zurücklegen. Ihnen ist mehr daran gelegen, Ihre Pfunde purzeln zu lassen? Dann sind 10.000 bis 15.000 Schritte pro Tag das Ziel. Gehören Sie zu den Büromenschen, die bisher jede Bewegung vermieden haben? Dann versuchen Sie anfangs, Ihr Wochenpensum um 500 Schritte zu steigern. Schrittzähler gibt es im gut sortierten Sportgeschäft.

Noch besser ist es natürlich, wenn Sie sich vom Couch-Potatoe-Dasein verabschieden und ins Fitnessstudio gehen, joggen, inlineskaten, schwimmen oder das machen, woran Sie Freude haben.

Diese Übungen helfen, das Gewicht zu halten, aber um den Kilos einen Blitzkrieg zu erklären, benötigen Sie mehr.

UND NUN ZUM SPORT! ABENTEUER SCHWITZEN

Vor dem Sport zum Doc! Lassen Sie sich beim Arzt zunächst durchchecken, bevor Sie mit einem Training beginnen. Das ist vor allem dann wichtig, wenn Sie übergewichtig sind und wenn Sie noch nie oder schon lange keinen Sport gemacht haben. Ihr Arzt kann Ihnen sagen, ob Ihr Herz gesund ist, wie stark Sie Ihren Rücken und die Gelenke beanspruchen dürfen und ob aus gesundheitlichen Gründen bestimmte Sportarten weniger in Frage kommen.

ACHTEN SIE AUF FOLGENDE DREI REGELN:
- Mäßigung: Übertreiben Sie nicht, fangen Sie langsam und nicht zu intensiv an.
- Regelmäßigkeit: Dreimal in der Woche Sport schaffen Sie!
- Kräftigung: Spüren Sie ruhig Ihre Muskeln. Das gibt Kraft und Haltung für Ihren Büroalltag.

Ungefährer Energieverbrauch eines 75 kg schweren Mannes bei verschiedenen Aktivitäten (kcal/Stunde)

Billardspielen	50	1 kleiner Apfel
Badminton	200	200 g Fruchtjoghurt
Golf	300	150 g Gummibärchen
Krafttraining	300	1 Schokoriegel (58 g)
Rudern (6 km/h)	340	800 ml Bier
Kraulen (Schwimmen)	380	150 g Obstkuchen
Tennis, Einzel	400	1 Croissant mit Butter
Basketball	400	150 g Schokoladentorte
Fußball	450	125 g Salzstangen
Skilanglauf (6 km/h)	550	100 g Chips
Laufen (10 km/h) Radfahren (24 km/h)	600	1 Tafel Schokolade
Boxen	740	Chicoreesalat mit Gorgonzolasoße, Kap. 12 Rezept S. 164

Ein Mann verbraucht sitzend annähernd 120 Kalorien pro Stunde. Eine Stunde Boxen fordert etwa 740 Kalorien, das ist eine Steigerung von über 600 Prozent.

ZWEITER SCHRITT FÜR EIN LEICHTES, BEWEGTES LEBEN: AUSDAUERSPORT LÄSST DIE FETTZELLEN SCHRUMPFEN

Machen Sie zwei- bis dreimal in der Woche Ausdauersport! Das Training kurbelt Ihren Stoffwechsel an, baut Stress ab, verbessert das allgemeine Wohlbefinden und wirkt sich auf Ihr Herz-Kreislauf-System günstig aus.

Für Ihre Ausdauer finden Sie hier einen Walk- und Laufplan. In acht Wochen können Sie so in der Lage sein, 30 Minuten am Stück zu joggen bzw. walken, ohne zu schnaufen! Also, fangen Sie morgen schon an, Ihre Fettzellen sollen doch schlanker werden!

SO ISST MANN SEIN FETT WEG

ACHT-WOCHEN-PROGRAMM FÜR WALK- UND LAUFEINSTEIGER

Woche	Walk- und Laufzeit in Minuten
1 18 Laufminuten	
2 21 Laufminuten	
3 23 Laufminuten	
4 24 Laufminuten	
5 28 Laufminuten	
6 30 Laufminuten	

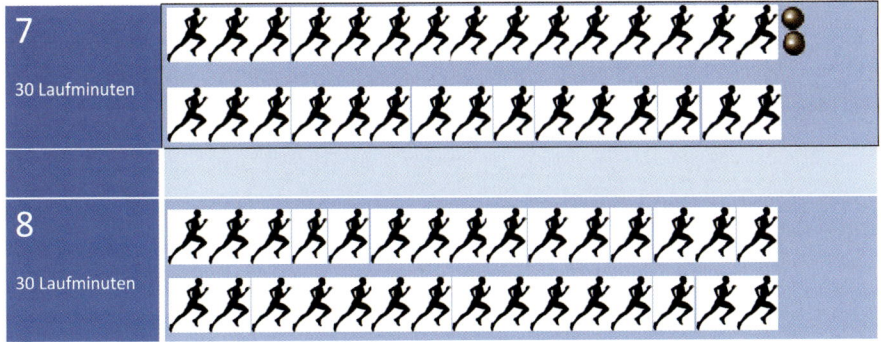

| 7 | | | | | | | | | | | | | | | | | | | ● |
| 30 Laufminuten | | | | | | | | | | | | | | | | | | | ● |

| 8 | | | | | | | | | | | | | | | | | | | |
| 30 Laufminuten | | | | | | | | | | | | | | | | | | | |

Vor und nach dem
Laufen jeweils
Gymnastik mit
Lockern und Dehnen

🏃 1 Minute Laufen,
ohne zu
schnaufen (ca. 75 %
Maximalpuls)

● 1 Minute
Gehpause

Leber und Muskula-
tur sind am meisten
am Grundumsatz
beteiligt.
Anteil verschiedener
menschlicher Organe
am Grundumsatz in
Prozent
Leber = 26
Gehirn = 18
Nieren = 7
Muskel = 26
Herz = 9
Rest = 14

Sie haben Ihr Ziel erreicht und laufen nun regelmäßig 30 Minuten, ohne zu schnaufen? Ein großes Lob. Durch das Training sind Sie zwei bis drei Kilo leichter, aber mehr geht irgendwie nicht. Woran liegt das?

MYTHOS: SCHLANK DURCH AUSDAUERSPORT: NUR WER LÄCHELT, VERBRENNT FETT!

Um die Fettdepots zum Schmelzen zu bringen, sollten Sie mindestens dreimal in der Woche im „Fettverbrennungsbereich" trainieren. Gemäß dem Motto „Laufen, ohne zu schnaufen!". Was heißt das genau? Nehmen Sie als Ausgangswert eine Herzfrequenz von 180 Schlägen pro Minute und ziehen Sie Ihr Lebensalter ab. So errechnen Sie einfach und schnell Ihren optimalen Trainingsbereich, um Ihr Herz-Kreislauf-System zu stärken. Um abzunehmen, verlangt Ihre Figur mehr!

Ein 30-jähriger Mann läuft 60 Minuten in einer geringen Geschwindigkeit, also bei einer Herzfrequenz von ca. 140 Schlägen pro Minute. Auf diese Weise verbrennt er circa 500 Kalorien in angegebener Zeit. 50 Prozent der Energie – also 250 Kalorien – stammen aus der Fettverbrennung. Die restlichen 50 Prozent aus der Kohlenhydratverbrennung.

Würde derselbe Mann 60 Minuten in einer schnelleren Geschwindigkeit laufen, also bei einer Herzfrequenz zwischen 150 und 170, dann verbrennt er statt 500 ganze 800 Kalorien. Davon stammen 35 Prozent aus der Fettverbrennung, das sind 280 Fettkalorien, und 65 Prozent der verbrannten Kalorien liefern die Kohlenhydrate.

SO ISST MANN SEIN FETT WEG

Häufig wird Abnehmwilligen geraten, im niedrigen „Fettverbrennungsbereich" zu trainieren, weil sie so mehr Fett verbrennen. Dieses Beispiel zeigt, dass das ein Irrtum ist. Zwar wird im geringeren Intensitätsbereich prozentual mehr Fett verbrannt, aber absolut gesehen, verbrennt man eben doch mehr Fett, wenn man ins Schwitzen kommt - nämlich 280 statt 250 Kalorien.

Fazit: Intensiveres Training erhöht den Gesamtkalorienverbrauch und damit auch den Anteil der „verbrannten" freien Fettsäuren!

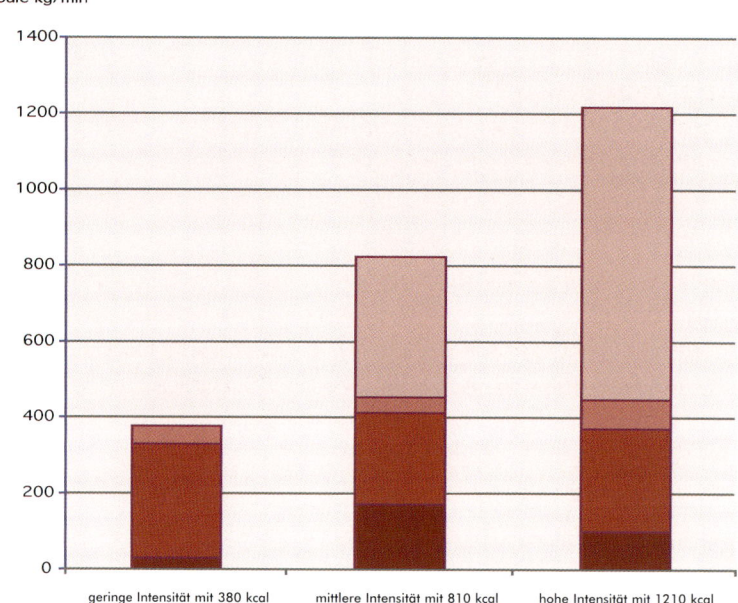

Energiebereitstellung
bei 30 Minuten Fahrradergometer

Joule kg/min

geringe Intensität mit 380 kcal   mittlere Intensität mit 810 kcal   hohe Intensität mit 1210 kcal

TEMPO FÜR DEN FETTTURBO
Je langsamer Sie laufen, desto höher ist der Anteil der Fettverbrennung am Gesamtumsatz; bei höherem Tempo steigt dafür der absolute Kalorienverbrauch (auch als Fettkalorien).

DRITTER SCHRITT FÜR EIN LEICHTES, BEWEGTES LEBEN: KRAFTTRAINING LÄSST DIE MUSKELN WACHSEN!

Um sportlich in die Gänge zu kommen, kann ein Personal Coach Sie motivieren. Wer seinen Body straffer haben will, sollte zwei Drittel seiner Muskulatur beanspruchen und so die Fettdepots anzapfen.

AUGENMERK AUF KRAFTTRAINING

Ausdauersport ist gesund, das ist bekannt. Dass Krafttraining die gleiche, wenn nicht sogar eine größere Wirkung sowohl auf die Gesundheit als auch auf das Gewicht hat, ist noch ein kleines Geheimnis. Wussten Sie, dass wir ohne Muskeltraining im Laufe unseres Lebens über ein Drittel der Muskulatur und Kraft verlieren? Mit zunehmendem Alter verkümmern die Muskeln. Sie werden dünner und schwächer. Zudem kommt es zu erheblichen Bewegungseinbußen. Wie Untersuchungen zeigen, verfügen dagegen Menschen, die regelmäßig Muskeltraining betreiben, im Alter von 70 Jahren über annähernd die gleiche Muskelmasse und Muskelleistungsfähigkeit wie Untrainierte mit 30 Jahren. Durch Muskeltraining kann man demnach – zumindest, was die Muskulatur angeht – gewissermaßen „40 Jahre lang 30 bleiben". Die Trainierbarkeit der Muskulatur bleibt bis ins hohe Alter erhalten. Es ist also nie zu spät, anzufangen!

WARUM KRAFTTRAINING?

- Erhöhter Energieumsatz: Durch Muskelzuwachs erhöht sich Ihr Grundumsatz und Sie verbrennen auch in Ruhe mehr Fett.
- Definierte Figur: Muskelaufbau und Fettverlust verleihen dem Körper Kontur und Proportionen.
- Bessere Beweglichkeit: Krafttraining macht den Einsatz der Muskeln flexibel.
- Mehr Kraft im Alltag: Viele Dinge im Alltag fallen leichter, wenn die Muskulatur dafür gerüstet ist.
- Erhöhung der Knochendichte: Druck und Zug auf die Knochen zwingt diese zur Anpassung. Die Strukturen werden dichter, dicker und stärker. Das Osteoporoserisiko sinkt.
- Stabilere Gelenke: Stärkere Muskeln halten die Gelenke besser zusammen und schützen sie gleichzeitig vor Belastung.
- Bessere Haltung: Besonders eine ausgeprägte Rückenmuskulatur beugt Schmerzen in Rücken und Nacken vor und verhilft Ihnen zu einer aufrechten Haltung.
- Bessere Durchblutung: Ob Kopf oder Herz, die Sauerstoffversorgung nimmt zu, die Leistung steigt.
- Verbesserung der Insulinwirkung: Der Zucker wird besser verbrannt!

DER SCHLÜSSEL ZU MEHR TAILLE: MUSKELTRAINING

Last, not least: Schlank sein ist nicht gleichbedeutend mit einer straffen Figur. Sie kennen bestimmt auch schlanke Personen, deren Körperproportionen unförmig wirken. Die Schulter hängt, der Hintern flieht in der Hose und ein kleines Bäuchlein zeichnet sich unter dem T-Shirt ab. Das muss nicht sein! Mit Ausdauersport halten Sie Ihr Gewicht und mit Krafttraining formen Sie schöne Körperkonturen. Das schafft keine andere Sportart so effektiv! Unser Tipp an alle Neu- und Wiedereinsteiger: Trainieren Sie mindestens zweimal pro Woche im Fitnessstudio. Das vielseitige Angebot reicht von Ausdauertraining an verschiedenen Geräten über Fitnesskurse zu verschiedensten Disziplinen bis hin zu individuellem Krafttraining. Sie treffen viele Gleichgesinnte, denn die Zeiten, als nur muskelbepackte Männer im Fitnessstudio Gewichte stemmten, sind schon lange vorbei. Sie können Ihren Trainingsplan wetterunabhängig durchziehen und werden schnell merken, dass sich offensichtliche Erfolge einstellen: Definierte Muskeln, weniger Rückenschmerzen sowie eine bessere Körperhaltung sind das Ergebnis. Ihr Einsatz? Etwa drei Stunden pro Woche – von den verfügbaren 168 Stunden.

Den größten Erfolg verspricht ein Mix von Ausdauer- und Krafttraining! Der große Vorteil des Ausdauersports ist, dass auf Grund der geringeren körperlichen Anstrengung täglich trainiert werden kann. Das setzt je nach Trainingsintensität viel Energie um. Ein klarer Vorteil des Kraftsports ist zum Beispiel der geringe Zeitaufwand. Schon in kurzer Zeit lassen sich die Muskeln kräftigen und ausbauen. Das steigert den Grundumsatz, denn Muskeln verbrennen auch in Ruhe mehr Energie. Der Energieumsatz läuft nach jeder Trainingseinheit auf erhöhtem Niveau weiter.

SPORTLICHE MÄNNER SIND BESSER AUF DRAHT
Martin Lieb, 43 Jahre, seit fünf Jahren Personal Trainer in Hamburg, Vorsitzender des Bundesverbandes Personal Training im Gespräch.

Heike Lemberger: Martin, wie sieht dein „typischer" Kunde aus und welches Ziel verfolgt er?
Martin Lieb: Ich betreue in der Regel Männer zwischen 30-50 Jahren, die mit gezielter, effektiver Bewegung in erster Linie ihren Wohlstandsbauch wieder loswerden wollen. Körperliche und mentale Fitness ist selbstverständlich auch ein wichtiges Thema. Die meisten Klienten wollen da wieder anknüpfen, wo sie mal vor Jahren aufgehört haben: eine kraftvolle Vergangenheit, mit viel Lebensenergie und Vitalität, einer großen Zufriedenheit mit der körperlichen Fitness, einer starken positiven, mentalen Einstellung und eben einem flachen Bäuchlein.

Heike Lemberger: Wie motivierst du deine Klienten?
Martin Lieb: Wichtig: Motivation kann ein Personal Trainer nicht wecken, sondern nur fördern! Also geht es im Wesentlichen am Anfang darum, mit gezielten Fragen ihren „Schalter" zu finden beziehungsweise auf ihren Weg zu bringen. Ich orientiere mich dabei an ihren Potenzialen und nicht an ihren Defiziten. Ich weise sie darauf hin, dass es wichtig ist, einen permanenten positiven Dialog mit sich selbst zu führen. Oftmals blockieren wir uns in unseren Möglichkeiten, weil wir zu oft sehr hart mit uns ins Gericht gehen. Das kenne ich auch aus eigener Erfahrung. Beim Training ist dann auch wichtig, Potenziale wie Gewicht, Körperfett, Bauchumfang, Kraftzuwachs etc. zu dokumentieren und die noch so kleine Veränderung zu „feiern". Das motiviert, denn „loben bringt dich nach oben"!

Heike Lemberger: Was sind sie bereit zu tun?
Martin Lieb: Am Anfang hoffen sie, ich könnte ihnen die Veränderung abnehmen. Schnell erkennen sie, dass ich ihnen „nur" den Weg zeige und sie begleite. Als Trainer öffne ich nur Türen und erzähle oder zeige, wie schön es dahinter aussieht, wie verlockend das sein kann, und dass es sich lohnt, nur einen Schritt über die Schwelle zu treten. Aber ich bin ja nicht mit meinen Klienten verheiratet, so müssen sie sich schon selbst über die Schwelle tragen. Mit den ersten Erfolgen kommt schließ-

lich immer intensiver der Wunsch auf „noch mehr" Veränderung. Wir kennen dieses Prinzip: Der Appetit wächst mit dem (guten) Essen. Damit lösen sich „veraltete" Blockaden und fördern die Lust auf noch mehr Bewegung. Wenn dann auch noch sportliche Ziele, wie zum Beispiel die Teilnahme an Radrennen, gesetzt werden, gibt es kein Halten mehr.

Heike Lemberger: Einige Personen fallen in ihr altes Lebensmuster zurück. Woran kann das liegen?

Martin Lieb: Die meisten Klienten haben große Angst davor, lieb gewonnene Gewohnheiten zu verändern, aus ihrer bisherigen Lebenssituation auszusteigen, von bisherigen Glaubenssätzen und Lebenseinstellungen Abstand zu gewinnen, und letztendlich: Sie fürchten sich davor, Erfolg zu haben! Weil sie dann nämlich merken, Erfolg kann sehr, sehr einfach sein und das ist schon eine sehr „harte" Erkenntnis, weil sie bisher ja immer geglaubt haben, alles im Leben muss anstrengend sein; ist es aber gerade nicht.

Mein Motto: „Gewonnen und verloren wird zwischen den Ohren!" Erst wenn ich mich von bisherigen Denkmustern – meiner veralteten mentalen Software – gelöst habe, bin ich wirklich bereit zur Veränderung. Also, bevor ich mich mit den Fragen beschäftige, wie ich etwas erreichen will, sollte ich mich zunächst sehr intensiv fragen, warum will ich es und wozu will ich mein Ziel erreichen. Wenn das klar ist, findet sich das „Wie" fast von selbst.

HAUKE BREMER, 35 JAHRE ALT –
MITHILFE VON MARTIN LIEB HAT ER IN ACHT MONATEN
25 KILO UND 10 PROZENT KÖRPERFETT VERLOREN!

Als junger Mann war ich schlank. Das Problem der anderen, Übergewicht, betraf mich damals nicht. Aber irgendwann hatte es auch mich eingeholt. Kaum merklich, aber mit steigender Tendenz, haben sich die Ursachen für Konfektionsübergrößen auch bei mir eingeschlichen:

Durch den stressigen Berufsalltag habe ich mir lange eingeredet, keine Zeit für gesundes Essen zu haben. So habe ich mir schnell mal ein Brötchen geholt, zwischendurch Schokolade genascht und abends schnell eine Tiefkühlpizza in den Ofen geschoben oder ein Fertiggericht aufgewärmt. Nun, die Konsequenz war mir eigentlich klar, aber ich habe sie eben verdrängt. Die Bilanz: In etwas mehr als drei Jahren habe ich annähernd 30 Kilo zugenommen. Meine Figur auf Urlaubsbildern – ich in der Badehose von der Seite – sowie immer größere Konfektionsgrößen konnte selbst ich irgendwann nicht mehr ignorieren. Ich zwang mich, es mir einzugestehen - ich sah aus wie ein gestrandetes Walross. Ich musste unbedingt etwas ändern! Da ich mich aber nicht alleine motivieren konnte, habe ich mir Hilfe bei einem Personal Trainer gesucht.

Vor dem Start des Trainings wurde ich gecheckt: Gewicht, Körperfett, Muskelmasse und Wasser. Auf seinen Rat hin trainierte ich dann dreimal in der Woche und stellte meine Ernährung um. Tagsüber sah mich keine Bäckerei mehr, denn ich nahm mir zur Arbeit meine Mahlzeiten mit. Abends habe ich Fertiggerichte gekauft, die keine Kohlenhydrate enthielten. Der Erfolg war schnell da, und das hat mich sehr motiviert! Weiterhin wurde ich vor jeder Trainingseinheit vermessen, und der sich jedes Mal bestätigende Gewichtsverlust bestärkte mich mehr in meinem Willen für Veränderung. In nur acht Monaten habe ich mein Ziel erreicht und bin meine lästigen Kilos losgeworden.

Ich werde schlank bleiben, weil mir mein Sport Spaß macht und mir guttut. Gerade nach einem arbeitsreichen Tag kann ich durch die Bewegung am besten abschalten. Klar würde ich manchmal auch lieber auf dem Sofa liegen und nichts tun, aber ich weiß ja, wie toll ich mich fühle, wenn ich erst trainiere und dann in den gemütlichen Teil des Abends übergehe. Sich wohlzufühlen in nur 30 Minuten ist sensationell! Diese Zeit sollte jeder Mann investieren.

Die Umstellung meiner Ernährungsweise stellt jetzt für mich auch kein Problem mehr dar. Im Gegenteil, mein Essen schmeckt mir. Ich liebe Gemüse mit Soße, dazu Fleisch oder Fisch. Ich esse selten Brot oder Nudelgerichte. Ich vermisse es auch nicht.

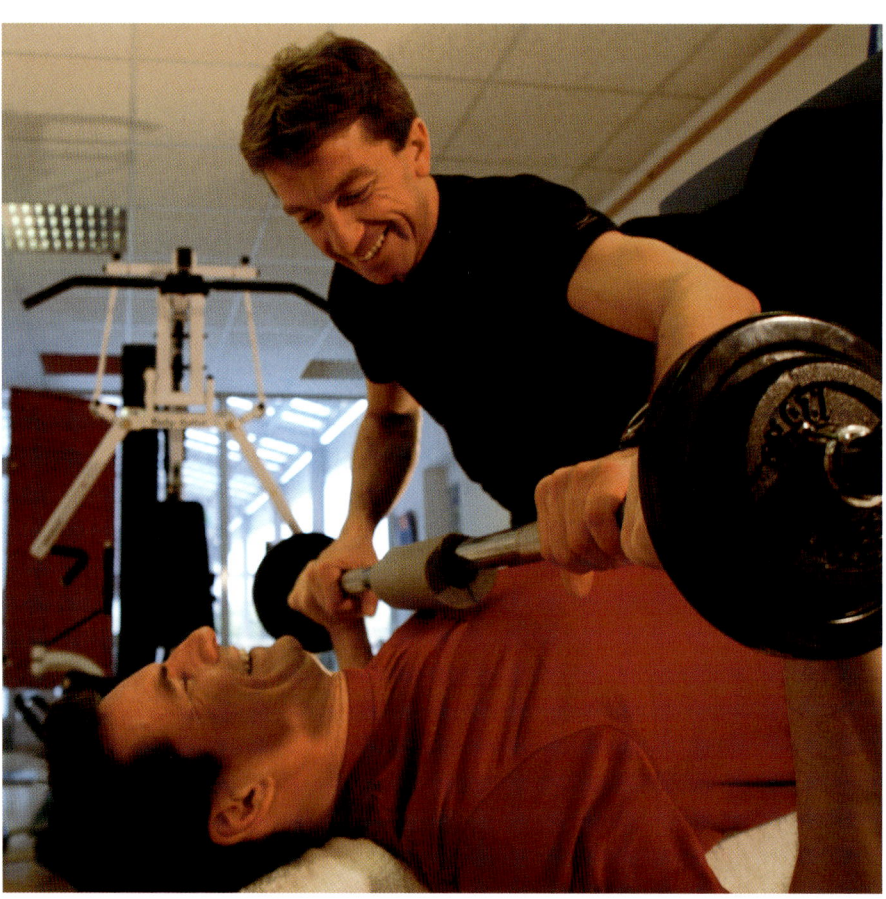

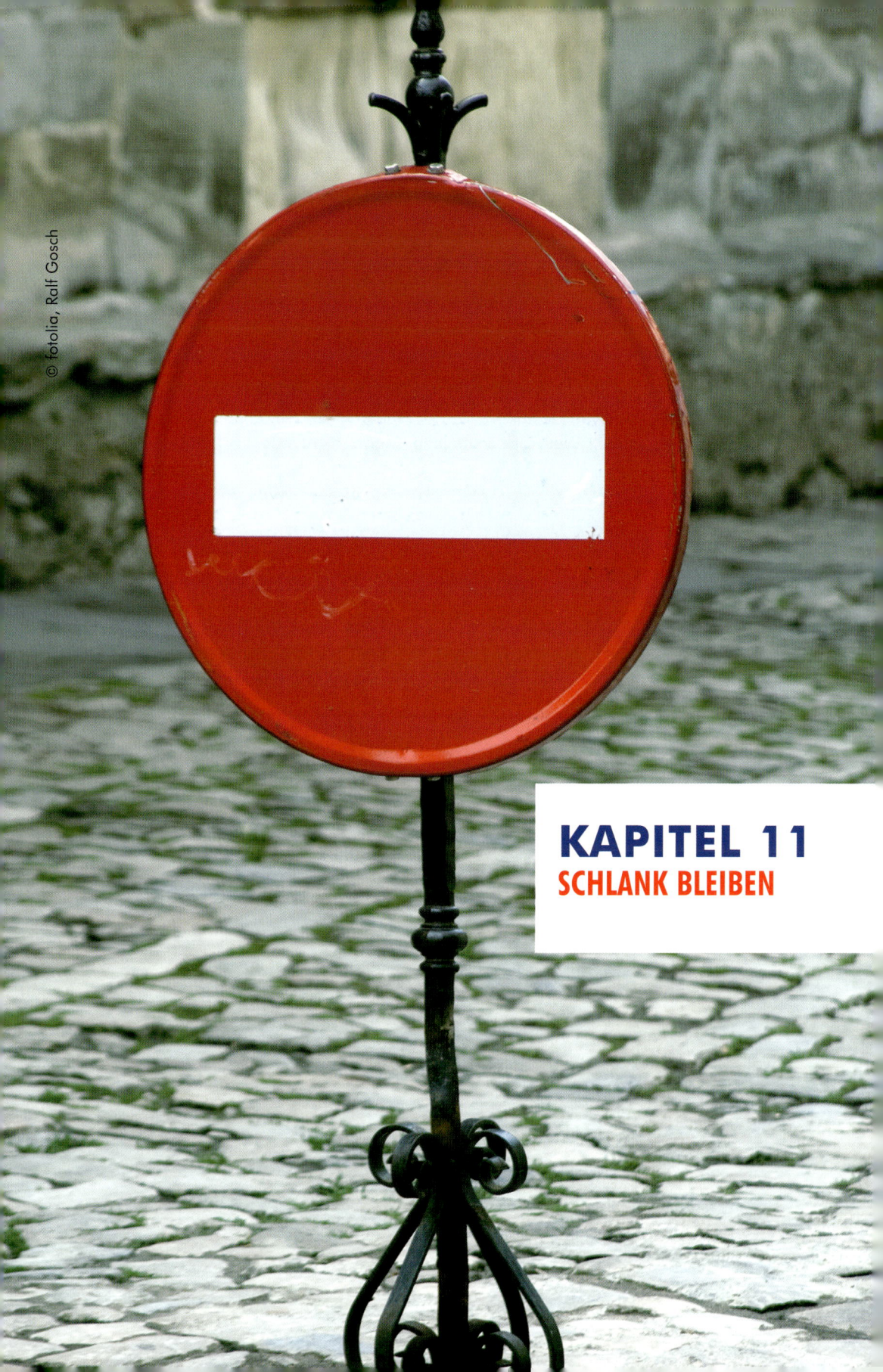

KAPITEL 11
SCHLANK BLEIBEN

SO ISST MANN SEIN FETT WEG

SIE HABEN ES GESCHAFFT, JETZT NICHT RÜCKFÄLLIG WERDEN!

Abnehmen ist leicht, das Gewicht halten ist dagegen schwer. Warum schaffen es nur fünf Prozent der Menschen, ihr Gewicht zu halten? Wenn Ihre Fettzelle mal ein bestimmtes Volumen erreicht hat, ist sie bestrebt, dies zu halten. Um dauerhaft schlank zu bleiben, müssen Sie sich im Klaren sein, dass die Men's Health-Ernährungsweise ein Leben lang gilt. Sündigen ist natürlich möglich, aber am nächsten Tag sollten Sie wieder gesund essen.

WARUM SCHEITERN DAUERHAFTE WAMPENABSPECKVERSUCHE?

BEQUEMLICHKEIT

Brot ist einfach und schnell gemacht. Die Zubereitung eines warmen Gerichts dagegen dauert länger. Die Pfanne muss erhitzt werden, das Fleisch anzubraten, bedarf „Betreuung" und dann noch das Geschirr in die Spülmaschine stellen.

Aber: Eine Scheibe Brot schneiden, mit Butter bestreichen und mit Salami zu belegen, dauert etwa drei Minuten. Eine Tüte Tiefkühlgemüse aufzureißen, einen Esslöffel Öl in der Pfanne zu erhitzen, Gemüse wenden, Fleisch hinzufügen, wenden, salzen, pfeffern, dauert 10 Minuten.

Währenddessen haben Sie allerdings Zeit, sich umzuziehen und Ihre Sachen für morgen zu sortieren. Das spart ca. drei Minuten. Da bleiben gerade mal fünf Minuten Mehraufwand für ein warmes Gericht im Vergleich zu Brot mit Aufschnitt. An fünf Minuten soll Ihre Attraktivität, Gesundheit und Leistungsfähigkeit scheitern?

Drei Gründe, weswegen es an den fünf Minuten nicht scheitern sollte.

1. Ein Tag hat 1.440 Minuten. Fünf Minuten sind 0,3 Prozent. Das ist ziemlich wenig.
2. Die Wahrscheinlichkeit, dass Sie mit der Men's Health-Ernährung älter werden ist höher. Also, spätestens im Alter holen Sie die Zeit wieder rein.
3. Es schmeckt besser.

Tipp auf die Schnelle: Braten Sie größere Portionen Fleisch und Fisch für die Woche vor, legen Sie einen Teil davon in den Kühlschrank und wenn Sie abends nach Hause kommen, müssen Sie das Fleisch nur warm machen.

Kochen Sie am Wochenende eine große Portion Suppe oder Eintopf. Frieren Sie die Suppe portionsweise ein. Morgens stellen Sie eine Portion in den Kühlschrank und abends wird sie nur noch warm gemacht. Was machen Sie mit dem Geschirr? Sie haben bestimmt eine Spülmaschine. Also, rein damit!

BISHER SCHMECKTE KEINE ERNÄHRUNGSUMSTELLUNG

Die Diäten davor waren bestimmt kohlenhydratlastig und somit fettarm. Diese Gerichte schmecken meistens fad und langweilig. Mit Men's Health ernähren Sie sich nach Ihren Genen und somit nach Ihren Gelüsten!

Altbewährte Verhaltensweisen vermitteln ein schlechtes Gewissen und bei einmaligem Überschreiten der gesunden Regeln glaubt man, dass man rückfällig geworden sei und ab nun sei alles wieder egal.

Tipp: Jeder schlanke Mensch schlemmt und isst Pizza und Co., aber eben nicht täglich. Außerdem hören schlanke Menschen auf, wenn sie satt sind. Und Sie, hören Sie auf zu essen, wenn Sie satt sind?
Denken Sie daran: Sie haben das Recht, einmal am Tag zu schlemmen, aber nicht zwei- oder dreimal. Das setzt dann wieder an.

VERFÜHRUNG DURCH DAS UMFELD: KANTINE, FAMILIE

Täglich lockt die Kantine sowie die gemeinsame abendliche Brot- oder Knabbermahlzeit.

Tipp: Wie sagt man so schön: „20 Sekunden Genuss und ein Leben lang auf der Hüfte." Sie müssen Ihre neuen Essgewohnheiten im Alltag festigen. Es muss für Sie ein Prinzip sein, keinen Nachtisch zu essen und abends Brot zu meiden. Sie werden sehen, das Ergebnis schlanker Bauch, macht Sie stolz!

STRESS

Der Chef oder die Frau nervt und aus Frust versuchen Sie, den Kummer wegzufuttern.

Tipp: Stopp! Kurzfristige Befriedigung erhalten Sie über Sport und langfristige Befriedigung durch Ihren schönen Waschbrettbauch, gemäß dem Motto „Rutsch mir doch den Waschbrettbauch runter"!

ZU LANGSAMER ERFOLG

Am Anfang ging die Gewichtsabnahme schnell und dann will kein Kilo mehr weichen.

Bedenken Sie: Wie lange waren Sie dick? Zwei, drei oder 10 Jahre? Also, verlangen Sie nicht von Ihrem Körper, dass er in einigen wenigen Wochen seine Pfunde verliert. Haben Sie Geduld! Je länger Sie brauchen, umso länger bleibt die Wampe weg.

KAI BECKER, 33, AUS EMMERICH AM RHEIN, 1,85 METER UND 70 KILO SCHWER

So bleib' ich schlank!

Bis Ende des letzten Jahres hatte ich mir nie Gedanken über meiner Ernährungsweise gemacht. Warum auch? Es gab regelmäßig Reis- und Nudelgerichte zu essen, abends Brot mit Aufschnitt, das kannte ich so und so schmeckte es mir. Das Übliche eben.

SO ISST MANN SEIN FETT WEG

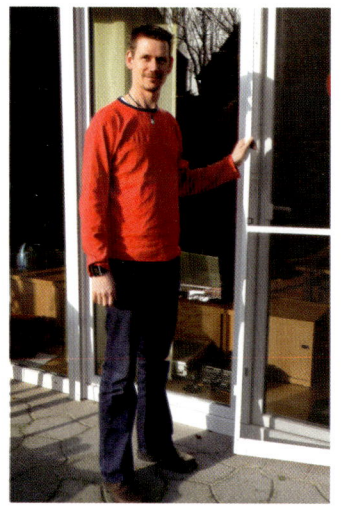

Während meiner Ausbildung zum Sportphysiotherapeuten erfuhr ich im Dezember 2008 von den gesundheitlichen Vorteilen einer eiweißreichen Kost. Also beschloss ich, meine Ernährung entsprechend umzustellen.

Morgens esse ich nun anstelle von zwei Scheiben Brot mit Marmelade eine Scheibe Vollkornbrot mit Käse, dazu gibt es einen Naturjoghurt. Auf der Arbeit mache ich mir ein eiweißreiches Gericht vom Vorabend warm und abends gibt es Fisch oder Fleisch mit viel Gemüse. Die Lebensmittel werden entweder frisch zubereitet oder wir nehmen Tiefkühlprodukte. Eine meiner Leibspeisen ist Rührei mit Speck, Käse, Champignons und Tomaten. Das ist lecker, geht sehr schnell und macht richtig satt.

Ich hätte es nicht für möglich gehalten, aber mein eh schon schlanker Bauch ist noch flacher geworden und beim Kraftsport kann ich noch intensiver trainieren. Meine Frau hat sich am Anfang über die Ernährungsumstellung lustig gemacht und meinte, das sei nur eine Modeerscheinung. Trotzdem hat sie mich dabei unterstützt und sogar mitgemacht. Mittlerweile hat sie drei Kilo abgenommen und das ohne zu hungern. Übrigens achte ich außerdem darauf, langsamer zu essen und aufzuhören, wenn ich satt bin. Warum soll ich mich auch überessen, wenn ich ein in paar Stunden schon wieder essen werde?

NIE WIEDER ZUNEHMEN! WAS TUN BEI MOTIVATIONSTIEFS?

- Sie möchten Ihren Lebensstil dauerhaft verändern, aber manchmal gelingt es Ihnen und manchmal nicht? Was tun?
- Setzen Sie sich kurz-, mittel- und langfristige Ziele. Diese sollten realistisch und erreichbar sein, sodass ein Gefühl „Ich habe etwas geschafft" entsteht, zum Beispiel jede Woche etwa ein halbes Kilo abnehmen, mehr nicht.
- Binden Sie Freunde und Familie in Ihr Vorhaben ein. Holen Sie sich Unterstützung.
- Beginnen Sie den Tag mit einem guten Gedanken. Schließen Sie für einen kurzen Moment die Augen und denken Sie an ein Ziel, das Sie erreichen wollen.
- Gestalten Sie ein persönliches Belohnungssystem für sich. Am Ende der Woche gehen Sie ins Kino oder kaufen sich eine Krawatte.
- Finden Sie heraus, was Ihr Motivationstief ausgelöst hat. Überlegen Sie, was Sie ändern können, damit aus einem Motivationskiller nur noch ein unangenehmer Ausrutscher wird.
- Entdecken Sie die positiven Seiten in Ihrem Alltag und versuchen Sie, diese bewusst zu genießen.
- Machen Sie am Ende des Tages eine Liste mit allem, was Sie für sich getan haben.

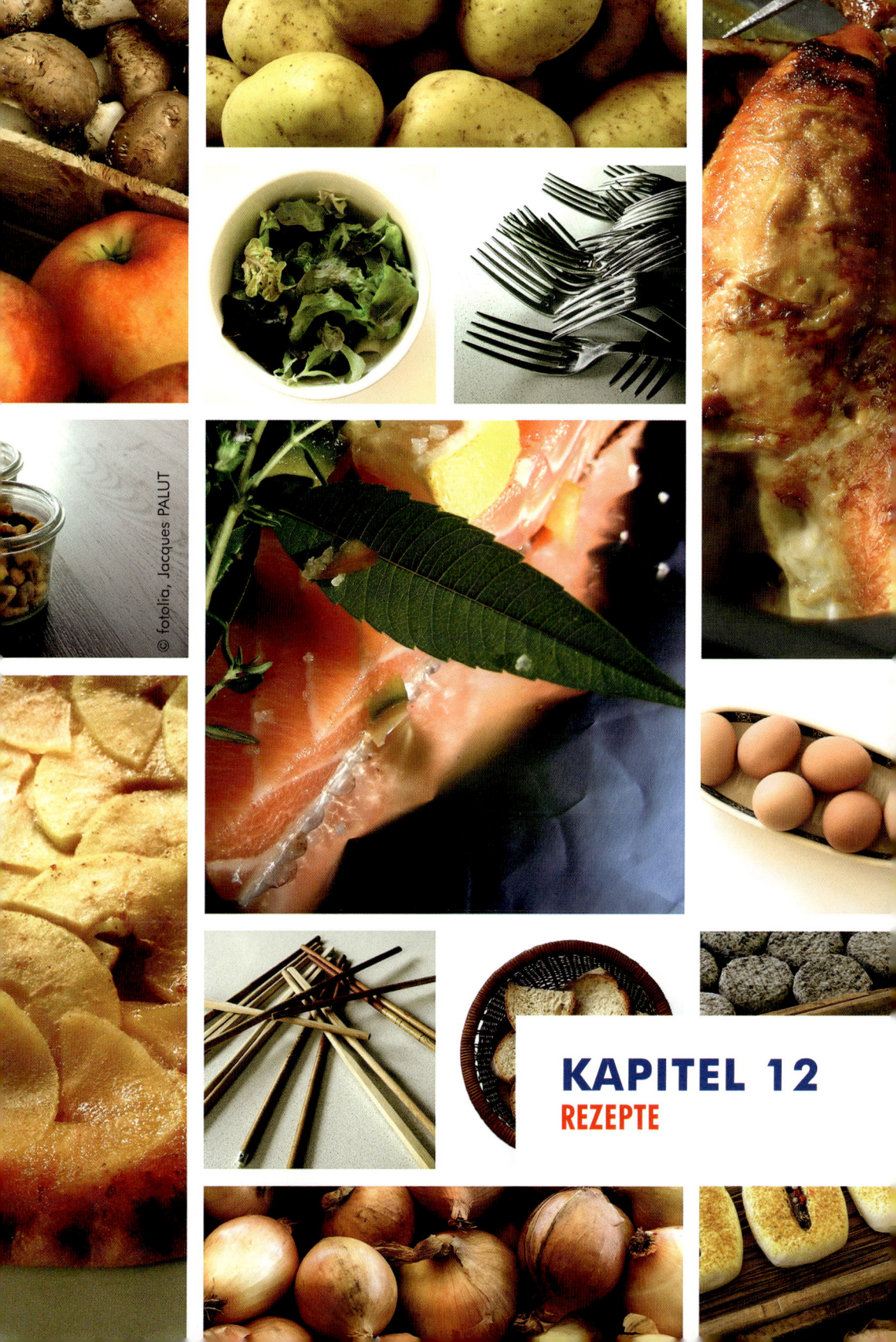

© fotolia, Jacques PALUT

KAPITEL 12
REZEPTE

SO ISST MANN SEIN FETT WEG

Men's Health-Rezepte

Keine Sorge, Sie sollen jetzt nicht jeden Abend am Herd stehen – wir wollen Ihnen einfach zeigen, wie schnell gesunde Mahlzeiten zubereitet werden können.

Gut zu wissen: Sie können auch gerne mal Zutaten austauschen; Sie haben zum Beispiel keinen Apfel zu Hause, dann nehmen Sie eine Birne. Rezepte sind dafür da, eine Idee zu bekommen und sie auf den eigenen Geschmack abzustimmen.

Sie sind Single und manche Zutaten, wie ein ganzer Blumenkohl, sind zu viel? Teilen Sie den Blumenkohl und verwenden Sie ihn als Gemüsebeilage zu Fleisch oder Fisch. Oder pürieren Sie ihn, geben Sahne, Butter und Gewürze hinzu, und schon haben Sie ein leckeres Püree.

Wir wünschen Ihnen viel Spaß beim Sammeln neuer Ideen, beim Zubereiten und natürlich einen guten Appetit!

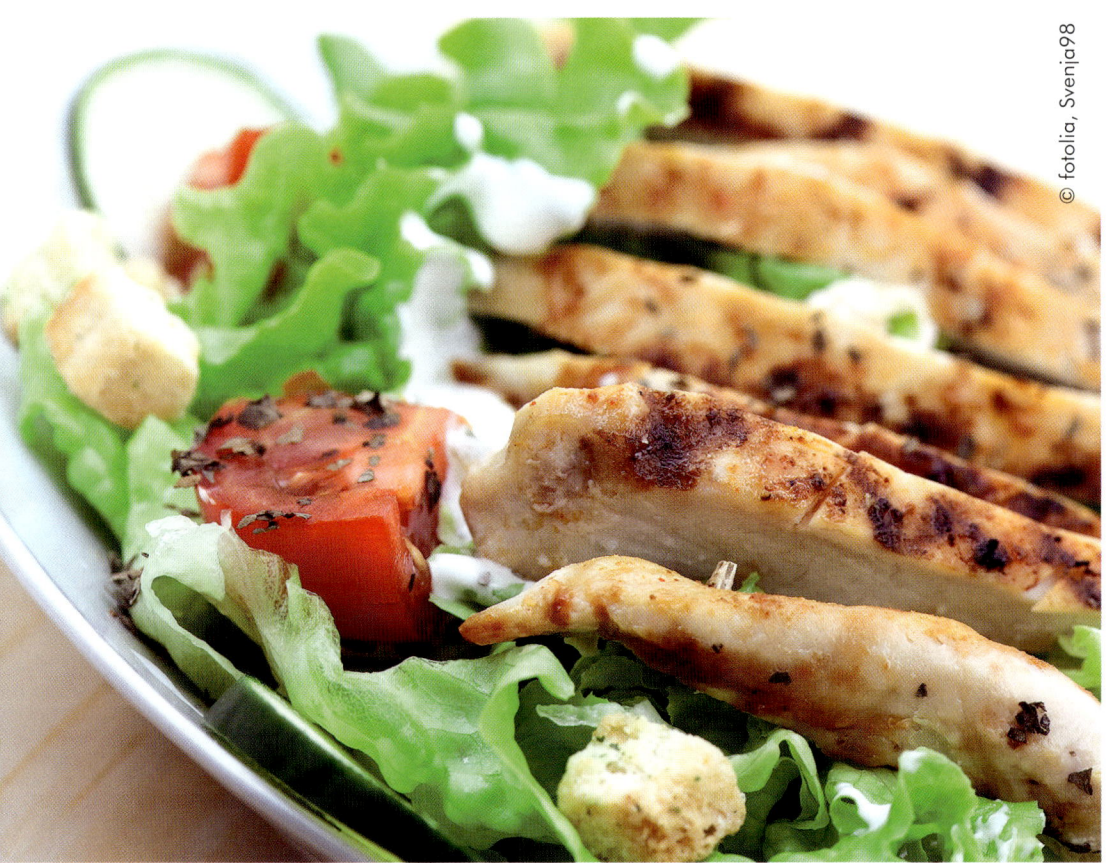

© fotolia, Svenja98

SUPPEN UND EINTÖPFE MACHEN SATT

„Mann" kann viel essen und die Energiedichte ist niedrig.

Suppen und Eintöpfe sind preiswert in der Zubereitung und lassen sich gut vorbereiten. Für die Arbeit kochen Sie sich eine größere Portion vor und frieren sie ein. So haben Sie immer eine gesunde Mahlzeit, wenn es mal schnell gehen soll.

Gemüsesuppe mit Huhn und Parmesan (2 Personen)

100 g Zucchini, 100 g Mohrrüben, 100 g Lauch, 1 Zwiebel, 2 EL natives Olivenöl extra, 2 EL Tomatenmark, 800 ml Gemüsebrühe, 250 g Hühnerfleisch, 1 TL Rapsöl, 10 Blätter frisches Basilikum, 60 g frisch geriebener Parmesan, Salz und Pfeffer nach Geschmack.

Zubereitung: Zucchini, Mohrrüben, Lauch, die Zwiebel waschen, putzen und in ein Zentimeter große Würfel schneiden. Das Olivenöl in einem Topf erwärmen und Zucchini, Mohrrüben, Lauch und die Zwiebel darin anschwitzen. Mit Salz und Pfeffer würzen, das Tomatenmark dazugeben, mit der Gemüsebrühe auffüllen und ca. 10 Minuten köcheln lassen. Das Fleisch in Würfel schneiden und mit Rapsöl anbraten. Danach das Fleisch in die Suppe geben. Die Suppe noch einmal abschmecken, das Basilikum waschen, klein schneiden und in die Suppe geben. Die Suppe in eine Tasse füllen und mit frischem Parmesan bestreuen.

Nährwerte: Eine Portion Gemüsesuppe mit Huhn und Parmesan (865 g): 630 kcal, 45 g Eiweiß (29 E%), 47g Fett (69 E%), 6 g Kohlenhydrate (2 E%). Diese Suppe liefert ca. 92 kcal pro 100 g.

Zwiebel-Knoblauch-Käse-Suppe (2 Personen)

1 Zwiebel, 10 g Butter, 10 Knoblauchzehen, 2 EL Mehl, 800 ml Gemüsebrühe, 250 g saure Sahne 10 % Fett, 1 EL Zitronensaft, 1 Prise Muskatnuss, 150 g geriebener Gouda, $1/2$ TL Oregano, Salz und Pfeffer nach Geschmack.

Zubereitung: Die Zwiebel schälen und fein hacken. In einem Topf die Zwiebel in Butter glasig dünsten. Knoblauch schälen, fein hacken und kurz mit andünsten. Mehl darüber stäuben und anbräunen lassen. Mit der Brühe ablöschen. Saure Sahne dazugeben und 20 Minuten bei geringer Hitze köcheln lassen. Mit Salz, Pfeffer, Zitrone und Muskat abschmecken. Suppe in die Tassen füllen, und mit dem geriebenen Käse bestreuen. Zum Schluss etwas Oregano darübergeben.

Nährwerte: Eine Portion Zwiebel-Knoblauch-Käse-Suppe (640 g): 575 kcal, 25 g Eiweiß (18 E%), 46 g Fett (74 E%), 16 g Kohlenhydrate (8 E%). Diese Suppe liefert ca. 89 kcal pro 100 g.

SO ISST MANN SEIN FETT WEG

SALATE: KNACKIG UND BUNT

Salate haben immer Saison und können vielfältig zubereitet, gewürzt und garniert werden. Sie schmecken richtig gut mit leckerem Dressing und mit Fleisch, Fisch, Meeresfrüchten, Käse und Eiern. Sie können den Salat am Vorabend vorbereiten und mit zur Arbeit nehmen. Dressing erst kurz vor dem Verzehr dazugeben. Probieren Sie es aus!

Süßer Lauchsalat mit Fisch (2 Personen)

6 Lauchstangen, 250 g Ananas, 2 Äpfel, 300 g Fisch (zum Beispiel Scholle), 1 EL Rapsöl.
Für die Soße: 2 EL Mayonnaise, 2 EL Joghurt, 2 EL saure Sahne 10 % Fett, 1 EL Salatkräuter, Salz und Pfeffer nach Geschmack.

Zubereitung: Den Lauch waschen, in dünne Ringe schneiden, Ananas schälen und würfeln. Äpfel waschen und in kleine Spalten schneiden. Die Soßenzutaten verrühren, mit dem Gemüse und dem Obst vermischen, würzen und abschmecken. Gut gekühlt durchziehen lassen. Den Fisch in Rapsöl anbraten und zum Salat servieren.

Nährwerte: Eine Portion süßer Lauchsalat mit Fisch (635 g): 675 kcal, 46 g Eiweiß (28 E%), 36 g Fett (50 E%), 41 g Kohlenhydrate (22 E%). Dieser Salat liefert ca. 106 kcal pro 100 g.

Chicoreesalat mit Gorgonzolasoße (2 Personen)

150 g Gorgonzola, 150 g Sahne 30 % Fett, 100 g Vollmilchjoghurt, 1 EL Weißweinessig, 500 g Chicoree, 2 Birnen, 25 g Walnüsse, Salz und Pfeffer nach Geschmack.

Zubereitung: Gorgonzola, Sahne und Joghurt pürieren. Salz, Pfeffer und Weißweinessig nach Belieben dazufügen. Chicoree gut waschen und fein schneiden (Strunk herausschneiden!). Birnen waschen, in dünne Scheiben schneiden und zum Chicoree geben, Walnüsse zerkleinern und ebenfalls dazugeben. Die Soße unterrühren.

Nährwerte: Eine Portion Chicoreesalat mit Gorgonzolasoße (630 g): 730 kcal, 25 g Eiweiß (16 E%), 57 g Fett (73 E%), 29 g Kohlenhydrate (11 E%). Dieser Salat liefert ca. 116 kcal pro 100 g.

Frischer Rotkohlsalat mit Steak (2 Personen)

150 g Rotkohl, 2 Möhren, 1 saurer Apfel (Boskop), 100 g Sahne 30 % Fett, 1 EL Marmelade, Saft aus 1 Grapefruit, 1 EL klein gehackte Walnüsse, 300 g Rindersteak, 1 EL Rapsöl. Salz und Pfeffer nach Geschmack.

Zubereitung: Den Rotkohl putzen und raspeln. Möhren schälen und ebenfalls raspeln. Den Apfel schälen und in kleine Stücke schneiden. Rotkohl, Möhren und

Apfelstücke miteinander vermischen. Sahne, Marmelade und Grapefruitsaft verrühren. Das Dressing über den Salat geben und mit Walnüssen bestreuen. Die Steaks in Rapsöl anbraten, würzen und zum Salat servieren.

Nährwerte: Eine Portion frischer Rotkohlsalat mit Steak (600 g): 620 kcal, 53 g Eiweiß (35 E%), 28 g Fett (42 E%), 37 g Kohlenhydrate (33 E%). Dieser Salat liefert ca. 103 kcal pro 100 g.

Fruchtiger Salat mit Basilikum-Vinaigrette (2 Personen)

1 Kopfsalat, 2 Kiwis, 1 Bund Basilikum, 2 EL Orangensaft, 2 EL Weißweinessig, 3 EL Olivenöl, 2 Äpfel, 300 g Pute, 1 EL Rapsöl, Salz und Pfeffer nach Geschmack.

Zubereitung: Salat putzen, waschen, trockenschleudern und zerpflücken. Kiwis schälen und längs in schmale Spalten scheiden. Die Basilikumblätter von den Stielen zupfen, waschen und grob hacken, Orangensaft, Essig, Salz und Pfeffer dazugeben und alles pürieren. Langsam das Öl einrühren. Den Salat mit den Kiwis und zwei Drittel der Vinaigrette mischen. 15 Minuten durchziehen lassen. Währenddessen die Äpfel schälen, in kleine Stücke schneiden und unterheben. Putenfleisch im Rapsöl anbraten, in mundgerechte Stücke schneiden und ebenfalls in den Salat geben. Den Salat auf einer großen Platte anrichten, mit der restlichen Vinaigrette beträufeln.

Nährwerte: Eine Portion fruchtiger Salat mit Basilikum-Vinaigrette (420 g): 465 kcal, 35 g Eiweiß (31 E%), 23 g Fett (46 E%), 27 g Kohlenhydrate (23 E%). Dieser Salat liefert ca. 110 kcal pro 100 g.

Feldsalat mit Orangen und Steak (2 Personen)

150 g Feldsalat, 2 Orangen, 150 g Sojabohnensprossen, 1 Lauchzwiebel, 2 Möhren, 150 ml Vollmilch, 1 EL Olivenöl, etwas Zitronensaft, 300 g Rindersteak, 1 EL Rapsöl, Salz und Pfeffer nach Geschmack.

Zubereitung: Den Feldsalat putzen, waschen und gut abtropfen lassen. Orangen schälen und in Spalten zerlegen. Sojabohnensprossen kalt abspülen und gut abtropfen lassen. Die Lauchzwiebel putzen, waschen und in feine Ringe schneiden. Möhren ebenfalls putzen, waschen und grob raspeln. Alle Zutaten mischen. Milch, Olivenöl und Zitronensaft verrühren. Marinade mit Salz und Pfeffer abschmecken und über den Salat geben. Die Steaks in Rapsöl anbraten und zum Salat servieren.

Nährwerte: Eine Portion Feldsalat mit Orangen und Steak (665 g): 555 kcal, 57 g Eiweiß (42 E%), 22 g Fett (37 E%), 29 g Kohlenhydrate (21 E%). Dieser Salat liefert ca. 84 kcal pro 100 g.

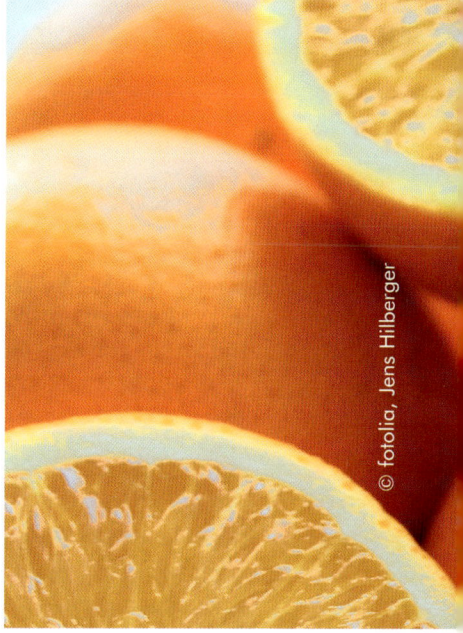
© fotolia, Jens Hilberger

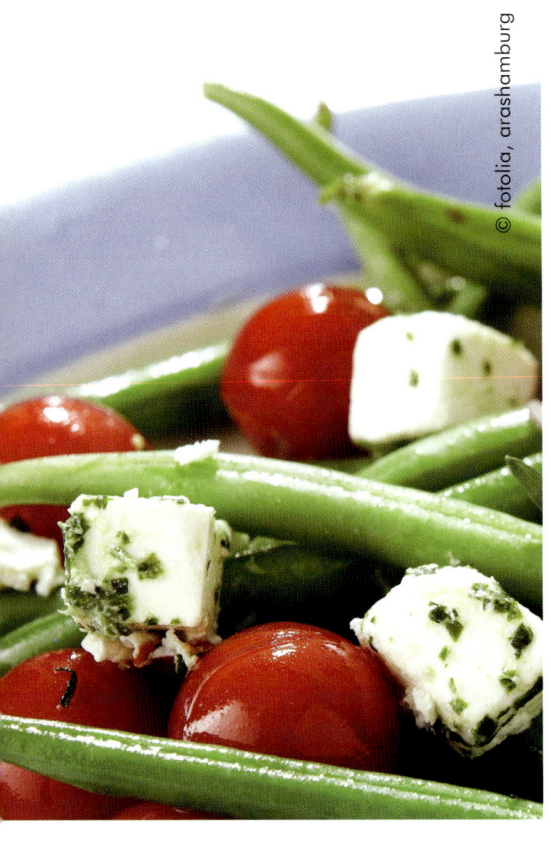

© fotolia, arashamburg

Bohnensalat mit gebratenem Schafskäse (2 Personen)

400 g grüne Bohnen (frisch oder aus der Dose), 40 g Sonnenblumenkerne, 40 g Kürbiskerne, 1 Schalotte, 2 Tomaten, etwas Zucker, 200 g Schafskäse, 20 g Mehl, 1 EL Olivenöl.

Vinaigrette: 2 EL Zitronensaft, 4 EL natives Olivenöl extra, Salz und Pfeffer nach Geschmack.

Zubereitung: Für die Vinaigrette Zitronensaft und Olivenöl verrühren und mit Salz und Pfeffer abschmecken. Die Bohnen in Salzwasser bissfest garen, abschütten und noch lauwarm mit der Vinaigrette marinieren. Die Sonnenblumenkerne und die Kürbiskerne in einer beschichteten Pfanne ohne Fett leicht anrösten und in die Vinaigrette geben. Die Schalotte schälen und würfeln, die Tomaten waschen und in kleine Würfel schneiden, dann mit Salz, Zucker und Pfeffer abschmecken und beides zu den marinierten Bohnen geben. Den Schafskäse kurz in Mehl wenden und in Olivenöl von beiden Seiten leicht anbraten. Den Bohnensalat auf einen Teller geben und den gebratenen Schafskäse darauf anrichten.

Nährwerte: Eine Portion Bohnensalat mit gebratenem Schafskäse (470 g): 505 kcal, 24 g Eiweiß (19 E%), 38 g Fett (70 E%), 17 g Kohlenhydrate (11 E%). Dieser Salat liefert ca. 108 kcal pro 100 g.

Pikanter Möhrensalat mit Gulasch (2 Personen)

300 g mageres Rindergulasch, 1 EL Rapsöl, 600 g Möhren, 1 Bund Schnittlauch, 1 rote Chilischote, 2 Knoblauchzehen, 1 Apfel, 2 EL Zitronensaft, 200 g saure Sahne, 1 TL scharfer Meerrettich, 1 Prise Chilipulver, 1 Prise Cayennepfeffer, Salz und Pfeffer nach Geschmack.

Zubereitung: Das Gulasch in Öl anbraten und beiseite stellen. Möhren putzen, schälen, waschen und trocken tupfen, dann mit der Reibe grob raspeln. Den Schnittlauch waschen und in feine Ringe schneiden, die Chilischote in einem Mörser grob zerreiben, die Knoblauchzehen schälen und zusammen mit einer Prise Salz in einem Mörser verreiben. Den Apfel schälen, vierteln und vom Kerngehäuse befreien. Die Apfelviertel in dünne Scheiben schneiden. Diese sofort mit Zitronensaft beträufeln, damit sie nicht braun werden. Die Möhren zusammen mit der Chilischote und den Apfelscheiben in eine Schüssel geben und miteinander vermengen. Die saure Sahne zusammen mit dem Meerrettich, zerriebenem Knoblauch, Chilipulver und Cayennepfeffer glatt verrühren. Das Ganze über den Möhrensalat geben, alles miteinander vermischen, salzen, pfeffern und mit Schnittlauch garnieren.

Nährwerte: Eine Portion pikanter Möhrensalat mit Gulasch (630 g): 525 kcal, 49 g Eiweiß (38 E%), 27g Fett (48 E%), 24 g Kohlenhydrate (14 E%). Dieser Salat liefert ca. 83 kcal pro 100 g.

FLEISCH: UND EWIG LOCKT DAS FLEISCH

Man kann sich von den bösen Ernährungsmärchen rund ums Fleisch verabschieden. Fleisch ist ein Stück Lebenskraft! Regelmäßiger Genuss von Steak mit Salat oder Gemüse trägt dazu bei, gesund, leistungsstark und fit zu bleiben!

Richtiges Braten:
Wenn das Fett richtig heiß ist, legen Sie das Steak hinein und braten es von beiden Seiten kurz an (ca. eine Minute), sodass sich die Poren schließen können und das Fleisch kein Wasser verliert. Jetzt unbedingt die Temperatur herunterschalten. Das Steak muss dann noch einmal ca. zwei Minuten auf jeder Seite gebraten werden, bis es fertig ist (Medium). Dies erkennt man am Drucktest.

Sie wissen nicht, wann das Fett heiß ist? Folgender Tipp: Den Stiel eines Holzkochlöffels in das Fett halten. Wenn sich um den Stiel Bläschen bilden, ist das Fett heiß.

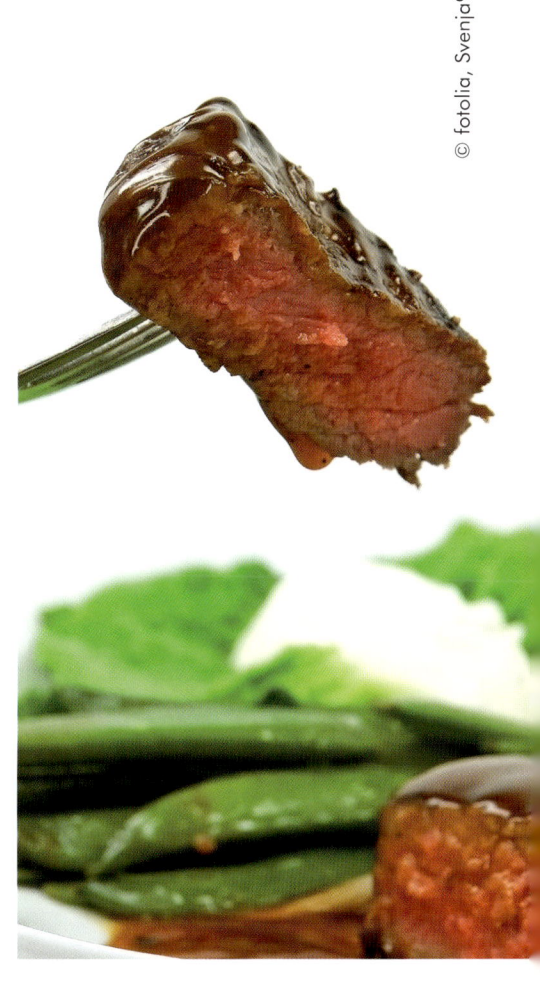

© fotolia, Svenja98

„Leichtes" Schwein (2 Personen)
200 g Tomaten-Basilikum-Soße aus dem Glas, 300 g Champignons, 2 Schweineschnitzel à 200 g, 1 EL Rapsöl, Salz und Pfeffer nach Geschmack.

Zubereitung: Die fertige Soße in einem hohen Topf erhitzen. Champignons putzen, waschen, in Scheiben schneiden und zur Soße hinzufügen. Währenddessen die Schnitzel anbraten. Würzen Sie das Fleisch nach Belieben und drapieren Sie es auf dem Teller und geben die Soße drüber.

Nährwerte: Eine Portion „Leichtes" Schwein (405 g): 410 kcal, 67g Eiweiß (67 E%), 14 g Fett (32 E%), 3 g Kohlenhydrate (1 E%). Dieses Gericht liefert ca. 101 kcal pro 100 g.

Rindfleischstreifen mit Mandelsplitter auf gebratenem Rosenkohl (2 Personen)

300 g Rinderfilet, 300 g Rosenkohl (frisch oder tiefgefroren), 1 Zwiebel, 2 EL Erdnussöl, 100 ml Vollmilch, etwas Mandelsplitter, Salz und Pfeffer nach Geschmack.

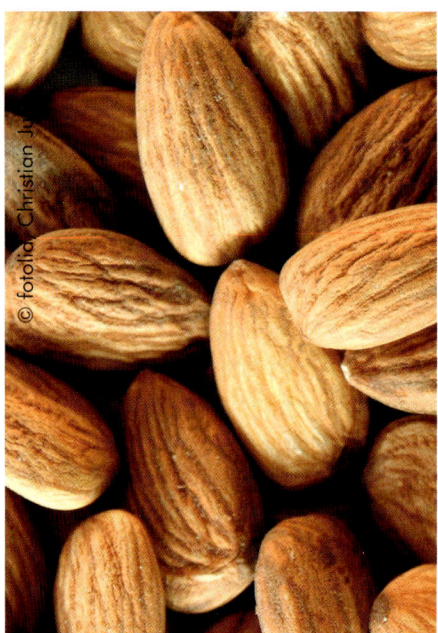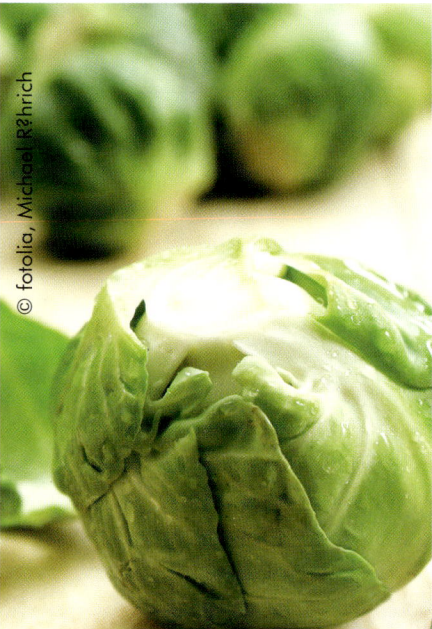

© fotolia, Christian Jü

© fotolia, Michael Röhrich

Zubereitung: Das Rinderfilet in feine Streifen schneiden. Den Rosenkohl putzen und den Strunk abschneiden. Die Zwiebel schälen und in feinste Würfel hacken. Die Rindfleischstreifen mit den Zwiebelwürfeln in 1 EL Erdnussöl kurz anbraten, sodass sie noch saftig bleiben und dann beiseite stellen. In derselben Pfanne bei kleiner Flamme den Rosenkohl mit dem restlichen Öl langsam (10-15 Minuten) anbraten. Regelmäßig schwenken. Ist der Rosenkohl kurz davor, gar zu werden, dann mit Milch ablöschen. Mit Salz und Pfeffer nach Belieben abschmecken. Rosenkohl auf einem Teller in der Mitte anrichten, Rindfleischstreifen darübergeben und die Mandelsplitter als Dekoration drüberstreuen.

Tipp: Mandelsplitter können auch vorher angeröstet werden.

Nährwerte: Eine Portion Rindfleischstreifen mit Mandelsplitter auf gebratenem Rosenkohl (370 g): 430 kcal, 53 g Eiweiß (51 E%), 21 g Fett (45 E%), 6 g Kohlenhydrate (4 E%). Dieses Gericht liefert ca. 115 kcal pro 100 g.

Schnitzel in exotischer Obstsoße (2 Personen)

1 EL Rapsöl, 2 à 200 g Schnitzel, 2 Bananen, 1 Apfel, 150 ml Sahne 30 % Fett, 250 ml Buttermilch, 1 EL Currypulver, 1 TL Ingwerpulver, 1 EL Zitronensaft, Salz und Pfeffer nach Geschmack.

Zubereitung: Rapsöl in der Pfanne erhitzen und die Schnitzel darin von beiden Seiten anbraten. Die Bananen schälen und in Scheiben schneiden. Den Apfel schälen, vierteln und klein würfeln. Das Obst mit Sahne und Buttermilch vermischen, Curry, Ingwer und Zitronensaft dazugeben und in einem kleinen Topf zugedeckt weich dünsten. Das Schnitzel mit der Soße anrichten.

Nährwerte: Eine Portion Schnitzel in exotischer Obstsoße (550 g): 685 kcal, 70 g Eiweiß (42 E%), 31 g Fett (42 E%), 31 g Kohlenhydrate (16 E%). Das Gericht liefert ca. 125 kcal pro 100 g.

Gefüllte Paprika mit Hackfleisch und Schafskäse (2 Personen)
4 große rote Paprikaschoten, 100 g Zwiebel, 2 Knoblauchzehen, 100 g Schafskäse, 200 g Hackfleisch, 80 g Magerquark, 1 Ei, 50 g Semmelbrösel, 2 EL natives Olivenöl, 100 g frisch geriebener Parmesan, 4 TL geröstete Kürbiskerne, Salz und Pfeffer nach Geschmack.

Zubereitung: Den Backofen auf 180 Grad vorheizen. Die Paprikaschoten waschen, um die Stilansätze einen Deckel heraus schneiden, die Kerne und die Trennwände entfernen. Die Zwiebeln schälen und in Würfel schneiden. Knoblauch schälen und pressen. Für die Füllung den Schafskäse in kleine Würfel schneiden, mit dem Hackfleisch, Knoblauch, Quark, Ei, Semmelbrösel und den Zwiebelwürfeln mischen. Mit Salz und Pfeffer würzen. Das Olivenöl in einer feuerfesten Form verteilen, die Paprikaschoten mit der Hackfleischmasse füllen und in die Form setzen. Mit dem Parmesan bestreuen und ca. 35 Minuten bei 180 Grad Umluft auf mittlerer Schiene im Backofen backen. Die Paprikaschoten auf einen Teller geben und mit den gerösteten Kürbiskernen bestreuen.

Nährwerte: Eine Portion gefüllte Paprika mit Hackfleisch und Schafskäse (580 g): 715 kcal, 48 g Eiweiß (28 E%), 39 g Fett (51 E%), 44 g Kohlenhydrate (21 E%). Dieses Gericht liefert ca. 123 kcal pro 100 g.

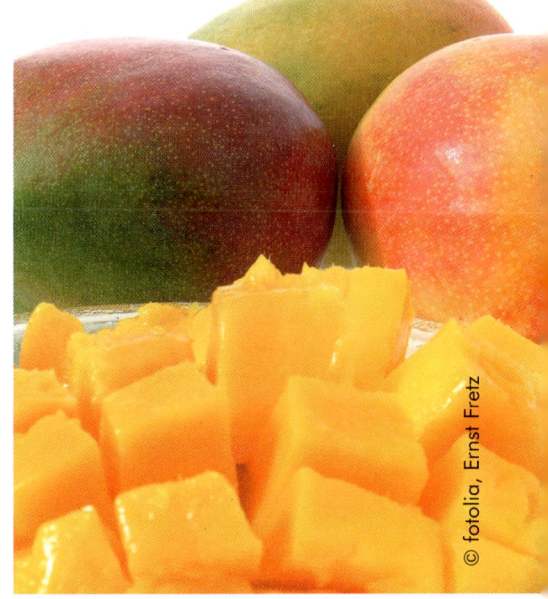

© fotolia, Ernst Fretz

Geflügelspieße mit Mangoscheiben und Paprikaschoten (2 Personen)
400 g Hähnchenbrustfilet in Stücke geschnitten, 1 EL Rapsöl, 2 rote Paprika, 2 grüne Paprika, 200 g Mango, Curry, Knoblauchdressing aus der Flasche, Salz und Pfeffer nach Geschmack.

Zubereitung: Hähnchenbrust waschen, trocken tupfen, in mundgerechte Stücke schneiden und in Öl anbraten. Paprika waschen, das Gehäuse entfernen und in Stücke schneiden. Mango schälen und ebenfalls in Stücke schneiden. Abwechselnd

Hähnchen, Mango, Paprika rot und Paprika grün auf den Spieß geben und grillen. Den Spieß würzen, und wenn er gar ist, mit dem Knoblauchdressing als Dip reichen.

Nährwerte: Eine Portion Geflügelspieße mit Mangoscheiben und Paprikaschoten (605 g): 600 kcal, 57 g Eiweiß (39 E%), 27 g Fett (42 E%), 32 g Kohlenhydrate (19 E%). Dieses Gericht liefert ca. 90 kcal pro 100 g.

Gegrilltes Nackensteak (2 Personen)

400 g Nackensteak, 1 grüner Salat, 150 g Gurke, 2 EL Aceto-Balsamico, 1 EL natives Olivenöl, 1 TL Honig, 1 TL Pfeffer, Meersalz.

Marinade: 1 EL Olivenöl, 1 EL Kräuteressig, 1 Zwiebel, 1 TL Honig, 1 TL Ketchup, 1 TL Pfeffer, 1 TL Paprikapulver rosenscharf, 1 TL Basilikum getrocknet, 1/2 TL Oregano getrocknet, 1/2 TL Kerbel getrocknet, 1 EL frische Petersilie.

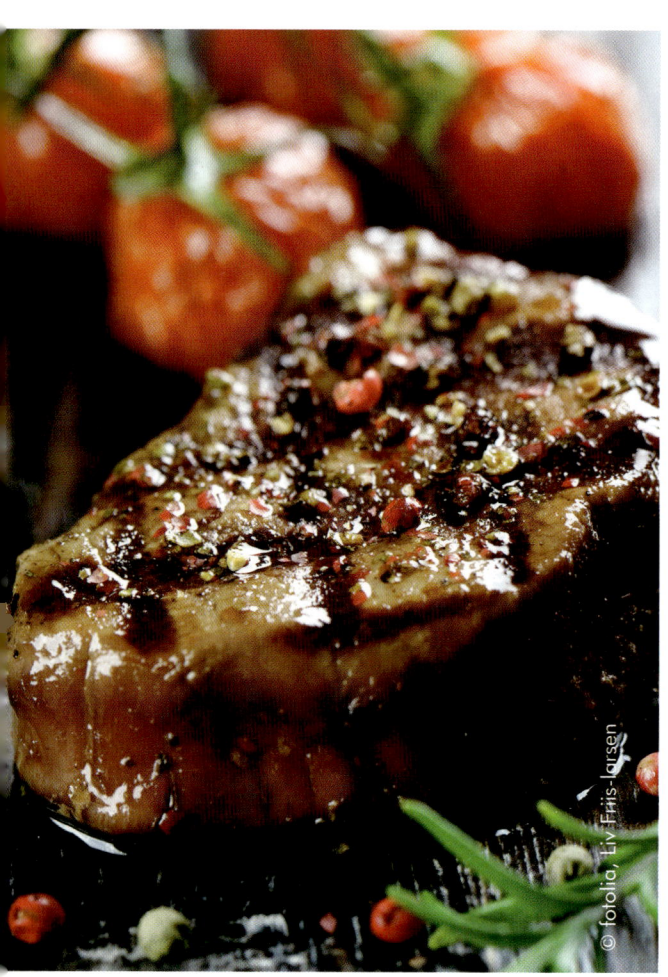

© fotolia, Liv-Friis-larsen

Zubereitung: Marinade: Öl mit Kräuteressig verrühren. Die Zwiebel schälen und fein hacken. Honig, Tomatenketchup und die fein gehackte Zwiebel unterrühren. Mit je einem Teelöffel schwarzem Pfeffer und Paprika würzen. Getrocknetes Basilikum, Oregano und Kerbel zufügen. Frische Petersilie fein hacken und unter die Marinade rühren. Das Nackensteak 6-24 Stunden in die Marinade einlegen, zudecken und im Kühlschrank ziehen lassen. Je länger das Fleisch mariniert, desto zarter wird es. Das Nackensteak gut abtropfen lassen.

Salat waschen und putzen. Gurken schälen und in dünne Scheiben schneiden. Beides in eine Schüssel geben. Das Dressing aus Essig, Öl, Honig, Pfeffer und Salz anrühren und über den Salat verteilen. Nach dem Grillen das Fleisch mit dem Salat zusammen auf einen Teller legen und genießen.

Nährwerte: Eine Portion gegrilltes Nackensteak (370 g): 460 kcal, 43 g Eiweiß (38 E%), 23 g Fett (47 E%), 19 g Kohlenhydrate (15 E%). Dieses Gericht liefert ca. 123 kcal pro 100 g.

„Sportliches" Entrecôte (2 Personen)

2 Zwiebeln, 300 g Champignons, 2 EL Rapsöl, 1/2 EL Tandoori-Gewürzpulver, 2 Entrecôte à 150 g, Meersalz und Pfeffer nach Geschmack.

Zubereitung: Die Zwiebeln schälen und in Ringe schneiden. Pilze putzen und in dicke Scheiben schneiden. 1 EL Rapsöl in einer Pfanne geben mit den Zwiebeln und den Pilzen kräftig anbraten. Auf mittlere Temperatur herunterschalten, Tandoori-Gewürzpulver hinzugeben und in ca. 10 Minuten fertig garen. Mit Pfeffer und Salz würzen. Das Entrecôte mit Küchenpapier trocken tupfen. In einer zweiten Pfanne das Rapsöl erhitzen. Das Entrecôte auf beiden Seiten kräftig anbraten und bei mittlerer Hitze in ca. fünf Minuten fertig braten. Der Kern sollte noch rosig sein. Das Entrecôte ebenfalls würzen und mit den Zwiebeln und Champignons zusammen auf einem Teller anrichten.

Nährwerte: Eine Portion „sportliches" Entrecôte (460 g): 575 kcal, 50 g Eiweiß (36 E%), 41 g Fett (62 E%), 4 g Kohlenhydrate (2 E%). Dieses Gericht liefert ca. 124 kcal pro 100 g.

Blumenkohlauflauf mit Speck (2 Personen)

500 g Blumenkohl, 1 Zwiebel, 100 g Kassler- oder Schinkenwürfel, 250 g Quark, 2 Eier, 100 g geraspelter Käse, Salz und Pfeffer nach Geschmack.

Zubereitung: Den Backofen auf 180 Grad vorheizen. Den Blumenkohl in Salzwasser bissfest garen und abgetropft in eine Auflaufform geben. Die Kassler- oder Schinkenwürfel darübergeben. Zwiebel schälen und in kleine Würfel schneiden. Quark, Eier und kleingehackte Zwiebel mischen und über dem Gemüse verteilen. Mit geraspeltem Käse bestreuen. 25 Minuten bei 180 Grad Umluft auf mittlerer Schiene im Backofen garen, bis der Käse goldbraun ist.

Nährwerte: Eine Portion Blumenkohlauflauf mit Speck (575 g): 505 kcal, 55 g Eiweiß (45 E%), 25 g Fett (46 E%), 13 g Kohlenhydrate (9 E%). Dieses Gericht liefert ca. 88 kcal pro 100 g.

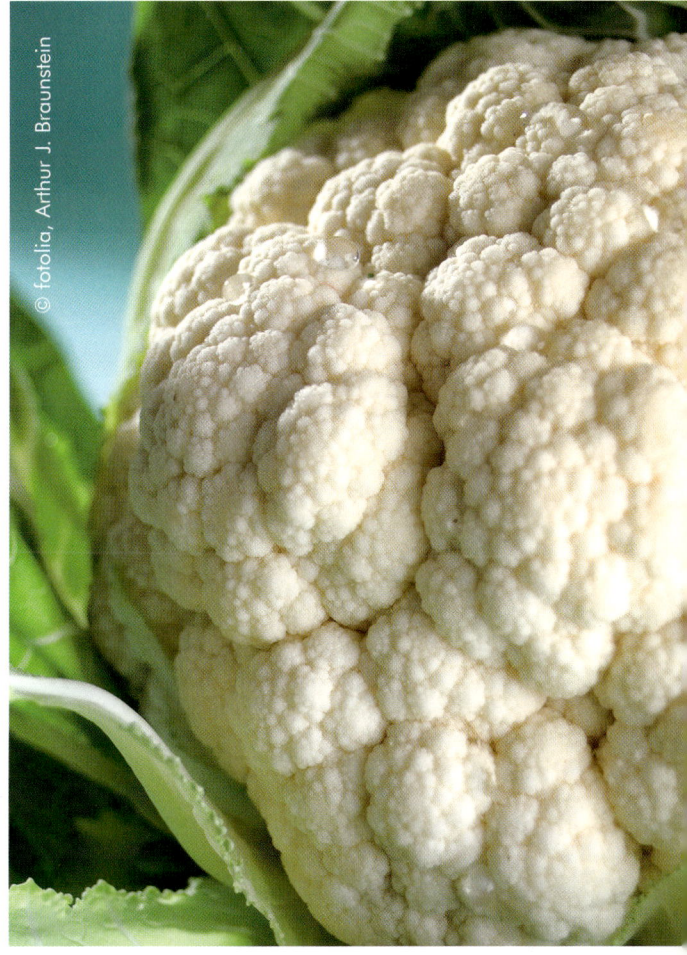

© fotolia, Arthur J. Braunstein

SO ISST MANN SEIN FETT WEG

Schafskäse mit Feigensenf gratiniert, Tomaten-Rucola-Salat und gerösteter Serrano-Schinken mit Balsamicodressing (2 Personen)
8 Kirschtomaten, 150 g Rucola, 2 EL Olivenöl, 2 EL Balsamicoessig, 100 g Schafskäse, 1 EL Feigensenf, 60 g Serrano-Schinken, Salz und Pfeffer nach Geschmack.

Zubereitung: Die Tomaten waschen und halbieren. Den Rucola gründlich waschen und die Stiele entfernen. Tomaten und Rucola vermischen. Öl und Essig vermischen, mit Salz und Pfeffer abschmecken und über den Salat träufeln. Den Schafskäse mit Feigensenf bestreichen, auf ein Blech legen und im vorgeheizten Ofen (bei 200 Grad, Oberhitze) für wenige Minuten gratinieren, bis der Senf leicht karamellisiert. Parallel den Serrano-Schinken in Streifen schneiden und in einer Pfanne rösten. Nun den Ziegenkäse auf dem Salat anrichten und den Schinken dazugeben.

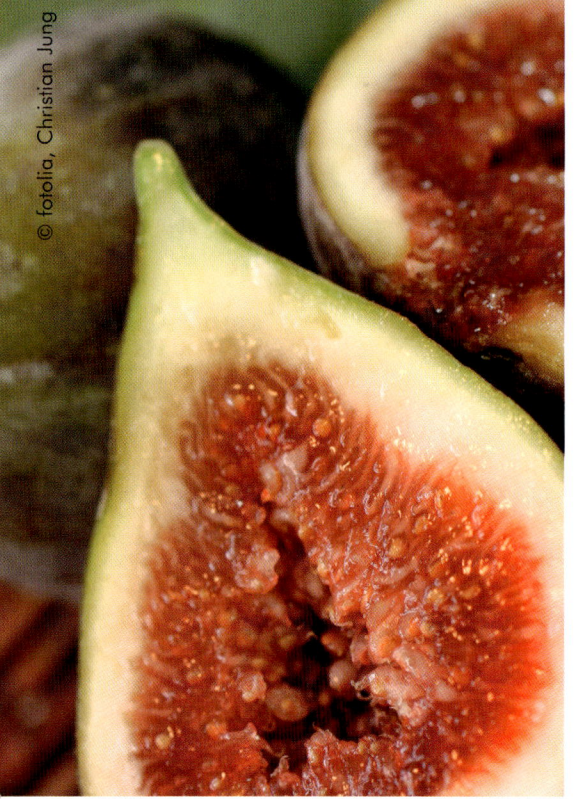

Nährwerte: Eine Portion Schafskäse mit Feigensenf gratiniert, Tomaten-Rucola-Salat und geröstetem Serrano-Schinken mit Balsamicodressing (505 g): 490 kcal, 35 g Eiweiß (29 E%), 36 g Fett (65 E%), 6 g Kohlenhydrate (6 E%). Dieses Gericht liefert ca. 97 kcal pro 100 g.

Hühnchen mit fruchtiger Gemüsesoße (2 Personen)
1 rote Paprika, 1 gelbe Paprika, 200 g Brokkoli, 250 g Champignons, 1 Apfel, 1 Birne, 3 EL Rapsöl, 2 EL Mehl, 200 ml Gemüsebrühe, 100 g saure Sahne 10 % Fett, 2 Hühnchenbrustfilets à 150 g, 1 Prise Muskat, 2 EL Sojasoße, Salz und Pfeffer nach Geschmack.

Zubereitung: Gemüse und Obst waschen, putzen und in bissgerechte Stücke schneiden. Für die Soße 2 EL Rapsöl im Topf erhitzen, Mehl hinzugeben und anschwitzen, mit Gemüsebrühe ablöschen, verrühren, Apfel- und Birnenstücke dazugeben und aufkochen. Saure Sahne dazugeben und warm halten. In einer Pfanne nacheinander Paprika, Brokkoli und Pilze anbraten und zu der Soße geben. Das Gericht mit Muskat, Sojasoße, Salz und Pfeffer abschmecken. Hühnchenfleisch abwaschen, trocken tupfen und in Rapsöl anbraten. Das Fleisch mit dem Gemüse anrichten.

Nährwerte: Eine Portion Hühnchen mit fruchtiger Gemüsesoße (735 g): 650 kcal, 50 g Eiweiß (32 E%), 35 g Fett (50 E%), 33 g Kohlenhydrate (18 E%). Dieses Gericht liefert ca. 88 kcal pro 100 g.

FISCH UND MEERESTIERE: JEDEN TAG EIN BISSCHEN MEER

Fische und Meerestiere sind nicht nur lecker, sie versorgen unseren Körper zusätzlich mit wichtigen Nährstoffen, wie Fett, Eiweiß, Vitaminen und Mineralstoffen. Die Omega-3-Fettsäuren im Fisch sind gut für Herz, Gehirn und Immunsystem. Somit ist Fisch ein wichtiger Beitrag zu einer ausgewogenen Ernährung.

Rotbarschfilet-Spieß (2 Personen)
2 Rotbarschfilet à 200 g, 80 g Schinkenspeck (dünne Scheiben), 100 g kleine Champignonköpfe, 2 EL Zitronensaft, 1 Zwiebel, 1 gelbe Paprika, 3 scharfe Paprikaschoten, 2 EL natives Olivenöl, Salz und Pfeffer nach Geschmack.

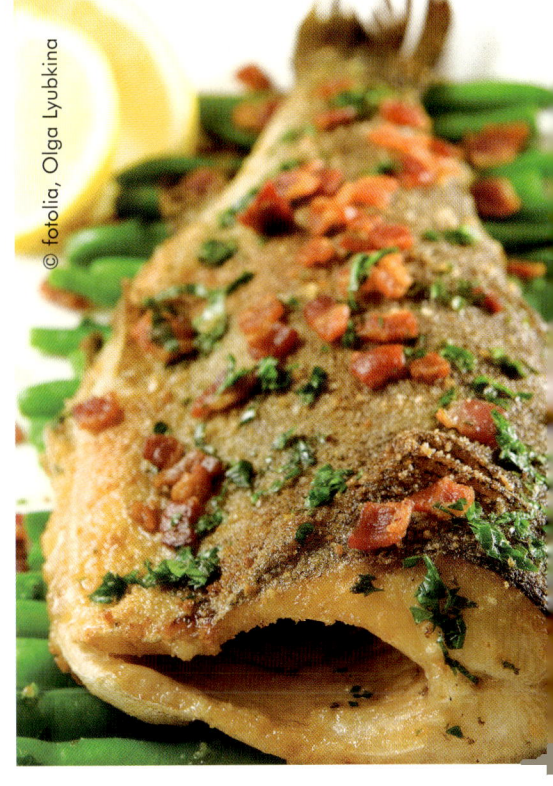

© fotolia, Olga Lyubkina

Zubereitung: Das Rotbarschfilet in grobe Stü-cke teilen und die Stücke mit Speckscheiben umwik-keln. Champignons mit Zitronensaft und Salz würzen. Die Zwiebel schälen, Paprika waschen und das Gehäuse entfernen. Beides in Stücke schneiden und abwechselnd mit dem Fisch sowie den Champignonköpfen auf die Spieße stecken und mit Öl bepinseln. Die Fischspieße 10 Minuten bei mittlerer Hitze auf Folie grillen, dabei öfters wenden.

Nährwerte: Eine Portion Rotbarschfilet-Spieß (540 g): 650 kcal, 50 g Eiweiß (32 E%), 46 g Fett (66 E%), 10 g Kohlenhydrate (2 E%). Dieses Gericht liefert ca. 120 kcal pro 100 g.

Thunfischsteak auf Rucola-Pesto-Salat (2 Personen)
2 Thunfischsteaks à 150 g, 1 TL Rapsöl, 300 g Rucola, 50 g Oliven schwarz, 50 g getrocknete Tomaten, 2 TL Pesto, Kräutergewürzsalz, Pfeffer, 1 TL Zitronensaft, Salz und Pfeffer nach Geschmack.

Zubereitung: Den Fisch in der Pfanne mit Rapsöl anbraten. Rucola waschen und in eine Salatschüssel geben. Oliven und Tomaten klein schneiden und zum Salat hinzufügen. Das Ganze mit Pesto gut anrühren. Den Fisch zum Salat reichen und je nach Geschmack würzen und Zitronensaft hinzufügen.

Nährwerte: Eine Portion Thunfischsteak auf Rucola-Pesto-Salat (410 g): 520 kcal, 42 g Eiweiß (33 E%), 39 g Fett (70 E%), 4 g Kohlenhydrate (7 E%). Dieses Gericht liefert ca. 125 kcal pro 100 g.

SO ISST MANN SEIN FETT WEG

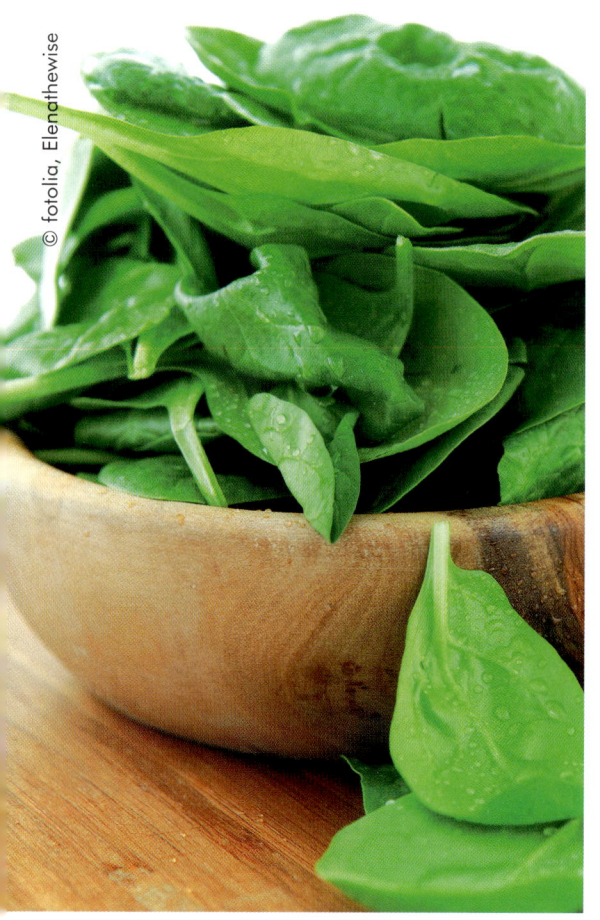

© fotolia, Elenathewise

Seelachs auf Spinatbett (2 Personen)

2 à 150 g TK-Seelachs, 300 g TK-Blattspinat, 1 Schalotte, 2 EL Olivenöl, 1 Knoblauchzehe, 100 ml Sahne 30 % Fett, eine Prise Muskat, Saft aus einer 1/2 Zitrone, Salz und weißer Pfeffer nach Geschmack.

Zubereitung: Lachs und Blattspinat am besten über Nacht im Kühlschrank auftauen. Das ist schonend, spart Energie und die Lebensmittel verlieren nicht so viel Flüssigkeit. Die Schalotte schälen, in kleine Würfel schneiden und mit einem Esslöffel Öl in einer Pfanne anbraten. Danach fügen Sie den Spinat hinzu. Den Seelachs mit lauwarmem Wasser kurz abwaschen, trocken tupfen und in einer heißen Pfanne mit einem Esslöffel Öl anbraten. Wie beim Fleisch gilt auch beim Fisch: Beide Seiten vom Fisch werden kurz in einer beschichteten Pfanne angebraten. Das spart Fett, und die Lebensmittel kleben nicht in der Pfanne. So schließen sich die Poren. Danach bei geringer Temperatur weiterbraten. Knoblauch schälen und pressen. Sahne zum Spinat hinzu geben, mit Knoblauch, Salz, Pfeffer und Muskat würzen. Den Lachs ebenso nach Geschmack mit Salz und Pfeffer würzen. Sowohl Spinat wie auch Lachs auf den Teller geben und mit Zitronensaft beträufeln.

Nährwerte: Eine Portion Seelachs auf Spinatbett (410 g): 435 kcal, 37 g Eiweiß (35 E%), 29 g Fett (62 E%), 6 g Kohlenhydrate (3 E%). Dieses Gericht liefert ca. 106 kcal pro 100 g.

Schellfisch auf Feldsalat (2 Personen)

150 g Feldsalat, 2 Tomaten, 100 g Champignons, $1/2$ rote Zwiebel, 1 TL Petersilie, 1 EL Walnussöl, 1 EL Essig, 1 TL Zucker, Jodsalz, Pfeffer nach Belieben, 2 Schellfischfilets à 200 g, 1 EL Olivenöl, Saft aus einer $1/2$ Zitrone, Salz und Pfeffer nach Geschmack

Zubereitung: Den Feldsalat, die Tomaten und die Champignons waschen und putzen. Tomaten und Pilze in Scheiben schneiden und zusammen mit dem Salat in eine große Salatschüssel geben. Für das Dressing die Zwiebel schälen und mit der Petersilie fein hacken. Mit Walnussöl, Essig, Zucker, Salz und Pfeffer verrühren. Dressing über den Salat geben und gut mischen.

Schellfisch waschen, trocknen und in Olivenöl anbraten. Fisch auf dem Salat servieren, mit Zitronensaft abschmecken und mit Petersilie garnieren.

Nährwerte: Eine Portion Schellfisch auf Feldsalat (465 g): 365 kcal, 46 g Eiweiß (52 E%), 15 g Fett (36 E%), 11 g Kohlenhydrate (12 E%). Dieses Gericht liefert ca. 78 kcal pro 100 g.

Brokkoliauflauf mit Krabben (2 Personen)

2 Zwiebeln, 20 g Butter, 250 ml Fleischbrühe, 300 g TK-Brokkoliröschen, 200 g Krabben, 100 g geriebener Gouda, 2 Eier, 100 ml Vollmilch, etwas Muskat, 2 EL Mandelblättchen, Salz und Pfeffer nach Geschmack.

Zubereitung: Den Backofen auf 180 Grad vorheizen. Die Zwiebeln schälen, fein hakken. In der Butter unter Rühren weich dünsten. Die Brühe zugießen und den tiefgekühlten Brokkoli darin fünf Minuten auftauen und erwärmen. Wenn Sie frischen Brokkoli verwenden, diesen waschen, dicke Stiele abschneiden, einige Minuten in kochendem Salzwasser blanchieren und dann in die Brühe geben. Vom Herd nehmen. Krabben waschen und trocken tupfen. Brokkoli im Wechsel mit den Krabben in eine gebutterte Auflaufform schichten, salzen und pfeffern. Mit der Hälfte des frisch geriebenen Käses bestreuen. Eier und Milch verquirlen, mit Salz, Pfeffer und Muskat kräftig würzen. Den restlichen Käse und die Mandelblättchen darüberstreuen. Im Backofen bei 180 Grad für 30-40 Minuten auf der mittleren Schiene backen.

Nährwerte: Eine Portion Brokkoliauflauf mit Krabben (600 g): 550 kcal, 48 g Eiweiß (36 E%), 36 g Fett (61 E%), 9 g Kohlenhydrate (3 E%). Dieses Gericht liefert ca. 92 kcal pro 100 g.

Scampi mit Knoblauch und Salat (1 Person)

12 Scampi, Saft aus einer Zitrone, 2 Knoblauchzehen, Salz und Pfeffer nach Geschmack, 6 EL Olivenöl, 100 g Kopfsalat, 1 Zwiebel, 1 EL Weißweinessig, 1 EL Rapsöl, 1 TL Zucker, Salz und Pfeffer nach Geschmack.

Zubereitung: Scampi schälen und den Darm entfernen. Waschen, mit Zitronensaft beträufeln. Knoblauch schälen und pressen. Aus dem übri-

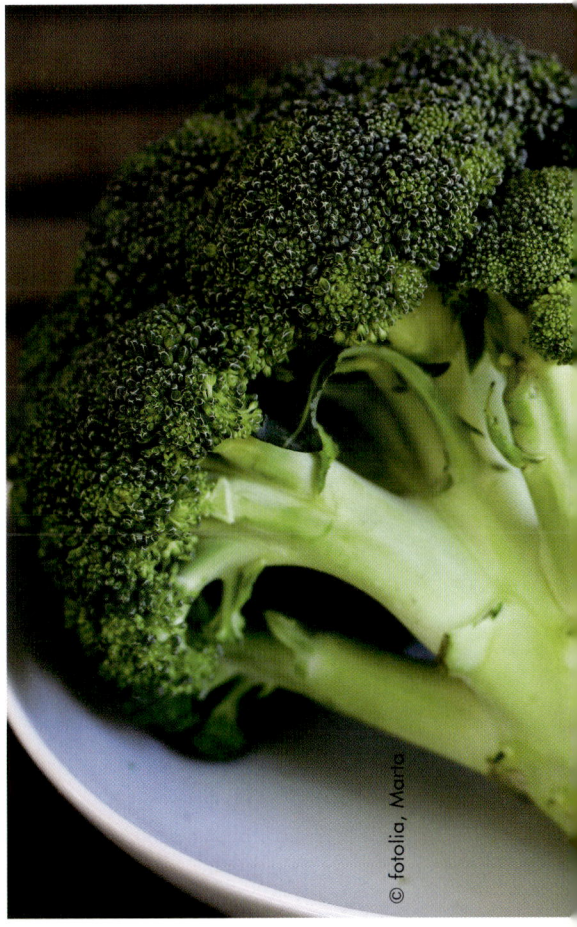

© fotolia, Maria

gen Zitronensaft, Knoblauch, Salz, Pfeffer und vier Esslöffeln Olivenöl eine Marinade rühren und die Scampi darin mindestens zwei Stunden ziehen lassen, öfter wenden. Übriges Öl in einer Pfanne erhitzen, Scampi abtropfen lassen und von jeder Seite etwa zwei Minuten braten. Mit der Marinade ablöschen und abschmecken.

Kopfsalat waschen und klein zupfen. Die Zwiebel schälen und in Ringe schneiden. Salat und Zwiebel in eine Schüssel geben. Essig, Rapsöl, Zucker, Salz und Pfeffer nach Geschmack vermischen und über den Salat geben.

Nährwerte: Eine Portion Scampi mit Knoblauch und Salat (310 g): 385 kcal, 42 g Eiweiß (45 E%), 22 g Fett (53 E%), 6 g Kohlenhydrate (2 E%). Dieses Gericht liefert ca. 125 kcal pro 100 g.

Pangasiusfilet auf gedünstetem Ingwer-Spinat in Weißwein-Limettensoße (2 Personen)

400 g Spinat (tiefgefroren), 2 à 200 g Pangasiusfilets, Saft von 2 Limetten, 1 kleine Ingwerknolle (oder 1 EL Ingwer aus dem Glas), 1 Zwiebel, 50 g Butter, 1 EL Rapsöl, 50 ml Weißwein Salz und Pfeffer nach Geschmack.

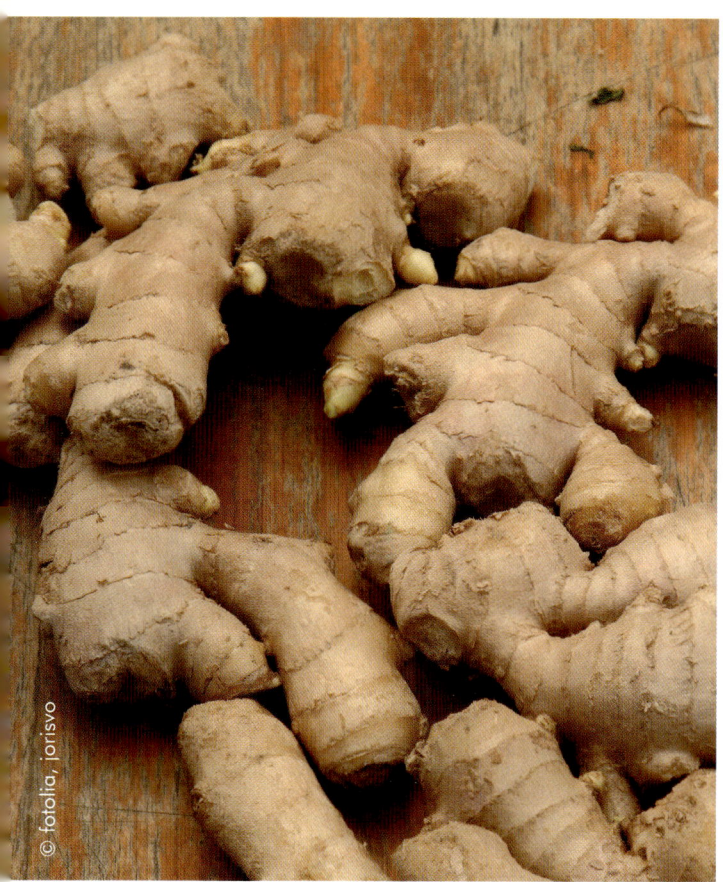

© fotolia, jorisvo

Zubereitung: Spinat auftauen. Die Filets waschen, trocknen und in den Saft der Limetten legen. Ingwer und die Zwiebel schälen und klein hacken. Zusammen mit dem Spinat in 10 g Butter anschwitzen, mit ein wenig Wasser ablöschen und mit Salz und Pfeffer abschmecken. Abgedeckt dünsten, bis der Spinat gar ist. Die Filets in Rapsöl anbraten. Zum Schluss Weißwein mit einer Prise Salz und Limettensaft aufkochen, die restliche Butter hinzugeben und mit einem Rührstab oder Schneebesen schaumig rühren. Spinat und Fisch anrichten und mit der Butter-Limetten-Soße das Gericht verfeinern.

Nährwerte: Eine Portion Pangasiusfilet auf gedünstetem Ingwer-Spinat in Weißwein-Limettensoße (500 g): 620 kcal, 42 g Eiweiß (28 E%), 47 g Fett (71 E%), 6 g Kohlenhydrate (2 E%). Dieses Gericht liefert ca. 124 kcal pro 100 g.

VEGETARISCH:
FLEISCHLOS GLÜCKLICH

Vegetarische Rezepte sind nicht nur für Vegetarier interessant. Die Menüs sind vielfach sehr abwechslungsreich! Milchprodukte von der Kuh, vom Schaf sowie von der Ziege, Hülsenfrüchte, wie Bohnen, Linsen, Soja und Erbsen, kombiniert mit Gemüse, Pilzen und Früchten, können unterschiedlich zubereitet, gewürzt und kombiniert werden.

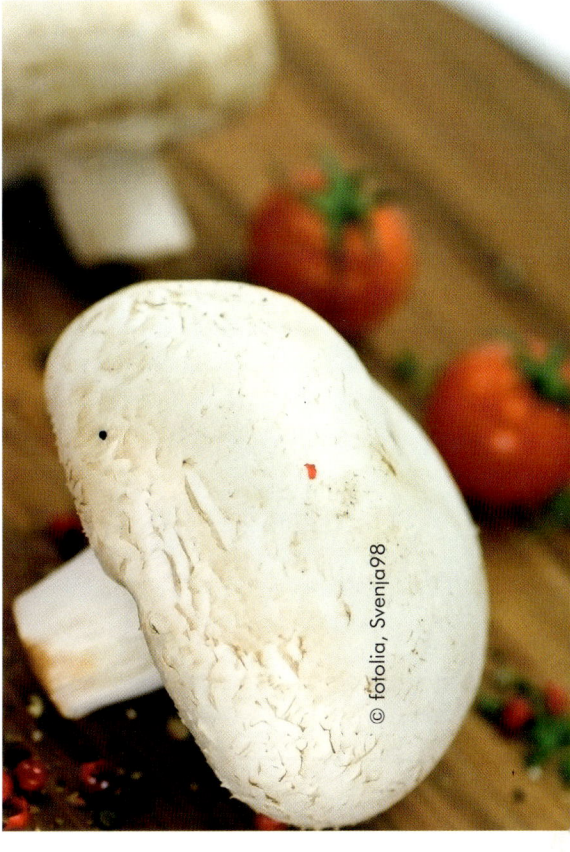

© fotolia, Svenja98

Champignons auf griechische Art
(2 Personen)
400 g Champignonköpfe, 2 EL Weißwein, 1 TL Koriander, 2 Gewürznelken, 3 EL Olivenöl, 2 Zitronenscheiben (unbehandelt), 1 EL Tomatenmark, 1 TL Petersilie, 200 g Schafskäse, Salz und Pfeffer nach Geschmack.

Zubereitung: Champignons putzen. Den Wein mit Salz, Pfeffer, Koriander und Nelken einkochen lassen. Olivenöl in einem anderen Topf erhitzen. Champignons hineingeben, unter Rühren dünsten. Damit sie schön weiß bleiben, Zitronenscheiben hinzufügen. Nach fünf Minuten die Wein-Gewürz-Mischung zu den Champignons geben. Das Tomatenmark ebenfalls in den Topf geben und alles etwa 10 Minuten bei ganz milder Hitze köcheln lassen. Die Champignons müssen noch Biss haben. Kalt werden lassen, Zitronenscheiben und Nelke aus der Soße nehmen. Champignons vor dem Servieren mit gehackter Petersilie bestreuen. Dazu essen Sie den Schafskäse.

Nährwerte: Eine Portion Champignons auf griechische Art (330 g): 385 kcal, 23 g Eiweiß (24 E%), 33 g Fett (80 E%), 2 g Kohlenhydrate (6 E%). Dieses Gericht liefert ca. 116 kcal pro 100 g.

Rot-grünes Omelette (2 Personen)
4 Eier, 100 ml Vollmilch, 300 g Cherry-Tomaten, $1/2$ Avocado, 1 EL Rapsöl, Salz und Pfeffer nach Geschmack.

Zubereitung: Die Eier in einer Schüssel mit der Milch verrühren, danach würzen. Die Tomaten waschen und einmal in der Mitte durchschneiden. Die Avocado schälen, in 0,5 cm dicke Streifen schneiden. In einer Pfanne $1/2$ EL Rapsöl geben und die

Avocadostreifen anbraten. In die andere Pfanne $1/2$ EL Rapsöl geben und die Eier hinzufügen. Nach ca. zwei Minuten das Omelette wenden. Cherry-Tomaten auf das Omelette legen, die Temperatur drosseln, sodass die Tomaten leicht erwärmt werden. Die angebratenen Avocadostreifen und das Omelette mit den Tomaten auf dem Teller anrichten und gegebenenfalls nachwürzen.

Nährwerte: Eine Portion rot-grünes Omelette (350 g): 425 kcal, 18 g Eiweiß (17 E%), 37 g Fett (81 E%), 5 g Kohlenhydrate (2 E%). Dieses Gericht liefert ca. 121 kcal pro 100 g.

Pikantes Rührei (2 Personen)
4 Zwiebeln, 2 Lauchzwiebeln, 1 EL Rapsöl, 6 Eier, 100 ml Vollmilch, einige Tropfen Tabasco, 1 TL Petersilie, Salz und Pfeffer nach Geschmack.

Zubereitung: Die Zwiebeln schälen, Lauchzwiebeln waschen und jeweils in kleine Würfeln bzw. Ringe schneiden. Rapsöl in der Pfanne erhitzen und die Zwiebeln darin anbraten. Die Eier in einer Schüssel mit der Milch verrühren, danach mit ein wenig Tabasco, Salz und Pfeffer würzen. Das Rührei hinzufügen und mit Tabasco abschmecken.

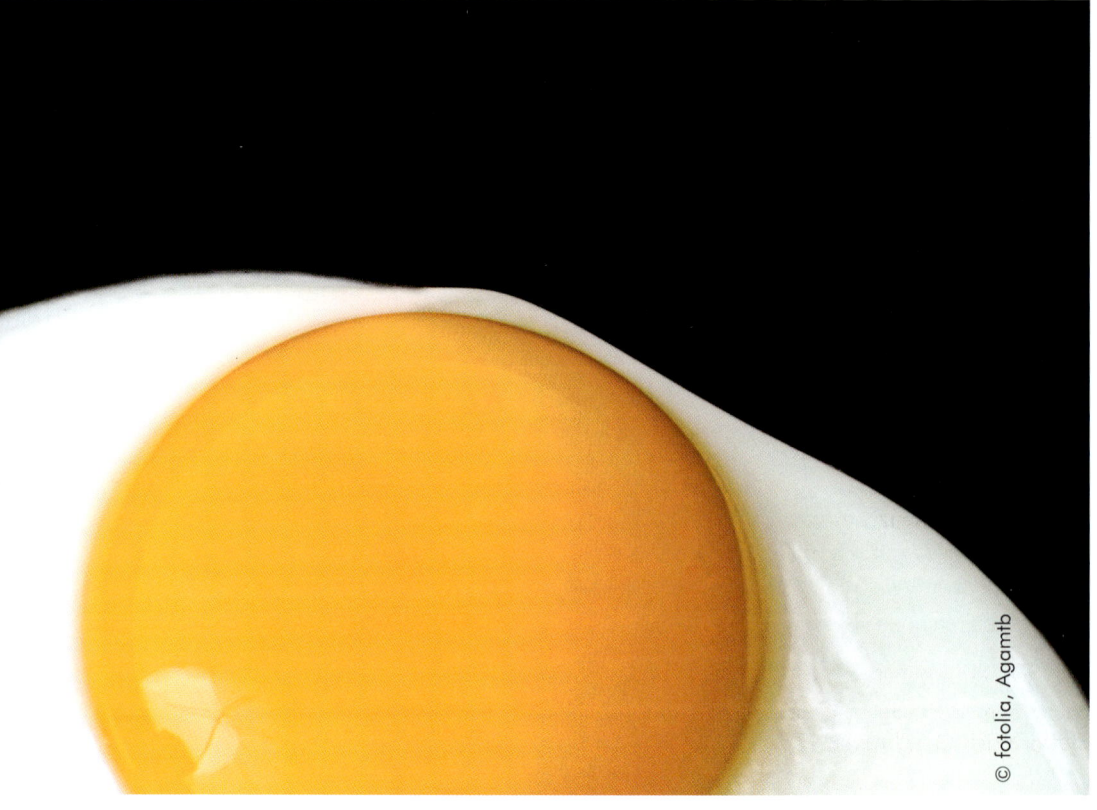

© fotolia, Agamtb

Nährwerte: Eine Portion pikantes Rührei (310 g): 380 kcal, 26 g Eiweiß (28 E%), 28 g Fett (69 E%), 6 g Kohlenhydrate (3 E%). Dieses Gericht liefert ca. 122 kcal pro 100 g.

Gefüllte Champignons (2 Personen)

600 g große Champignons, 1 Zucchini, 2 Schalotten, 2 EL Olivenöl, $1/2$ TL Oregano, 200 g Schafskäse, Salz und Pfeffer nach Geschmack.

Zubereitung: Die Champignons putzen und mit einem feuchten Tuch abreiben. Die Stiele vorsichtig aus den Köpfen herausdrehen und hacken. Zucchini waschen, putzen und grob raspeln. Die Schalotten schälen und würfeln. Das Öl in einer Pfanne erhitzen, die Pilzhüte darin 2-3 Minuten goldbraun braten. Mit Salz und Pfeffer würzen und aus der Pfanne nehmen. Die Schalottenwürfel, die Zucchiniraspeln und die gehackten Pilzstiele in die Pfanne geben, mit fünf Esslöffeln Wasser ablöschen und mit Salz, Pfeffer und Oregano würzen. Unter gelegentlichem Rühren garen, bis die Feuchtigkeit verdampft ist. Den Schafskäse fein würfeln und unter die Zucchinimischung rühren. Diese Mischung in die Pilzhüte füllen und anrichten.

Nährwerte: Eine Portion gefüllte Champignons (520 g): 410 kcal, 27 g Eiweiß (27 E%), 32 g Fett (71 E%), 4 g Kohlenhydrate (2 E%). Dieses Gericht liefert ca. 75 kcal pro 100 g.

SOSSEN: SCHNELL UND LECKER

Gemüse statt Brotkorb – eine gängige Vorspeise in Südfrankreich!

Crudités heißt die traditionelle Vorspeise, die in vielen französischen Restaurants serviert wird. Es handelt sich um eine Vorspeisenplatte, die mit Rohkost wie Sellerie, Möhren, Artischocken, Tomaten, Gurken, Chicoree etc. gefüllt ist. Das Gemüse ist gewaschen und geschält und wird meist als Ganzes serviert. Dazu werden verschiedene leckere Soßen und Dipps, wie Aioli, Sardellenpaste oder Thunfischdipp, gereicht. Die Franzosen wissen eben, wie sie die schlanke Linie halten! Sie nun auch!

Möhren mit Senf-Basilikum-Soße (4 Personen)

800 g Möhren, 1 Bund Basilikum, 100 ml Sahne 30 % Fett, 2 EL Senf, 2 TL Zitronensaft, Salz und Pfeffer nach Geschmack.

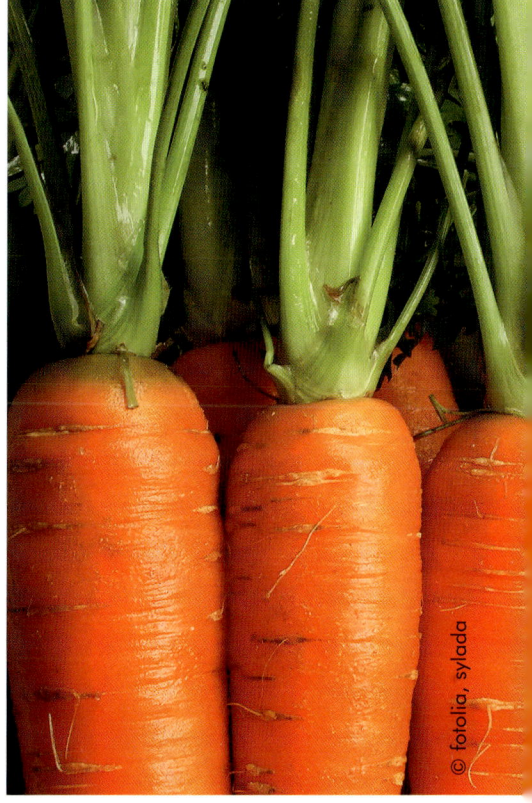

© fotolia, sylada

Zubereitung: Die Möhren kurz abspülen, schälen und längs halbieren. Möhren in einen Siebeinsatz oder ein Dämpfkörbchen legen. Das Basilikum waschen, die Blätter abzupfen. 500 ml Wasser und die Basilikumstängel im Wok aufkochen lassen. Die Möhren darüberstellen und zugedeckt in 10-12 Minuten knackig dämpfen. In einem breiten Topf 200 ml Möhrendampfwasser mit der Sahne dickflüssig einkochen lassen. Den Senf einrühren. Die Basilikumblätter klein zupfen und unterheben. Die cremige Soße mit Zitronensaft, Salz und Pfeffer abschmecken, zu den Möhren servieren.

Nährwerte: Eine Portion Möhren mit Senf-Basilikum-Soße (245 g): 138 kcal, 3,5 g Eiweiß (10 E%), 8 g Fett (56 E%), 12 g Kohlenhydrate (34 E%). Diese Soße liefert ca. 56 kcal pro 100 g.

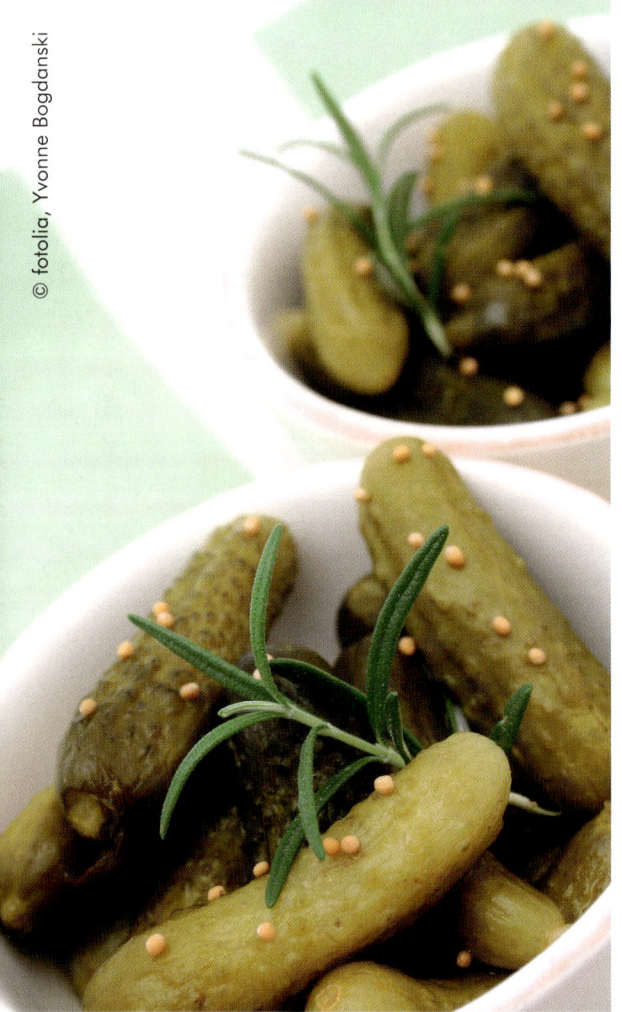

© fotolia, Yvonne Bogdanski

Leichte Tartarensoße (2 Personen)

35 g Schnittlauch, $1/2$ Zwiebel, 4 Essiggurken, 2 EL Kapern, 1 EL Petersilie, 3 EL saure Sahne, 1 Eigelb, etwas Zitronensaft, 1 TL Senf, Pfeffer nach Geschmack.

Zubereitung: Den Schnittlauch waschen. Die Zwiebel schälen. Essiggurken, die Zwiebel, Kapern und Schnittlauch klein hacken. Alle Zutaten miteinander vermischen und mit Pfeffer abschmecken.

Nährwerte: Eine Portion leichte Tartarensoße (100 g): 80 kcal, 4 g Eiweiß (18 E%), 4 g Fett (47 E%), 6 g Kohlenhydrate (35 E%). Diese Soße liefert ca. 80 kcal pro 100 g.

Tipp: Dazu schmecken Gurken und Tomaten. Als Eiweißquelle greifen Sie zu Frikadellen.

Joghurtsoße (2 Personen)

3 EL Vollmilchjoghurt, 1 TL Senf, etwas Zitronensaft, nach Geschmack: Pfeffer, Petersilie, Schnittlauch, Zwiebel, Knoblauch, Basilikum.

Zubereitung: Joghurt, Senf und Zitronensaft in einer Schüssel verrühren. Gewürze und Kräuter nach Geschmack dazugeben.

Nährwerte: Eine Portion Joghurtsoße (70 g): 50 kcal, 2 g Eiweiß (16 E%), 1,5 g Fett (30 E%), 6 g Kohlenhydrate (54 E%). Diese Soße liefert ca. 70 kcal pro 100 g.

Tipp: Dazu schmeckt Paprika und Chicoree. Als Eiweißquelle lassen Sie Wiener Würstchen knacken.

SHAKES UND MILCHSPEISEGERICHTE: LECKER, FRUCHTIG, SÄTTIGEN

Allgemein werden gemixte Getränke auf Milchbasis mit und ohne Eis als Milchshake bezeichnet. Populär wurden Milchshakes in den USA durch die Milchbars in Fitnessstudios. Nach einem harten Training braucht der Sportler Vitamine, Mineralstoffe, Eiweiße und ein paar Kohlenhydrate. Sie machen vielleicht keinen Leistungssport, aber da die selbst hergestellten Shakes wenig Kalorien enthalten und sättigend wirken, sind sie das Richtige für den zukünftigen Waschbrettbauch.

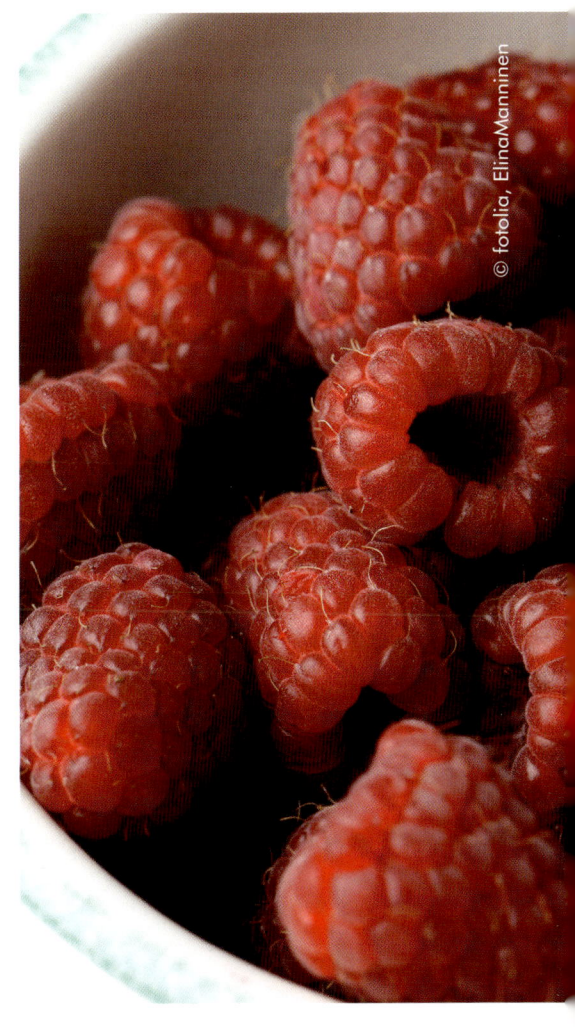

© fotolia, ElinaManninen

Himbeershake (1 Person)
250 g Himbeeren (tiefgefroren), 150 g Magerquark, 200 ml Vollmilch, 1 TL Honig.

Zubereitung: Himbeeren auftauen und dann mit allen Zutaten verrühren.

Nährwerte: Eine Portion Himbeershake (610 g): 355 kcal, 30 g Eiweiß (35 E%), 8 g Fett (21 E%), 35 g Kohlenhydrate (44 E%). Dieses Shake liefert ca. 60 kcal pro 100 g.

Fruchtiger Nussshake (1 Person)
100 g Erdbeeren (tiefgefroren), 1 reife Banane, 150 g Magerquark, 150 g Joghurt, 25 g Paranuss.

Zubereitung: Erdbeeren auftauen. Die Banane schälen und mit einem Pürierstab zerkleinern. Erdbeeren, den Quark und den Joghurt hinzufügen. Die Nüsse klein schneiden und drüberstreuen.

Nährwerte: Eine Portion fruchtiger Nussshake (525 g): 500 kcal, 31 g Eiweiß (25 E%), 23 g Fett (43 E%), 39 g Kohlenhydrate (32 E%). Dieser Shake liefert ca. 95 kcal pro 100 g.

SO ISST MANN SEIN FETT WEG

Nussiger Fruchtquark (1 Person)

1 Apfel,120 g Magerquark, 25 g Mandeln, 100 ml Vollmilch, gegebenenfalls Zimt.

Zubereitung: Apfel waschen, Mandeln klein hacken und mit Quark und Milch sowie Zimt verrühren.

Nährwerte: Eine Portion nussiger Fruchtquark (450 g): 420 kcal, 35 g Eiweiß (34 E%), 18 g Fett (40 E%), 28 g Kohlenhydrate (26 E%). Dieser Quark liefert ca. 94 kcal pro 100 g.

Fruchtiger Hüttenkäse (1 Person)

200 g Hüttenkäse, 1 Birne, 25 g Pistazienkerne (ungesalzen).

Zubereitung: Birne waschen, klein schneiden und mit den Pistazien pürieren. Danach Hüttenkäse unterrühren.

Nährwerte: Eine Portion fruchtiger Hüttenkäse (365 g): 420 kcal, 30 g Eiweiß (29 E%), 22 g Fett (49 E%), 25 g Kohlenhydrate (22 E%). Dieser Hüttenkäse liefert ca. 115 kcal pro 100 g.

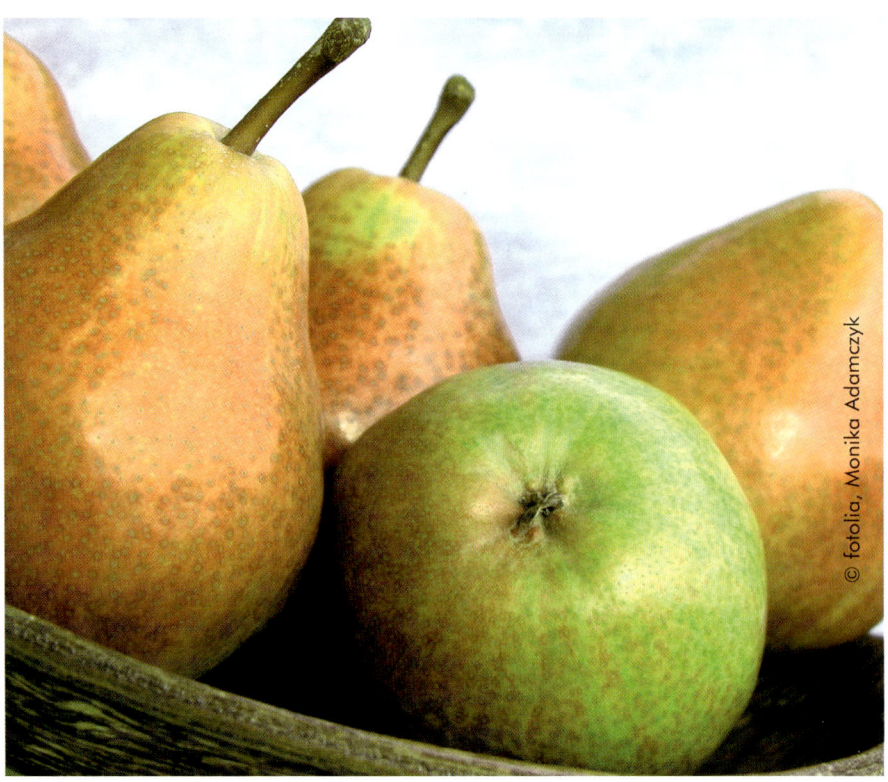

© fotolia, Monika Adamczyk

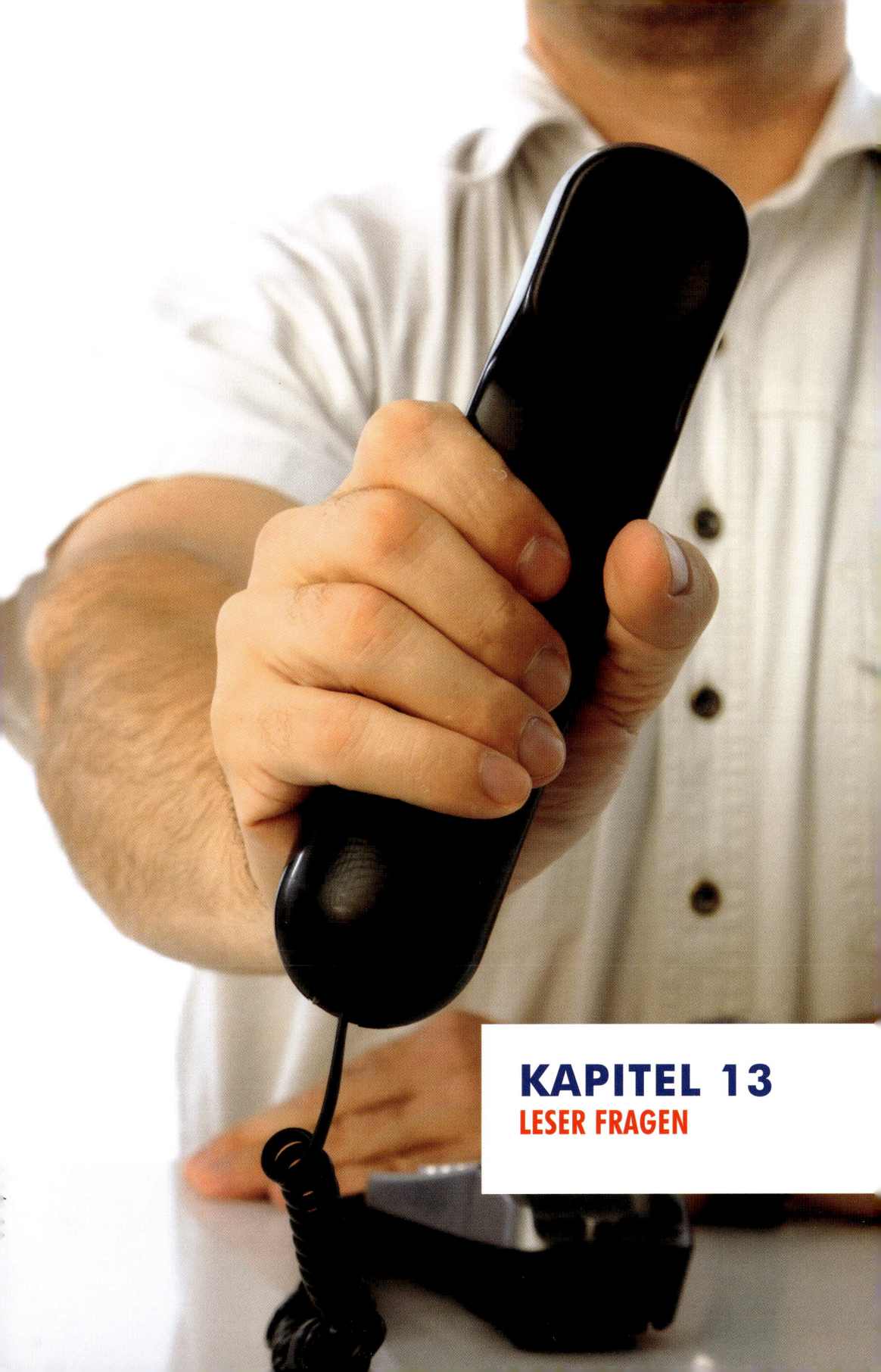

KAPITEL 13
LESER FRAGEN

SO ISST MANN SEIN FETT WEG

LESER FRAGEN – MEN'S HEALTH ANTWORTET

ALKOHOL

Frage: Ist Alkohol gesund? „Ein Gläschen in Ehren ...?"

Antwort: Mehrere Studien weisen darauf hin, dass regelmäßiger Alkoholkonsum gesund ist, vorausgesetzt, man trinkt Alkohol in Maßen und zu einer Mahlzeit mit Gemüse und Salat. Für die Frau bedeutet das täglich nicht mehr als ein Glas Wein und für den Mann zwei Gläser Wein. Alkohol hat eine positive Wirkung auf den Cholesterinspiegel. Daraus lässt sich ableiten, dass moderater Alkoholkonsum mit einer gewissen Wahrscheinlichkeit einen Herz-Kreislauf-Schutzeffekt ausübt.

ABER: Die nachteiligen Wirkungen von erhöhtem Alkoholkonsum sind ebenfalls erheblich: Hemmung des Fettabbaus in der Leber, Krebsrisiko, Blutdruckanstieg, Suchtpotential und so weiter.

Fazit: Ein oder zwei Gläser Rot- oder Weißwein, „genussvoll" zum Essen getrunken, sind empfehlenswert. Also auch hier gilt: „Die Dosis macht das Gift" oder: „Alles in Maßen"!

BROT

Frage: Die Deutschen sind Brotesser. Wie viele Scheiben Brot sind für einen Büroangestellten sinnvoll?

Antwort: 1-2 Scheiben Brot reichen am Tag aus! Brot enthält vor allem Kohlenhydrate („Zucker") und die werden nur benötigt, wenn sie auch verbrannt werden – wenn also nennenswert Energie durch körperliche Arbeit (Sport) umgesetzt wird. Ohne hohen Energieverbrauch hemmen die Kohlenhydrate die Fettverbrennung und heizen zu allem Übel auch noch die Fettbildung an. Der Vorteil von Vollkornbrot (also von Brot, das aus Vollkornmehl gebacken wurde; die dunkle Farbe ist nicht ausschlaggebend) ist, dass es mehr Ballaststoffe als Weißbrot enthält und deshalb besser und länger sättigt.

Aber auch Vollkornbrot stimuliert die Hormonausschüttung (Insulin), allerdings langsamer, aber dafür dauerhaft! Ist die Hormonkonzentration im Blut erhöht, verbrennt man kein Körperfett, im Gegenteil, man baut es auf.

KALZIUM

Frage: Welche Menge an Milchprodukten deckt sicher den Kalziumbedarf?

Antwort: Rund drei Scheiben Hartkäse (à 30 Gramm, durchschnittliche Scheibengröße) liefern Kalzium in einer Menge, die der Zufuhrempfehlung für einen Erwachsenen (1.000 Milligramm) entspricht. Um sicherzugehen, sollten Sie ein weiteres Milchprodukt hinzufügen, zum Beispiel Joghurt oder Quark. 150 Gramm Joghurt oder Quark liefern zusätzlich 180 Milligramm Kalzium. Hinweis: Je gereifter, also wasserärmer der Käse, desto kalziumreicher ist er. 100 Gramm Parmesan enthalten 1.200 Milligramm Kalzium!

FISCH

Frage: Wie häufig ist Fisch empfehlenswert und welcher?

Antwort: Die in fettreichem Fisch, vor allem in Hering, Makrele und Lachs, enthaltenen Fischfette (Omega-3-Fettsäuren) wirken schützend auf das Herz-Kreislauf-

System. Die Empfehlung lautet, zwei- bis dreimal in der Woche Fisch zu essen. Fisch liefert außerdem leicht verdauliches Eiweiß und zeichnet sich durch einen hohen Gehalt an Jod, Kalium und Selen aus.

FISCHÖLKAPSELN

Frage: Kann man Fischölkapseln empfehlen?

Antwort: Falls man keinen Fisch verträgt oder mag, können die Kapseln (Dosierung bis zu einem Gramm pro Tag) empfohlen werden.

FLEISCH

Frage: Wie viel Fleisch sollte man essen?

Antwort: Die Mens Health-Pyramide sieht Fleisch, Fisch, Nüsse, Hülsenfrüchte, Eier und Milchprodukte als zweitwichtigste Lebensmittelgruppe an. Fleisch kann, muss aber nicht täglich gegessen werden. In Maßen und abwechslungsreich ist jede Art von Fleisch (Wild und Geflügelfleisch) empfehlenswert. Fleisch ist der Wurst vorzuziehen, denn Wurst enthält aus technologischen Gründen eine Vielzahl von fleischfremden Substanzen, deren gesundheitliche Bedeutung umstritten ist. Empfehlenswerte Fleischmengen pro Tag liegen bei 150-200 Gramm. Das entspricht einer üblichen Portion.

GEMÜSE UND OBST

Frage: Wie viel Gemüse und Obst sollte man essen?

Antwort: Fünf Hände (Erwachsenenhände) voll sind ideal, eine Einheit davon kann auch durch ein Glas Gemüsesaft ersetzt werden. Ein Beispieltag sieht folgendermaßen aus: Morgens eine Portion Quark mit Obst oder eine Scheibe Vollkornbrot mit Aufschnitt und Tomate. Als Zwischenmahlzeit eine Nektarine oder Clementine. Mittags bekommt man in der Kantine zu den Gerichten immer eine Portion Gemüse oder man bedient sich an der Salattheke. Am Nachmittag gibt es ein Glas Gemüsesaft und abends ein Gemüsegericht, frisch zubereitet oder aus der Tiefkühltruhe. Haben Sie keine Scheu vor Tiefkühlgemüse und -obst, es ist häufig vitamin- und mineralstoffreicher als das Angebot der Frischgemüsetheke im Supermarkt.

GENUSS

Frage: Die Men's Health-Ernährung ist fettreicher als die herkömmlich empfohlene Ernährung. Werde ich da nicht dick?

Antwort: Essen ist mehr als nur „Nährstoffe aufzunehmen". Das gilt auch für die Men's Health-Ernährung. Versuchen Sie, das Essen wieder zu genießen, es sorgsam zuzubereiten und es in schöner Atmosphäre, also in Ruhe, zu verspeisen. Nehmen Sie Ihren Körper wieder besser wahr! Schmeckt es mir? Genieße ich das Essen? Bin ich nicht eigentlich schon satt? Übungen zum Genusstraining (zum Beispiel Lebensmittel sehr langsam betasten, riechen und zerkauen) können helfen, die Wahrnehmung für Hunger, Appetit und Sättigung wieder zu schärfen.

Die Men's Health-Ernährung baut darauf, dass über eine niedrige Energiedichte (wenig Kalorien auf 100 Gramm Lebensmittel) eine „gefahrlose" Sättigung eintritt, und durch das Verwenden überwiegend hochwertiger Lebensmittel das

Geschmackserleben intensiviert wird, sodass bereits bei relativ kleinen Mengen einer Speise ein befriedigendes Esserlebnis herbeigeführt wird.

GETRÄNKE

Frage: Wie viel und was sollte man trinken?

Antwort: Täglich gehen auch einem nicht sonderlich physisch aktiven Körper rund 2,5 Liter Flüssigkeit verloren. Diese sollten ersetzt werden, möglichst bevor sich nennenswerter Durst einstellt. Schon ein geringer Flüssigkeitsmangel führt zu verminderter körperlicher oder geistiger Leistungsfähigkeit.

Trinken Sie ca. 1,5 Liter kalorienfreie Getränke, wie zum Beispiel Mineralwasser, Leitungswasser, Getreidekaffee, Kräuter- und Früchtetees.

Essen Sie dann zusätzlich noch fünf Portionen Gemüse und Obst, kommen Sie auf ca. 2,5 Liter Flüssigkeit.

Kaffee und auch schwarzer und grüner Tee sind nicht ungesund, sie erhöhen auch nicht den Blutdruck, sie entziehen bei ausschließlichem Genuss dem Körper aber Wasser. Drei bis vier Tassen Kaffee oder fünf bis sechs Tassen Tee sind aber völlig unbedenklich.

KARTOFFELN

Frage: Kartoffeln gelten doch als kalorienarm und vitaminreich. Ist ihr Platz in der Men's Health-Pyramide nicht ungerechtfertigt?

Antwort: Der große Nachteil von Kartoffeln ist ihr hoher „glykämischer Index". Das bedeutet, der Zucker aus der Kartoffel geht schnell ins Blut, wird schnell verbrannt und man bekommt schnell wieder Appetit. Weiterhin schädigen hohe Blutzuckerspitzen nach dem Essen die Gefäße! Menschen mit einem relativ niedrigen Kohlenhydratbedarf (auf Grund geringer körperlicher Aktivität – und das betrifft fast alle Bundesbürger) sollten auch mit der vitaminreichen Kartoffel sparsam umgehen.

MAHLZEITENHÄUFIGKEIT

Frage: Wie häufig sollte man essen, drei- oder fünfmal am Tag?

Antwort: Wichtiges Ziel in der Ernährung ist es, den Hormonspiegel (Insulin) niedrig zu halten. Ist das Insulin im Blut erhöht, wird kein Fett verbrannt. Essen Sie fünfmal am Tag kohlenhydratreiche Mahlzeiten und Zwischenmahlzeiten, z. B. Gummibärchen, Brötchen, Müslistange, Kekse, nehmen Sie schwerer ab, da kein Körperfett verbrannt werden kann. Deswegen ist es besser, dreimal statt fünfmal täglich zu essen. Essen Sie nach Men´s Health, werden Sie durch größere Eiweißportionen satt sein und gar keinen Hunger auf Zwischenmahlzeiten verspüren.

MILCHPRODUKTE

Frage: Wie fettarm sollten Milchprodukte sein?

Antwort: „Normal" fette Milch (3,5 Prozent) ist ausreichend fettarm, genauso „normal" fetter Joghurt und Speisequark (bis 20 Prozent Fett i. Tr.). Mit Sahne, Crème fraîche und sehr fettreichem Frischkäse wie Mascarpone sollten Sie maßvoll umgehen. Den erwünschten Fettgeschmack liefern vor allem Rapsöl, Olivenöl, Nüsse und fettreicher Fisch (Makrele, Lachs, Hering).

NÜSSE

Frage: Ist von Nüssen als bekannten Kalorienbomben nicht doch abzuraten?

Antwort: Nüsse zeigen in vielen Studien hervorragende Wirkungen auf die Blutfette. Sie verringern das „ungünstige" Cholesterin und senken die Blutfettwerte, sogenannte Triglyzeride. Schon bei einem wöchentlichen Verzehr von zum Beispiel 150 Gramm Nüssen (das sind ca. 20 Gramm täglich) reduzierte sich in einigen Studien das Risiko, einen tödlichen Herzinfarkt zu erleiden, um rund 40 Prozent. Die Ergebnisse lassen sich unabhängig von der Nussart wiederholen. Ein mäßiger Nussverzehr als sättigende Zwischenmahlzeit am Tag ist allen und insbesondere Übergewichtigen und Diabetikern zu empfehlen. Auch wenn man in Betracht zieht, dass der Fettgehalt von Nüssen rund 70 Prozent beträgt, liegt bei dieser Menge die Fettaufnahme nur bei 14 Gramm, das entspricht ca. 1,5 Esslöffeln wertvollstem Pflanzenöl. Diese Menge ist selbst für übergewichtige Patienten unproblematisch. Wer Nüsse nicht pur mag, kann sie in Soßen, Salaten oder gegartem Gemüse (auch geraspelt) zu sich nehmen.

ÖL UND ANDERES FETT

Frage: Welches Öl ist empfehlenswert? Welches Fett gehört aufs Brot? Wie viel Fett ist gesund?

Antwort: Besonders empfehlenswert sind Rapsöl und Olivenöl auf Grund des hohen Anteils an einfach ungesättigten Fettsäuren. Rapsöl liefert aber im Gegensatz zu Olivenöl zusätzlich noch interessante Mengen an Omega-3-Fettsäuren. Diese sind herzgesund! Also Rapsöl zum Anbraten und Olivenöl in den Salat.

Als Streichfett empfiehlt sich Butter als naturbelassenes, bekömmliches Fett. Nach der Men's Health-Pyramide fällt Streichfett im Speiseplan eine untergeordnete Rolle zu. Der Schwerpunkt liegt auf den wertvolleren Ölen.

Haben Sie schon einmal darüber nachgedacht, warum man eigentlich Butter bzw. Margarine unter eine Wurst- oder Käseauflage streicht? Dieses Ernährungsverhalten gibt es nur in wenigen Ländern auf der Welt. Salatblätter, Gurken, Tomaten sowie Senf oder Tomatenmark machen das Brot knackig und geben ihm noch mehr Geschmack.

SALZARME KOST

Frage: Sollen Bluthochdruckpatienten nun salzarm essen oder nicht?

Antwort: Eine salzarme Kost senkt den Blutdruck der meisten Bluthochdruckpatienten nur geringfügig und selbst bei den salzempfindlichen Patienten nicht sehr effizient. Zusätzlich bleibt der Genuss auf der Strecke. Die Patienten sollen eine moderate Salzzufuhr anstreben, das heißt, stark gesalzene Nahrung meiden und sich lieber auf die Men's Health-Kost umstellen. Reichlich Gemüse und Obst und ein moderater Anteil Milchprodukte ermöglichen eine blutdrucksenkende kalium-, kalzium- und magnesiumreiche Kost.

SÜSSIGKEITEN, KUCHEN & CO.

Frage: Was macht man bei ausgeprägtem Süßappetit? Braucht man dann Kohlenhydrate?

Antwort: Personen, die unter einem ausgeprägten Appetit auf Süßes leiden (oder auch nicht leiden ...), sollten versuchen, den Blutzuckerzickzack (rauf-runter-rauf-runter) zu durchbrechen, indem sie sich richtig an Eiweiß satt essen. Wenn das nichts nützt, könnten Sie immer noch Ihren Kohlenhydratanteil der Nahrung so weit erhöhen, dass der Appetit nachlässt – aber, wenn möglich, mit naturbelassenen Kohlenhydratlieferanten, wie frischem Obst, Trockenfrüchten, Zartbitterschokolade sowie Hülsenfrüchten.

Für Schokoladenfans ist Edelbitterschokolade (schwarze Schokolade mit über 70 Prozent Kakaobohnenanteil) eine wirksame Alternative. Auf Grund des intensiven Geschmacks verführt sie dazu, weniger zu essen.

SÜSSSTOFFE

Frage: Kann man Süßstoffe als Alternative zu Zucker empfehlen?

Antwort: Ziel einer gesunden Ernährung ist es, mit weniger „Süßem" auszukommen. Süßstoff zu verwenden, fördert dieses Ziel gerade nicht; die Gewohnheit, täglich etwas Süßes" zu naschen, bleibt bestehen. Meiden Sie zum Beispiel gezuckerten Joghurt, weichen Sie nicht aus auf mit Süßstoff gesüßten Joghurt. Der Naturjoghurt sollte überwiegend durch die Zugabe von frischem Obst gesüßt werden.

VITAMINGEHALT

Frage: Sind unsere Gemüse- und Obstsorten heute weniger vitamin- und mineralstoffreich als früher?

Antwort: Dieses Vorurteil wird heute vielfach suggeriert. Vergleiche der Bundesforschungsanstalt für Ernährung in Karlsruhe zeigen, dass der Vitamin- und Mineralstoffgehalt in den vergangenen Jahrzehnten unverändert hoch geblieben ist.

ZEITKNAPPHEIT

Frage: Wie soll man diese Ernährung praktizieren, wenn man wenig Zeit hat?

Antwort: Das Problem Zeitknappheit wird häufig im Zusammenhang mit einem hohen Gemüseverzehr angesprochen. So bekommen Sie eine gemüse- und obstreiche Ernährung auch mit wenig Zeit in den Griff: Nutzen Sie Tiefkühlgemüse (zum Beispiel als Belag auf der Tiefkühlpizza), als erwärmte Beilage zum Abendessen und nutzen Sie die reichlichen Salat-, Gemüse- und Obstangebote in der Kantine. Unterwegs können Sie genauso gut anstelle eines Schokoriegels auch Nüsse oder Studentenfutter knabbern oder einen Apfel „futtern". Wichtig ist, dass Sie sich klarmachen: Gemüse und Obst sind die Basis einer gesunden Ernährung, es gehört in jede Mahlzeit, als Grundstock sozusagen.

Anhang:

PROTEIN- UND FETTGEHALT VON LEBENSMITTELN AUF 100 GRAMM

Aufschnitt, Wurst und Fleischwaren	Protein in Gramm	Fett in Gramm
Bierschinken	18,2	11,8
Bratwurst	11,9	27,0
Cabanosi	13,6	35,4
Cervelatwurst	19,5	31,4
Corned Beef	23,5	3,4
Fleischkäse	15,1	26,3
Fleischwurst	16,2	21,0
Jagdwurst	16,5	18,3
Kasseler	21,7	6,0
Krakauer	13,8	23,4
Landjäger	13,7	35,9
Leberkäse	16,9	24,0
Leberwurst	12,1	41,2
Lyoner Wurst	16,2	20,9
Mettwurst	17,4	33,7
Mortadella	15,1	25,6
Putenwurst	20,7	10,8
Roast Beef	22,5	4,5
Salami	17,2	27,8
Schinken, gekocht	20,9	4,6
Schinken, roh	21,2	5,6
Schweinespeck	4,7	76,7
Sülze	18,3	5,2
Teewurst	14,4	34,7
Weißwurst	15,5	25,5
Wiener Würstchen	14,3	27,6
Zwiebelwurst	16,7	36,8

Fleisch/Rind		
Filet	21,2	4,0
Gulasch	20,2	5,3
Kotelett	22,5	4,5
Rippchen	17,2	21,7
Rostbeef	22,5	4,5
Rouladen	20,6	4,3
Schnitzel	20,6	4,3
Steak	22,5	4,5

SO ISST MANN SEIN FETT WEG

Fleisch/Kalb		
Filet	20,2	3,3
Gulasch	19,3	5,3
Kotelett	20,2	2,6
Rippchen	18,6	6,3
Rostbeef	34,0	6,5
Rouladen	21,3	1,8
Schnitzel	21,3	1,8
Steak	20,2	2,6

Fleisch/Schwein		
Filet	22,0	2,0
Gulasch	20,4	8,8
Kotelett	21,6	5,2
Rippchen	28,7	11,2
Rostbeef	30,5	8,6
Rouladen	21,2	5,6
Schnitzel	22,2	1,9
Steak	21,6	5,2

Fisch/Meerestiere		
Aal	18,0	21,9
Auster	9,4	1,3
Fischstäbchen	14,0	1,1
Flusskrebs	19,0	1,1
Forelle	23,8	2,9
Heilbutt	23,2	2,0
Hering	20,5	17,4
Hummer	19,1	0,9
Jakobsmuscheln	11,1	0,9
Kabeljau	20,3	0,8
Karpfen	21,0	4,2
Krabben	18,6	1,4
Lachs	18,4	6,3
Languste	20,6	1,5
Makrele	21,5	13,9
Miesmuscheln	10,3	1,4
Rotbarsch	21,5	4,3
Sardelle	20,1	2,3
Schellfisch	20,9	0,7
Scholle	20,8	2,3
Seezunge	20,4	1,6
Sprotte	16,7	16,6
Steinbutt	19,4	2,1
Thunfisch	24,6	17,3
Wels/Pangasius	18,1	9,9
Zander	22,3	1,0

Milch und Milchprodukte		
Buttermilch	3,2	0,5
Cheddar	27,0	28,8
Crème fraîche 30 %	2,5	30,0
Dickmilch	3,4	3,5
Feta	17,0	18,8
Frischkäse	11,0	31,5
Gorgonzola	19,4	31,2
Hartkäse, z. B. Appenzeller, Emmentaler, Parmesan	31,9	18,2
Harzer Rolle	30,0	0,7
Hüttenkäse	12,6	4,3
Joghurt 3,5 %	3,3	3,5
Kefir	3,4	1,5
Milch 3,5 %	3,3	3,5
Molke	0,8	0,2
Mozarella	19,0	19,8
Quark 20 % F.i.Tr.	10,8	4,4
Quark 40 % F.i.Tr.	9,0	10,3
Sahnequark	8,3	14,5
Quark, mager	13,5	0,1
Saure Sahne 10 %	3,1	10,0
Saure Sahne 20 %	2,8	20,0
Saure Sahne 30 %	2,5	30,0
Scheiblette	23,4	24,9
Schlagsahne 30 %	2,5	30,0
Schmand 24 %	2,7	24,0
Schmelzkäse	13,2	30,4
Schnittkäse, z. B. Edamer Gouda, Tilsiter	24,8	28,3
Weichkäse 70 % F .i. Tr., z. B. Brie Limburger, Camembert	13,2	40,0
Ziegenkäse	21,0	21,8

Nüsse/Kerne		
Esskastanien	2,5	1,9
Haselnuss	12,0	61,6
Kokosnuss	3,9	36,5
Kürbiskerne	24,4	45,6
Macadamianuss	7,5	73,0
Mandeln	18,7	54,1
Paranüsse	13,6	66,8
Pecannüsse	9,3	72,0
Pinienkerne	24,0	50,7
Pistazien	17,6	51,6
Sesam	17,7	50,4

Sonnenblumenkerne	22,5	49,0
Walnüsse	14,4	62,5
Sonstiges:		
Avocado	1,9	23,5
Oliven, grün	1,4	12,7
Oliven, schwarz	2,2	35,8

FETT-PROTEIN-KOHLENHYDRATGEHALT VON LEBENSMITTELN AUF 100 GRAMM

Hülsenfrüchte 100 g	Protein in Gramm	Fett in Gramm	Kohlenhydrate in Gramm
Bohnen	2,4	0,2	3,2
Cashewkerne	17,5	42,2	30,5
Erbsen	6,5	0,5	12,3
Erdnüsse	25,3	48,1	8,3
Kichererbsen	7,0	1,2	13,6
Linsen	8,8	0,5	18,4
Sojasprossen	5,2	1,2	3,5

DANKSAGUNG

Ich bedanke mich herzlich bei meiner Familie und bei Freundinnen und Kolleginnen, Katharina Butz, Ulrike Gonder, Regina Kruse und Franca Mangiameli, die mir mit Rat und Tat zur Seite standen.

LITERATUR

Alexandra et al. (2008). Is obesity our genetic legacy? In J. Clin. *Endocrinol. Metab.* Nr. 11, 52-56. Vgl. Ichihara, Yamada (2007). Genetic Factors for human obesity. In *Cellular and Molecular Life Sciences*, S. 1086-1098.

Athyros, V. G. (2008). Association of drinking pattern and alcohol beverage type with the prevalence of metabolic syndrome, diabetes, coronary heart disease, Stroke, and Peripheral Arterial Disease in a Mediterranean Cohort. *Angiology, Vol. 58*, No. 6, 689-697.

Avery, A., Pallister, C., Lavin, J. & Stubbs, J. (2008). The study in The New England Journal of Medicine found that an increase in waist circumference of about two inches raised the risk of death by 17 percent in men. *Journal of Human Nutrition & Dietetics, 21*(4), 376-377.

Boschmann, M., Steiniger, J., Hille, U., Tank, J., Adams, F., Sharma, A. M., Klaus, S., Luft, F. C. & Jordan, J. (2003). Water-induced thermogenesis. *J Clin Endocrinol Metab.* 88 (12), 6015-19.

Bowen, J., Noakes, M. & Clifton, P. M. (2005). Energy intake, ghrelin and cholezystokinin after different carbohydrate and Protein preload in overweight men, *Journal of Clinical Endocrinology & Metabolism, Vol. 91*, No. 4 1477-1483.

Flood, J. E. & Rolls, B. J. (2007). Soup preloads in a variety of forms reduce meal energy intake. *Appetite, Nov, 49*(3), 626-34.

Foster-Powell, K., et. al. (2002). International table of glycemic index and glycemic load values, *Am J Clin Nutr.* Jul; 76 (1), 5-56.

Gonder, U. (2006). *Fett.* Hirzel Verlag Stuttgart.

Gonder, U. (2008). *Der Gefräßig-Macher! Wie uns Glutamat zu Kopfe steigt und warum wir immer dicker werden.* Hirzel Verlag Stuttgart.

Gonder, U.: www.ernaehrgesund.de

Hauner & Hauner (1998). *Leichter durchs Leben*, modifiziert in Biesalskie u. a. Ernährungsmedizin. Einteilung der Gewichtsklassen nach International Obesity Task Force,

Hazell, T. et al. (2007). Functional benefit of power training for older adults, *Journal of aging and physical activity*, Nr. 3, 349-59.

Heilmeyer P. et al. (2006). Ernährungstherapie nach der LOGI-Methode, systemed Verlag.

Hession M. et al. (2008). Systematic review of randomized controlled trials of low-carbohydrate vs. low-fat/low-calorie diets in the management of obesity and its comorbidities. Obesity Reviews.

Hunter, G. et al. (2004). *Effects of resistance training in older adults. Sports medicine, Nr 5,* 329-48.

Johnson, R. J. et al. (2007). Potential role of sugar (fructose) in the epidemic of hypertension, obesity and the metabolic syndrome, diabetes, kidney disease, and cardiovascular disease. *Am J Clin Nutr,* Oct. 86 (4), 899-906.

Johnstone, A. M., Stubbs, R. J. & Harbron, C. G. (1996). Effect of overfeeding macronutrients on day-to-day food intake in man. *Eur J Clin Nutr,* Jul. 50 (7), 418-30.

Latner, J.D. et al. (2008). Weighing obesity stigma: the relative strength of different forms of bias. *International Journal of Obesity, 32,* 1145-1152; doi:10.1038/ijo.

Liu, L. et al. (2008). Moderate wine consumption in the prevention of metabolic syndrome and its related medical complications. *Endocr Metab Immune Disord Drug Targets.* Jun. 8 (2), 89-98.

Mäueler, S. (2006). *Adipokine in Abhängigkeit von Körperkomposition und Fettgewebsdistribution bei Adipositas: eine sportmedizinische Wirkanalyse von Kraft- vs. Ausdauertraining.* Bielefeld.

Mattes, R. (2005). Soup and satiety. *Physiol. Behav.,* Jan. 17, 83 (5), 739-47.

Mangiameli, F. & Lemberger, H. (2009). *Das große neue LOGI-Kochbuch.* systemed Verlag.

Mangiameli, F. & Worm, N. (2004). *Der LOGI-Guide.* systemed Verlag.

Mellinkoff et al. (1956). Relationship between serum amino acid concentration and fluctuations in appetite, *J Appl Physiol.* 8, 535-538.

Nationale Verzehrstudie und Gesundheitsbericht (2006). http://www.gbe-bund.de

Parks, E. J. et al. (2008). Dietary sugars stimulate fatty acid synthesis in adults. In *J. Nutr. Bd. 138,* 1039-1046.

Robert-Koch-Institut: Übergewicht und Adipositas, Berlin
http://www.rki.de/cln_048/nm_197444/DE/Content/GBE/auswertungsergebnisse/nihtuebertragbareKrankheiten/Adipositas/adipositas__inhalt.html?__nnn=true
3.April

Rolls, B. J. et al. (2002). Effect of the volume of liquid food infused intragastrically on satiety in women. *Physiol Behav.* Aug. 76 (4-5), 623-31.

Rolls, B. J. et al. (1999). Water incorporated into a food but not served with a food decreases energy intake in lean women. *Am J Clin Nutr.*, Oct. 70 (4), 448-55.
Soenen et al. (2008). Protein and Satiety. in *Current Opinion in Clinical Nutrition and Metabolic Care.*

Srinivasan, M. et al (2003). Neonatal Nutrition: Metabolic programming of pancreatic islets and obesity. *Exp Biol Med*, Vol. 228, 15-23.

Shulman, G. et al. (2008). N-acylphosphatidylethanolamine, a gut-derived circulating factor induced by fat ingestion, inhibits food intake. *Cell, Volume 135*, Issue 5, 813-824, November.

Swithers, S. E. & Davidson, T. L. (2008). A role of sweet taste: calorie predicitve relations in energy regulations by rats. *Behav. Neurosci.* Feb. 122 (1), 161-73.

Tschöpe, D. (2007). *Wenn der Zucker mit dem Protein reagiert, Herz- und Diabeteszentrum*, Nordrhein-Westfalen, Universität der Ruhr-Universität Bochum.

Thomas D. E. et al. (2007). *Low glycaemic index or low glycaemic load diets for overweight and obesity.* Cochrane-Review.

Vander Wal, J. S, Marth, J. M., Khosla, P., Jen, K. L. & Dhurandhar, N. V. (2005). Shortterm effect of eggs on satiety in overweight and obese subjects. *J Am Coll Nutr.* Dec. 24 (6), 510-5.

Wansink, B. & Bottomless Bowls (2005). Why visual cues of portion size may influence intake. *Obesity Research, 13,* 93-100; doi: 10.1038/oby.

Westerterp-Plantenga, M. S., Lejeune, M. P., Nijs, I., van Ooijen, M. & Kovacs, E. M. (2004). High protein intake sustains weight maintenance after body weight loss in humans. *Int J Obes Relat Metab Disord.* Jan. 28 (1), 57-64.

Williams, M. (1997). *Ernährung, Fitness und Sport.* Ullstein Mosby GmbH & Co KG, Berlin.

Worm N. (2003). *Glücklich und schlank: mit viel Eiweiß und dem richtigen Fett. Die LOGI-Methode in Theorie und Küche.* systemed Verlag.

Worm N.: (2006). *Syndrom X oder ein Mammut auf den Teller.* systemed Verlag.

Yang, K. (2008). Neuropeptide Y is produced in visceral adipose tissue and promotes proliferation of adipocyte precursor cells via the Y1 receptor, *The FASEB Journal*, 22, 2452-2464.

REGISTER

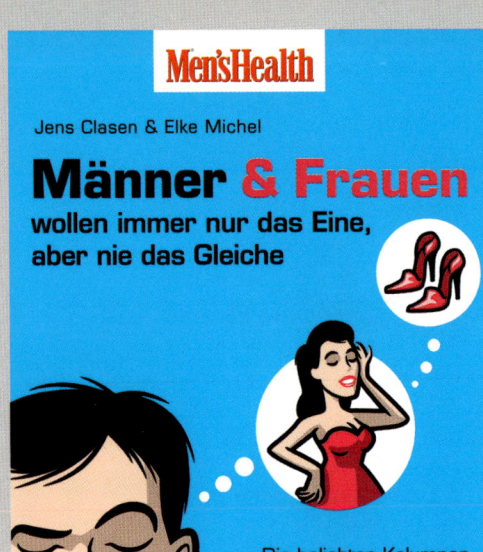
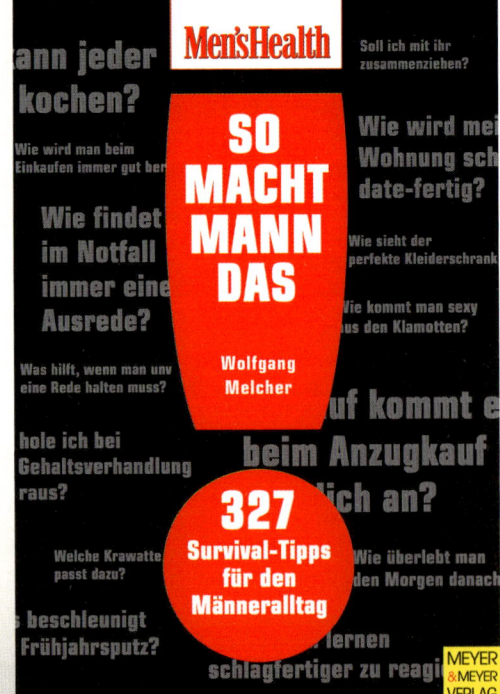
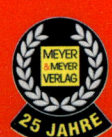

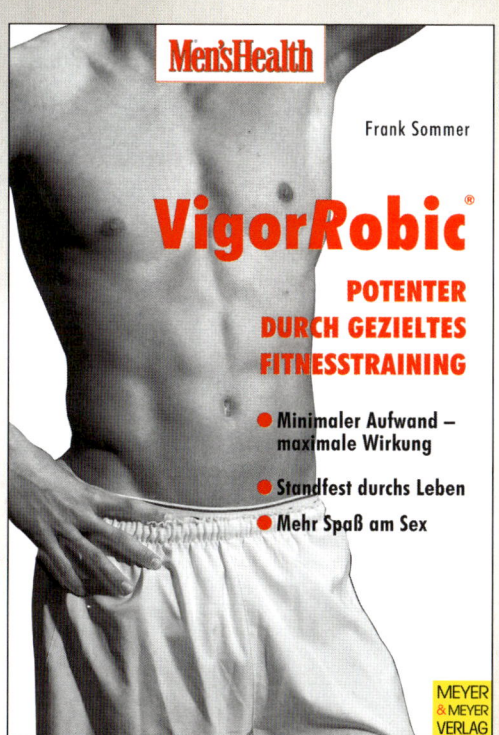
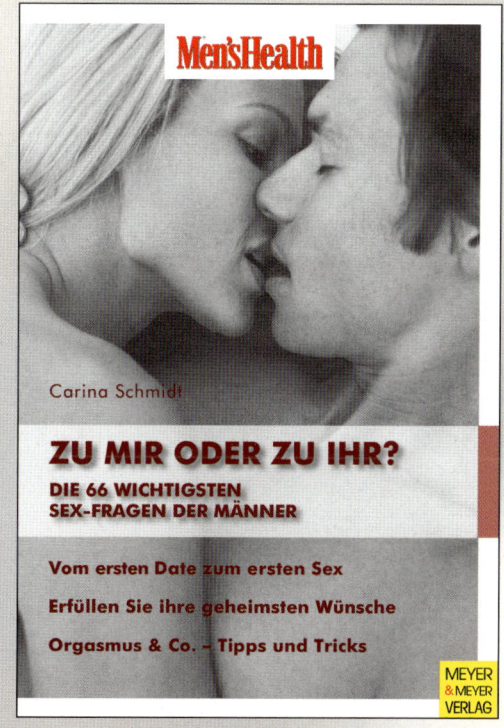

BILDNACHWEIS:

Coverfotos: © fotolia, photographer Valua Vitaly 2007
Fotos Innenteil: www.fotolia.de
                     www.trainingsfactory.de
                     privat (Testimonials)
Covergestaltung: Sabine Groten, Aachen